2010—2016

中国卫生人力发展报告

国家卫生计生委统计信息中心　编著

主　编　孟　群

副主编　胡建平　薛　明

编　者　戴明锋　缪之文　韩玉哲　蔡　玥　武瑞仙
　　　　张光鹏　张耀光　王　帅　胡艳敏　赵　阳
　　　　龙　虎　范珍贤　杨芳胜　陈育德　文历阳
　　　　孙宝志　赵玉虹　张　翔　计　虹

中国协和医科大学出版社

图书在版编目（CIP）数据

2010—2016中国卫生人力发展报告／国家卫生计生委统计信息中心编著. —北京：中国协和医科大学出版社，2017.12

ISBN 978-7-5679-0825-3

Ⅰ. ①2… Ⅱ. ①国… Ⅲ. ①医药卫生人员-人力资源管理-研究报告-中国 Ⅳ. ①R199.2

中国版本图书馆CIP数据核字（2017）第096410号

2010—2016中国卫生人力发展报告

编 著：国家卫生计生委统计信息中心
责任编辑：吴桂梅 孙阳鹏

出版发行：**中国协和医科大学出版社**
（北京东单三条九号 邮编100730 电话65260431）
网 址：www.pumcp.com
经 销：新华书店总店北京发行所
印 刷：中煤（北京）印务有限公司

开 本：889×1194 1/16开
印 张：17.75
字 数：450千字
版 次：2017年12月第1版
印 次：2017年12月第1次印刷
定 价：128.00元

ISBN 978-7-5679-0825-3

前　言

　　医疗卫生行业是知识密集、技术含量高的行业，卫生人才是健康中国建设的重要支撑。党的"十九大"报告明确提出坚定实施人才强国战略。《"健康中国2030"规划纲要》提出加强医教协同，建立完善医学人才培养供需平衡机制。人才问题是关系党和国家事业发展的关键问题，在深化医药卫生体制改革、全面建成小康社会的攻坚阶段，更要注重卫生人才的培养和卫生人才队伍建设，着力建设一支品质高尚、技术精湛、服务优良的卫生人才队伍。

　　"功以才成，业由才广"，人才是成就事业发展的关键因素。2010~2016年期间，卫生事业发展成就显著，卫生人才规模不断扩大，人才质量不断提高，人才结构不断改善，体制机制不断完善。截至2016年底，全国卫生人力总量已达1117.3万人，其中卫生技术人员845.4万人；每千人口拥有卫生技术人员6.12人、执业（助理）医师2.31人、注册护士2.54人，每万人口全科医生1.51人。这支队伍为满足城乡居民医疗卫生服务需求，保障人民群众身体健康，推进国民经济和社会协调发展做出了重要贡献。近年来，国家卫生计生委等部门先后出台了《关于加强卫生人才队伍建设的意见》《以全科医生为重点的基层医疗卫生队伍建设规划》《"十三五"全国卫生计生人才发展规划》等文件，明确了卫生人才队伍建设的指导思想和发展目标，为卫生人才队伍建设指明了方向。

　　为准确掌握卫生人才资源，国家卫生计生委统计信息中心建立了全国卫生人力数据库，每年更新800多万人的基本信息。本报告以此为依据开展卫生人才发展研究，将为深化医药卫生体制改革、推进健康中国建设、制定卫生人力政策与规划、优化卫生资源配置、开展医学教育和人才培养等提供丰富的基础信息及有力的决策依据，是卫生管理人员和卫生技术人员的重要参考资料。

　　本报告的撰写得到各级卫生计生行政部门、医疗卫生机构和有关专家的大力支持和帮助，在此，对大家的辛勤劳动表示衷心感谢！

国家卫生计生委统计信息中心主任：

2017年10月26日

目　录

第二部分　卫生人力培养与准入

第三部分　卫生人力政策回顾

第四部分　卫生人力发展面临的挑战与政策建议

第五部分 附 录

概　述

一、研究背景

卫生人力资源是卫生计生事业可持续发展和深化医药卫生体制改革的重要支撑，是卫生资源的重要组成部分。截至 2016 年底，全国卫生人力总量已达 1117.3 万人，其中卫生技术人员 845.4 万人。这支队伍为满足城乡居民卫生服务需求，保障人民身体健康，推进国民经济和社会协调发展做出了重要贡献。在社会主要矛盾转变之后，医疗领域关键是要解决人民群众对医疗卫生健康的新需求和目前医疗服务供给的不平衡、不充分之间的矛盾。面对经济发展进入新常态，深化医药卫生体制改革进入深水区，以及国际人才竞争的新特点，我国卫生人力呈现总量不足、质量不高，能力还需提高的特点，随着老龄化和人口流动的逐年增加，以及全面二孩的实施，卫生人力的需求更加明显。

《中共中央、国务院关于深化医药卫生体制改革的意见》提出，要加强医药卫生人才队伍建设，制定和实施人才队伍建设规划，重点加强公共卫生、农村卫生、城市社区卫生队伍的培养培训。为落实《医药卫生体制改革近期重点实施方案（2009—2011 年）》，加强卫生人才队伍建设，国家出台了一系列政策措施。2011 年原卫生部制定了《医药卫生中长期人才发展规划（2011—2020 年）》。通过实施乡镇卫生院订单定向医学生培养和招聘执业医师项目、万名医师支援农村卫生工程、城乡对口支援，启动实施住院医师规范化培训等手段，提升基层医疗服务能力。2012 年国务院印发的《卫生事业发展"十二五"规划》提出加快实施人才强卫战略，大力推进医药卫生人才制度完善和机制创新。加强以全科医生为重点的基层医疗卫生队伍建设，建立以临床培养基地和基层实践基地为主体、以规范与提升临床诊疗能力和公共卫生服务能力为重点的培训网络。2016 年《"健康中国 2030"规划纲要》提出加强医教协同，建立完善医学人才培养供需平衡机制。改革医学教育制度，加快建成适应行业特点的院校教育、毕业后教育、继续教育三阶段有机衔接的医学人才培养培训体系。

如何准确把握我国卫生人力发展现状及其趋势，通过实施"人才强卫"战略，促进卫生计生事业健康发展成为政府和社会关注的一个问题。2006 年，原卫生部人事司和统计信息中心组织开展了首次中国卫生人力研究，2011 年再次开展了中国卫生人力发展研究，利用统计年报数据及卫生人力数据库，系统分析了我国卫生人力发展现状、发展趋势、发展特点和存在的问题，并提出了相关政策建议，对推动我国医药卫生体制改革起到了重要作用。

随着医改的推进和一系列卫生人才队伍建设政策的实施，我国卫生人力总量和结构将会发生较大变化，人员素质也会有较大提高，这将直接关系到卫生服务的产出数量及服务质量。因此，结合医改的人力发展目标和任务，通过对卫生人力数据的分析与研究，找出卫生人力发展与分布特点，分析存在的问题及其原因，将为深化医药卫生体制改革、制定卫生人力政策与规划，优化卫生资源配置提供依据。

二、资料来源及研究方法

采用定量和定性相结合的研究方法。定量数据来源如下：

（一）卫生人力总量及其变化数据来源于 2010~2012 年《中国卫生统计年鉴》，2013~2016 年《中国卫生和计划生育统计年鉴》，2010~2016 年全国医疗卫生机构基本情况数据库、全国医疗机构运营情况数据库。医疗卫生机构数据库收集全国 98 万个医疗卫生机构年报数据，数据完整性与连续性较好。卫生人员总数系全年调查，调查范围包括医院、基层医疗卫生机构、专业公共卫生机构等医疗卫生机构（含非公医疗卫生机构，不含军队医疗卫生机构）。

（二）卫生人力性别、年龄、学历、技术职称、专业结构，以及城乡、地区、机构分布数据来源于 2010~2016 年《卫生人力基本信息数据库》和 2016 年《乡村医生数据库》。收集了全国约 870 万人的个案信息及 100 万乡村医生和卫生员个案信息，调查范围包括医疗卫生机构在岗职工。医务人员工作环境数据来源于 2013 年第五次国家卫生服务调查。

（三）本报告以描述性分析为主。所列统计数据及统计表由国家卫生统计网络直报系统自动产出，避免系统外汇总的人为干扰因素，力求统计指标、统计口径的规范一致。定性研究以政策研究为主，并借鉴国内外卫生人力有关研究成果。

（四）本报告所有数据均不包括香港特别行政区、澳门特别行政区和台湾地区。

三、主要研究内容

本书主要描述 2010~2016 年期间卫生人力发展变化，找出卫生人力发展的基本特点，分析存在的问题及其产生的原因，并提出相关政策建议。全书分为五个部分：

第一部分：卫生人力现状及变化。包括卫生人力年龄、学历、专业分布、卫生人力的机构及地区分布、卫生人力使用与流动。

第二部分：卫生人力培养与准入。主要描述医学学历教育、毕业后医学教育和继续医学教育情况，医师、护士、乡村医生准入情况。

第三部分：卫生人力制度政策回顾。包括卫生人力培养、卫生人力使用与流动、专业技术人员职称制度、人才激励机制与人才法制化管理制度。

第四部分：面临的挑战与政策建议。主要是通过上述分析，找出我国卫生人力发展规律及成效、面临的挑战与存在的问题，分析产生问题的主要原因及解决问题的政策建议。

第五部分：附录。包括中国卫生人力与金砖 5 国、与 OECD 国家的比较，湖南、四川、甘肃 3 个省的基层卫生人力相关研究及卫生人力统计表。

四、主要分析结果

（一）2010~2016 年期间我国卫生人力发展的成效

1. 卫生人力总量持续增加。①2016 年底全国卫生人员总数达 1117.3 万人，其中：卫生技术人员达 845.4 万人。与 2010 年相比，卫生人员增加 296.5 万人（增长 36.1%），其中：卫生技术人员增加 257.8 万人（增长 43.9%）。②执业（助理）医师平稳增长。2016 年底全国执业（助理）医师达 319.1 万人，比 2010 年增加 77.8 万人。2010~2016 年期间，医师年均增长（4.8%）低于卫生技术人员（6.3%）。③注册护士增速约为医师的 2 倍。2016 年底全国注册护士达 350.7 万人，比 2010 年增加 145.9 万人。2010~2016 年期间注册护士年均增长速度（9.4%）明显快于卫生技术人员（6.3%）和执业（助理）医师的年均增长速度（4.8%），护理人员短缺现象有所缓解。④非公医疗机构人员占比明显提高。2010~2016 年期间，非公医疗机构卫生技术人员增加了 77.3 万人，所占医疗机构人员比例提高 4.3 个百分点。

2. 卫生人力素质不断提高。①卫生技术人员学历水平持续提高。卫生技术人员中本科及以上学历所占比例由 2010 年的 24.9% 提高到 2016 年的 32.2%，医师中本科及以上学历所占比例由 2010 年的 43.0% 提高到 2016 年的 51.2%，护士以中专（34.0%）和大专（48.7%）为主，本科及以上学历所占比例由 2010 年的 8.7% 提高到 2016 年的 16.2%。②医师高级职称占比提高 1.6 个百分点。2016 年医师高级职称占比 17.4 个百分点，比 2010 年提高 1.6 个百分点，初级职称占比下降 0.5 个百分点；医院医师高级职称占比提高 0.8 个百分点，初级职称下降 1.0 个百分点。

3. **基层卫生人力队伍得到加强。**①基层卫生人员学历提高。2010~2016 年期间，乡镇卫生院大专及以上学历所占比例提高 11.7 个百分点，高中及以下学历占比下降 4.0 个百分点，医师从以中专为主转到以大专为主。社区卫生服务机构卫生技术人员从以大专和中专为主转向以大专为主，本科及以上所占比例提高 8.8 个百分点，医师本科及以上学历所占比例提高了 9.6 个百分点。村卫生室执业（助理）医师占比由 2010 年的 13.4% 提高至 2016 年的 22.3%，乡村医生中大专及中专学历（水平）由 79.6% 提高至 85.1%。②全科医生年均增长 17.5%。2016 年，全国全科医生数量达到 20.9 万人，比 2012 年增加了 9.9 万人，年均增长 17.5%。每万人口全科医生数达 1.51 人，比 2012 年增加了 0.7 人。

4. **卫生人力资源配置优化。**①千人口卫生技术人员数不断上升。每千人口卫生技术人员由 2010 年的 4.37 人提高到 2016 年的 6.12 人，每千人口执业（助理）医师由 1.79 人提高到 2.31 人，每千人口注册护士由 1.53 人提高到 2.54 人。②资源配置结构得到调整。2010~2016 年期间，医护比例由 2010 年的 1：0.85 增加到 2016 年的 1：1.10，医护比倒置现象得到改善。医师与床位之比由 2010 年的 1：2.69 增加到 2016 年的 1：3.15，护士与床位之比由 2010 年的 1：2.31 下降到 2016 年的 1：2.18。医院、乡镇卫生院护床比小于 1：2.5，达到护士条例推荐的标准（1：2.5）。③东、中、西部卫生人力配置差异逐步缩小。2010~2016 年期间，东部地区每千人口卫生技术人员增加 1.3 人，中部地区每千人口卫生技术人员增加 1.9 人，西部地区每千人口卫生技术人员增加 2.2 人，西部地区千人口卫生技术人员增长快于东部和中部地区。

5. **符合行业特点的卫生人才培养制度基本建立。**①医学教育体系基本建立，医学模式创新持续推进。以"5+3"为主体、"3+2"为补充的临床医学人才培养路径基本形成，中国特色标准化、规范化医学教育体系基本建立。②医学教育规模显著扩大，高学历专业人才占比提高。2010~2016 年期间，我国普通高等院校和中等职业学校医学专业累计招生分别为 449.1 万人和 329.7 万人，毕业生累计分别为 394.7 万人和 310.8 万人。卫生计生人才的培养层次不断提高。2016 年，医学专业研究生毕业生达到 6.5 万人，比 2010 年（4.5 万人）增长 45.8%。③住院医师规范化培训制度基本建立，医师培训不断完善。2014 年以来，我国累计招收住院医师培训人数 19.6 万名，其中专科医师培训人数 2.1 万人，2016 年近 80% 的本科临床医学毕业生已进入住院医师规范化培训渠道。④农村订单定向医学生免费培养有序进展，基层人才队伍不断夯实。2010~2016 年，通过中央专项资金累计定向招收近 4 万名免费医学生。

（二）卫生人力发展存在的主要问题

1. **高级人才占比偏低，卫生人力质量不高。**2016 年，我国卫生技术人员中，具有高级职称的仅占 7.6%，高、中、低职称比例为 1：3：6 呈宝塔形，世界银行推荐的比例为 1：3：1 呈橄榄形，职称结构的不合理不利于人才队伍的建设，高级卫生技术人员急需增加。

院校医学教育质量参差不齐，部分地方院校单点招生规模过大，毕业生质量偏低。临床医师中执业助理医师占比过大，达到 17%，执业医师中本科及以上学历仅占 58.3%，且相当一部分未接受过严格、规范的住院医师培训。

2. **卫生人力结构性问题突出，紧缺人才不足。**①全科医师数量缺口较大。截至 2016 年底，我每万人口全科医生数达到 1.51 人，全科医生占执业（助理）医师的比重仅为 6.6%，远低于国际上 30%~60% 的平均水平。②儿科、妇产科医生缺乏。2016 年底，我国儿科执业（助理）医师只有 11.5 万人，仅占医师总数的 4.0%，每千名 0~14 岁儿童仅有 0.5 名儿科医师，低于 WHO 规定的千名儿童拥有 1.5 名儿科医生数的标准。妇产科医师 25.9 万，占医师总数的 9.3%，每千育龄妇女妇产科医师 1.5 人。2010~2016 年期间，儿科、妇产科医师年均增长分别为 1.1% 和 2.3%，低于医师年均增速（4.8%）。③精神科医师不足。我国现有精神科医师 2.87 万人，平均每十万人口精神科医师 2.1 人，且大专及以下学历占 75.6%，能力素质相对较低。④康复医学人才短缺。我国现有康复医学 2.58 万人，平均每 10 万人口康复医学科医师 1.9 人，按国际标准的每 10 万人口拥有 8 名康复治疗师估算，我国康复医护人才缺口较大。

3. 基层人才队伍建设需要进一步加强。①基层卫生技术人员增长速度低于医院卫生技术人员速度。2010~2016 年期间，我国基层卫生技术人员总量由 191.4 万增加至 235.4 万，增长 23.0%。增长速度低于同期医院卫生技术人员速度（57.5%），也低于全国卫生技术人员增长速度（43.9%）。②尽管近年来基层医疗卫生机构人员学历水平有较大提高，但与医院相比仍然差距较大，学历水平相对较低。2016 年底，医院卫生技术人员本科及以上学历占 39.2%，而乡镇卫生院大中专学历占 85.6%，本科及以上学历占 10.1%；社区卫生服务中心大中专学历占 69.1%，本科及以上学历占 27.9%。乡村医生大专及以上学历不到 5%。

4. 卫生人力城乡和区域分布有待优化。2010~2016 年期间，千人口卫生技术人员城乡配置水平差距有所拉大，2010 年城市每千人口卫生技术人员数城市是农村的 2.51 倍，2016 年扩大到 2.67 倍。城市卫生技术人员本科以上学历增速快于农村，2010 年城市医院卫生技术人员本科以上学历比农村医院高 16.5 个百分点，2016 年拉大到 18.0 个百分点。东、中、西部地区间卫生人力差距尽管有所缩小，但区域间不平衡现象依然存在。2016 年底，东部地区每千人口卫生技术人员数为 6.47 人，高于中部、西部地区的 5.67 人和 6.10 人。从人员学历水平看，东部地区卫生技术人员中本科及以上学历占 37.5%，中部地区占 28.5%，西部地区占 27.4%。

5. 专业公共卫生人员近年呈下降趋势。2016 年底，我国专业公共卫生机构人员 87.1 万人，尚未达到 2015 年规划目标（95 万）。从 2010 年起，疾控中心和卫生监督机构人员均有所减少。截至 2016 年，疾控中心人员较 2010 年减少 3840 人，卫生监督机构减少 12090 人，分别下降 2.0% 和 12.9%。公共卫生执业（助理）医师减少 1.5 万人，降低 11.8%，每万人口公共卫生医师数总体呈下降趋势。随着公共卫生问题的全球化发展和我国卫生领域面临的新问题，公共卫生人员的短缺现象会更加明显。

6. 中医药人才发展还存在一些亟待解决的问题。①中医药人才队伍规模数量有待提升。我国现有中医类别执业（助理）医师 48.2 万人，距"十三五"中医药人才发展规划还有一定的差距（69.5 万人），需要每年增加 5.3 万人才能完成目标。②中医药人才结构层次有待优化，高层次中医药人才匮乏。中医科执业（助理）医师占比由 2010 年的 15.4% 下降到 2016 年的 11.8%，下降 3.6 个百分点。中医类高学历毕业人数减少。③中医药教育资源和空间有待进一步拓展，人才培养的开放协同效应有待提高，终身教育体系有待进一步完善。

（三）政策建议

1. 稳步增加卫生人力总量。随着人口数量增加、老龄化加速、疾病谱变化，居民对医疗卫生服务的需求将不断增长，目前我国卫生人力的发展存在不平衡、不充分，因此，应坚持需求导向，按照"十三五"卫生计生人才发展规划要求，人才资源总量稳步增长。根据卫生人力预测分析，无论是执业（助理）医师、还是注册护士数，仅仅按照现有速度增长，将难以满足居民的需求，未来几年，需要深化医学教育改革，持续加大卫生人才培养数量，不断提高人才质量，满足居民日益增长的卫生服务需求。

2. 以全科医生为重点加强基层卫生人才队伍建设。①大力加强全科医生队伍建设。进一步完善全科医生教育培训体系。加大全科医生培养培训力度，并逐步向以全科专业住院医师规范化培训为主体过渡。②持续加强乡村医生队伍管理。一是严格执行乡村医生定期在岗培训制度，二是落实乡村医生待遇政策，三是完善乡村医生养老政策和退休机制，稳定农村卫生人才队伍，优化农村卫生人才结构。③建立完善城乡联动的人才管理和服务模式。一是完善和创新签约服务模式和制度，二是根据社区卫生服务需求的特点开展有针对性的培训，三是完善家庭医生签约服务系统，四是完善政策措施，继续推进实施城乡对口支援。提高援助政策和项目的针对性。

3. 加强急需紧缺专业、临床药师等方面人才培养。①采取多种方式加强紧缺专业人员培养。一是在有条件的高校恢复大学本科儿科专业。二是在住院医师规范化培训中加大儿科、产科、精神科等紧缺专业的招收规模。三是加强儿科、产科、精神科医师的转岗培训，鼓励相关专业的医护人员在儿科、产科、精神科等方面进行继续医学教育。②实行政策向紧缺专业人才的倾斜。设立岗位津贴，建立和完善紧缺人才岗位风险和保险制度，增加这些岗位的吸引力，同时在职称评定、职务晋升方面政策上给予倾斜。③加强临床药师培养。积极探索将临床药师培训逐步纳入国家卫计委住院药师规范化培训体系建设，注重培养学员的临床合理用药能力。④统筹推进其他卫生人才队伍建设。围绕专业化、职业化方向，加强管理队伍建设，提高行业管理水平。

4. 大力加强公共卫生专业人才队伍建设。①加快公共卫生人才制度改革。加强体制机制创新，提高公共卫生人员待遇，完善人才发展的政策环境，理顺各类公共卫生人才职业发展途径。②优化公共卫生人员配置。为解决人力发展"不平衡，不充分"的矛盾，应按照服务人口、服务半径、工作量等科学合理地确定各地区公共卫生人员配备，优化人力资源分布。③强化公共卫生人员培训。为适应新形势下公共卫生服务和管理的需求，应通过医学院校专业公共卫生人才培养、公共卫生医师规范化培训、高层次人才培养和引进等方式提高公共卫生人才素质。

5. 加强中医药人才培养。①推动中医药教育体系改革。建立院校教育、毕业后教育、继续教育三阶段有机衔接、师承教育贯穿始终的中医药人才终身教育体系。加强中医临床教学基地建设，重点支持建设一批中医药重点学科、专业和课程，深化医教协同，推进中医药院校综合改革。探索不同层次、不同类型的师承教育模式，继续做好全国名老中医药专家传承工作室、学术流派传承工作室建设。②夯实基层中医药人才队伍。强化以全科医生为重点的基层中医药人才队伍建设，加强基层名老中医药专家传承工作室建设，建立基层中医药人才队伍培养长效机制。③推进中医药创新人才培养。继续实施中医药传承与创新人才工程，加强中医药重点学科建设，支持中医药学科纳入国家"双一流"建设，推进中医药领军人才和青年人才培养。加强中医药院校科研能力学科教育，强化中医药人才学术经验传承及科技创新能力。

6. 推进高层次卫生人才队伍建设。①实施高层次人才引进战略。要根据实际需要制定高层次卫生人才发展战略，引进一批医德高尚、医术精湛、学术造诣高，科研创新能力强的高层次卫生人才。②加大高层次卫生人力培养力度。坚持培养和引进相结合，完善高层次人才选拔机制，加强薄弱学科建设和关键技术领域的人才培养。③支持优秀人才开展创新性工作。继续通过专项经费，加大对重点单位、重点科研基地，海外高层次人才创新创业基地等建设的支持力度。

7. 加强卫生信息化复合型人才队伍建设。①加大对卫生信息化人才队伍建设的投入力度。建立以政府投入为引导、用人单位投入为主和社会资助为辅的卫生信息化人才队伍建设投入机制。②多渠道培养卫生信息化复合人才。在院校培养方面，形成行业需求与院校培养之间的良性互动；

在职培训方面，通过建立完善卫生信息化岗前培训、阶段性深化培训和建设项目专题培训等多种形式，不断提高卫生信息人才队伍的整体素质和专业能力。

8. **医教协同深化医学教育综合改革。**①建立健全医学人才培养供需平衡机制。进一步推动医学院校优化学科专业结构，合理确定医学专业招生规模及结构。实现住院医师管理信息系统与医学院校教育系统互联互通，及时掌握人才的供需情况。②提升医学专业学历教育层次。临床医学专业逐渐实现"一本"招生，减少中职、中专招生规模；护理招生方面，稳定中职招生规模，大力发展高职护理教育，适度发展本科及以上层次的护理教育，逐步提高高层次护理教育的比例。③完善住院医师规范化培训。提高住院医师规范化培训基地准入门槛，探索住院医师规范化培训与医学硕士专业学位研究生教育有机衔接。

9. **创新人才使用、管理和评价机制。**①健全以聘用制度和岗位管理制度为主要内容的事业单位用人机制。完善岗位设置管理，保证专业技术岗位占主体。创新公立医院机构编制管理，合理核定公立医院编制总量，并进行动态调整，逐步实行编制备案制。②营造开放的用人环境，推进和规范医师多点执业。③推进医护人员的信息化管理。国家管理信息电子化注册系统，实现医疗机构、医师、护士注册电子化管理。④改革人才评价机制。建立以工作业绩为核心，以品德、知识、能力、服务为主要内容的卫生人才评价指标体系，强化对卫生专业技术人员实践能力的考核，关心基层医生的职业发展。

五、主要指标解释

（一）卫生人员

1. **卫生人员：**指在医疗服务、公共卫生、医学科研和在职教育等医疗卫生机构工作的在岗职工，包括卫生技术人员、乡村医生和卫生员、其他技术人员、管理人员和工勤技能人员。卫生人员数一律按支付年底工资的在岗职工统计，包括在编人员、聘任人员（含合同制）、返聘及临聘半年以上人员，不包括离退休人员、退职人员、离开本单位仍保留劳动关系人员、本单位返聘和临聘不足半年人员。

2. **卫生技术人员：**包括执业（助理）医师、注册护士、药师（士）、技师（士）、其他卫生技术人员。不包括药剂员、检验员、护理员等，也不包括从事管理工作的卫生技术人员（计入管理人员）。

3. **执业（助理）医师：**是指通过医师资格考试、取得医师执业证书（"级别"为"执业医师"或"执业助理医师"）且实际从事医疗服务工作的人员。不包括取得医师执业证书但实际从事管理工作的人员，也不包括见习医师（士）。

4. **全科医生：**包括取得执业（助理）医师证书且执业范围为"全科医学专业"的人员，基层医疗卫生机构取得全科医生转岗培训、骨干培训、岗位培训和住院医师规范化培训（全科医生）培训合格证的执业（助理）医师。全科医师培训合格人数不再包括已注册为全科医学专业的人数。

5. **注册护士：**指具有护士执业证书且实际从事护理工作的人员，包括在编及合同制护士（含临聘半年以上护士），不包括从事管理工作的护士，不包括见习护士、护理员（护工）。

6. **药师（士）：**指医疗卫生机构药师（士），包括主任药师、副主任药师、主管药师、药师和药士；不包括见习药师（士）和药剂员。除特别注明外，不包括药品零售企业执业药师。

7. **技师（士）：**主要在医疗卫生机构医学影像科、检验科等医技科室工作，包括主任技师、副主任技师、主管技师、技师和技士，不包括见习技师（士）和检验员。

8. **专业公共卫生人员：**指在专业公共卫生机构工作的在岗人员。

9. **乡村医生和卫生员**：《乡村医生从业管理条例》规定，乡村医生是指取得乡村医生执业证书且在村医疗卫生机构从事预防、保健和一般医疗服务的人员。卫生员指村医疗卫生机构中未取得乡村医生执业证书的人员。

10. **其他技术人员**：指医疗卫生机构中从事医疗器械修配、卫生宣传、信息技术、科研与教学等技术工作的非卫生专业人员。

11. **管理人员**：指医疗卫生机构负责人和从事管理工作的人员，包括从事医疗服务、公共卫生、医学科研与教学等业务管理工作的人员；主要从事党政、人事、财务、信息、安全保卫等行政管理工作的人员。

12. **工勤技能人员**：指医疗卫生机构中承担技能操作和维护、后勤保障、服务等职责的工作人员。工勤技能人员分为技术工和普通工。技术工包括护理员（工）、药剂员（工）、检验员、收费员、挂号员等，但不包括实验员、技术员、研究实习员（计入其他技术人员），经济员、会计员和统计员等（计入管理人员）。

（二）医疗卫生机构

1. **医疗卫生机构**：包括医院、基层医疗卫生机构、专业公共卫生机构、其他机构。按照行业管理原则，医疗卫生机构数不包括以下机构：食品药品检验机构、高中等医学院校（附属医院计入医院）、计划生育部门主管的计划生育指导中心、医学会及医学期刊、卫生行政部门、军队医疗卫生机构。

2. **医院**：包括各级各类综合医院、中医医院、中西医结合医院、民族医院、专科医院及护理院（含高中等院校附属医院）。

3. **基层医疗卫生机构**：包括社区卫生服务中心（站）、街道卫生院、乡镇卫生院、村卫生室、门诊部、诊所（医务室、卫生所）。

4. **专业公共卫生机构**：包括疾病预防控制机构、健康教育机构、妇幼保健机构、急救中心（站）、采供血机构、卫生监督机构、卫生部门所属计划生育技术服务机构。疾病预防控制机构包括疾病预防控制中心、专科疾病防治机构（含精神病防治所、站）。

5. **其他机构**：包括疗养院、临床医学检查中心、医学科研机构、医学在职教育机构、医学考试中心、农村改水中心、人才交流中心、统计信息中心等卫生事业单位。

（三）统计分组

1. **按城乡分**：指城市与农村分布。城市包括直辖市、地级市辖区；农村包括县及县级市（农村乡镇卫生院和村卫生室机构及人员全部计入农村）。

2. **按东中西部地区分**：东部地区包括北京、天津、辽宁、上海、江苏、浙江、福建、山东、广东、海南、河北11个省（市）；中部地区包括山西、吉林、黑龙江、安徽、江西、河南、湖北、湖南8个省；西部地区包括内蒙古、广西、四川、贵州、云南、西藏、陕西、甘肃、青海、宁夏、新疆、重庆12个省（区、市）。

3. **按主办单位分**：将医疗卫生机构分为政府办、社会办和个人办。政府办医疗卫生机构包括卫生、教育、民政、公安、司法、兵团等行政部门举办的医疗卫生机构。社会办医疗卫生机构包括企业、事业单位、社会团体和其他社会组织（含台港澳投资和国外投资）举办的医疗卫生机构。

4. **按经济类型划分**

（1）将医疗机构分为公立、非公医疗机构

公立医疗机构指经济类型为国有和集体的医疗机构，包括政府办、国有企事业单位举办和集体所有制的医疗机构。政府办医疗机构是指卫生、教育、民政、公安、司法、兵团等行政部门举办的医疗机构。

非公医疗机构指除国有和集体之外的其他医疗机构，包括联营、股份合作、私营、台港澳独资、大陆与台湾合资、内地与港澳合资、中外合资等医疗机构。

（2）将医院分为公立医院、民营医院

公立医院指经济类型为国有和集体举办的医院，包括政府办医院（卫生、教育、民政、公安、司法、兵团等行政部门举办）、企业和事业单位等利用国有资产举办的医院。

民营医院指公立医院以外的其他医院，包括联营、股份合作、私营、台港澳独资、内地与港澳合作、大陆与台湾合作、中外合作等医院。

第 一 部 分

卫生人力现状及变化

第一章　卫生人力总量

本章主要描述 2010~2016 年我国卫生人力总量及其变化趋势，数据来源于 2010~2016 年卫生计生统计年报。

2010~2016 年期间，是我国深入推进医药卫生体制改革的关键时期，卫生人才队伍建设的重要性和迫切性日益显现。群众对健康的期待、对卫生服务的需求越来越高，广大医疗卫生人员的工作量大幅增加，服务能力也需进一步提高。因此，在加快推进医药卫生体制改革、促进卫生事业发展中，必须把人才发展放在优先位置，大力加强卫生人才队伍建设。为贯彻落实深化医药卫生体制改革精神，各级政府出台了一系列政策措施，建立健全卫生人才发展体制机制，着力加强基层医疗和公共卫生队伍建设，卫生人力总量持续增加。截至 2016 年底，全国卫生人力总量达 1117.3 万人，比 2010 年增加 296.5 万人，年均增长 5.3%。

1.1　卫生人员概述

卫生人力总量即卫生人员总数。

卫生人员是指在医疗服务、公共卫生、医学科研和在职教育等医疗卫生机构工作的在岗职工，包括卫生技术人员、乡村医生和卫生员、其他技术人员、管理人员和工勤技能人员。卫生人员数一律按支付年底工资的在岗职工统计，包括在编人员、聘任人员（含合同制）、返聘及临聘半年以上人员，不包括离退休人员、退职人员、离开本单位仍保留劳动关系人员、本单位返聘和临聘不足半年人员。

2016 年底，全国卫生人员总数达 1117.3 万人，其中：卫生技术人员 845.4 万人，乡村医生和卫生员 100.0 万人，其他技术人员 42.6 万人，管理人员 48.3 万人，工勤技能人员 80.9 万人。

与 2010 年比较，全国卫生人员数增加 296.5 万人（每年平均增加 49.4 万人），增长了 36.1%（年均增长 5.3%）。2010 年以来卫生人员变化趋势见图 1-1。

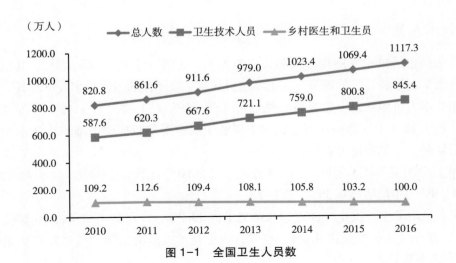

图 1-1　全国卫生人员数

卫生人员增量中，卫生技术人员增量占 86.9%，其他技术人员增量占 4.6%，管理人员增量占 3.8%，工勤技能人员增量占 7.8%。

2010~2016 年期间，全国卫生人员增长了 36.1%。主要原因：一是医改以来城乡居民医保覆盖面扩大，门诊和住院补偿比例提高等医保制度的不断完善，释放了医疗服务需求，医疗服务量大幅度增加，门诊量增长 35.9%，住院量增长 60.3%，医院和基层医疗卫生机构增加人员以满足日益增长的卫生服务需求；二是 2013 年机构调整，增加了原人口计生部门主管的计划生育技术服务机构 2 万个。

表 1-1 全国卫生人员数（万人）

	2010	2011	2012	2013	2014	2015	2016	6 年增加数	6 年增长%
总人数	820.8	861.6	911.6	979.0	1023.4	1069.4	1117.3	296.5	36.1
卫生技术人员	587.6	620.3	667.9	721.1	759.0	800.8	845.4	257.8	43.9
乡村医生和卫生员	109.2	112.6	109.4	108.1	105.8	103.2	100.0	-9.2	-8.4
其他技术人员	29.0	30.6	31.9	36.0	38.0	40.0	42.6	13.6	46.9
管理人员	37.1	37.5	37.3	42.1	45.1	47.3	48.3	11.2	30.2
工勤技能人员	57.9	60.6	65.4	71.8	75.5	78.2	80.9	23.0	39.7

注：本表含计生机构人员数，总人数和卫生技术人员中含公务员中 1 万名卫生监督员。

1.2 卫生技术人员

卫生技术人员包括执业（助理）医师、注册护士、药师（士）、技师（士）、其他卫生技术人员。不包括药剂员、检验员、护理员等，也不包括从事管理工作的卫生技术人员（计入管理人员）。

其他卫生技术人员包括卫生监督员、见习医（药、护、技）师（士）等卫生专业人员。见习医（药、护、技）师（士）指医疗卫生机构中毕业于高中等院校医学专业且尚未取得医师执业证书、护士注册证书、卫生类技术职称的人员。

2016 年底，全国卫生技术人员达 845.4 万人。与 2010 年比较，全国卫生技术人员共增加 257.8 万人，增长 43.9%，年均增长 6.3%（表 1-2）。

卫生技术人员增量中，执业（助理）医师增量占 30.2%，注册护士增量占 56.6%，药师（士）增量占 3.3%，技师（士）增量占 4.4%。可见，卫生技术人员的增加主要是注册护士和执业（助理）医师的增加（图 1-2）。

表1-2　全国卫生技术人员数

	2010	2011	2012	2013	2014	2015	2016	6年增加数
人数合计	587.6	620.3	667.9	721.1	759.0	800.8	845.4	257.8
执业（助理）医师	241.3	246.6	261.6	279.5	289.3	303.9	319.1	77.8
注册护士	204.8	224.4	249.7	278.3	300.4	324.1	350.7	145.9
药师（士）	35.4	36.4	37.7	39.6	41.0	42.3	43.9	8.5
技师（士）	33.9	34.8	36.4	38.8	40.7	42.9	45.3	11.4
其他	72.2	78.1	81.2	84.9	87.6	86.5	86.4	14.2
增长速度（%）	6.2	5.6	7.7	8.0	5.3	5.5	5.6	43.9
执业（助理）医师	3.6	2.2	6.1	6.8	3.5	5.0	5.0	32.2
注册护士	10.4	9.6	11.3	11.5	7.9	7.9	8.2	71.2
药师（士）	3.5	2.8	3.6	5.0	3.5	3.2	3.8	24.0
技师（士）	4.9	2.7	4.6	6.6	4.9	5.4	5.6	33.6

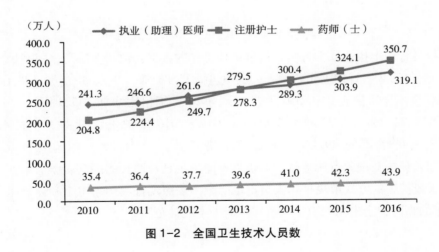

图1-2　全国卫生技术人员数

1.2.1　执业（助理）医师

执业（助理）医师是指通过医师资格考试、取得医师执业证书（"级别"为"执业医师"或"执业助理医师"）且实际从事医疗服务工作的人员，不包括取得医师执业证书但实际从事管理工作的人员，也不包括见习医师（士）。

2016年底，全国执业（助理）医师达319.1万人，其中，执业医师265.1万人，执业助理医师54.0万人。与2010年相比，执业（助理）医师增加77.8万人，增长32.2%，年均增长4.8%。执业（助理）医师增量占卫生技术人员增量的30.2%，占卫生人员总增量的26.2%。执业医师增长速度（34.4%）快于执业助理医师增长速度（22.7%）。

1.2.2 全科医师

全科医生也称家庭医生，是接受过全科医学专门训练的新型医生，是执行全科医疗的卫生服务提供者，是为个人、家庭和社区提供优质、方便、经济有效的、一体化的医疗保健服务，进行生命、健康与疾病全方位负责式管理的医生。

2016 年底，全科医生数达 20.9 万人，其中注册为全科医学专业的人数 7.8 万，取得全科医生培训合格证的人数 13.1 万。与 2012 年相比，全科医生数增加 9.9 万人，增长 90.4%。注册为全科医学专业的人数增加 4.0 万人，增长 108.8%；取得全科医生培训合格证的人数增加 5.9 万人，增长 81.0%（表 1-3）。

表 1-3 全科医生数

	合计		注册为全科医学专业的人数		取得全科医生培训合格证的人数	
	2012	2016	2012	2016	2012	2016
总计	109794	209083	37173	77631	72621	131452
其中：医院	21074	34654	5817	9517	15257	25137
社区卫生服务中心（站）	47863	78337	18502	36513	29361	41824
乡镇卫生院	38557	92791	12304	30718	26253	62073

1.2.2 注册护士

注册护士指具有护士执业证书且实际从事护理工作的人员，包括在编及合同制护士（含临聘半年以上护士），不包括从事管理工作的护士，也不包括见习护师（士）、护理员（护工）。

2016 年底，全国注册护士数达 350.7 万人，与 2010 年相比增加 145.9 万人（每年平均增加 24.3 万人），增长 71.2%（年均增长 9.4%）。2010～2016 年护士增量占卫生技术人员增量的 56.6%，占卫生人员增量的 49.2%。注册护士增长速度（71.2%）明显快于医师增长速度（32.2%），护理人员短缺现象有所缓解。但仍然不能满足日益增长的医疗服务需求，大部分医疗机构采取临聘护士或护工的方式解决护理人员不足问题。按照现行《国家卫生和计划生育统计调查制度》，不足半年的临聘护士未列入卫生人员和注册护士统计范围。

1.2.3 药师（士）

我国药剂人员由医疗卫生机构药师（士）、药品零售企业药剂人员两部分组成。医疗卫生机构药师（士）包括主任药师、副主任药师、主管药师、药师和药士；不包括见习药师（士）和药剂员。

2016 年底，全国医疗卫生机构药师（士）43.9 万人（不含零售企业药剂人员），与 2010 年相比，增加 8.5 万人，增长 24.0%。药师（士）的增长速度低于其他三类卫生技术人员的增长速度。

1.2.4 技师（士）

技师（士）主要在医疗卫生机构医学影像科、检验科等医技科室工作，包括主任技师、副主任技师、主管技师、技师和技士，不包括见习技师（士）和检验员。

2016 年底，全国技师（士）45.3 万人。与 2010 年相比，技师（士）增加 11.4 万人，增长 33.6%。其增长速度快于医师和药师（士），慢于护士增长速度。

1.3 乡村医生和卫生员

《乡村医生从业管理条例》规定，乡村医生是指取得乡村医生执业证书且在村医疗卫生机构从事预防、保健和一般医疗服务的人员。卫生员指村医疗卫生机构中未取得乡村医生执业证书的人员。

2016 年底，全国乡村医生和卫生员数达 100.0 万人，其中乡村医生 93.3 万人，占 93.3%；卫生员 6.7 万人，占 6.7%。

由于实行城乡卫生服务一体化管理，由社区卫生服务中心或乡镇卫生院在村级设点，村卫生室增补人员以执业医师或执业助理医师为主，因此，2011 年以后乡村医生数量有所减少（表 1-4）。

表 1-4 全国乡村医生和卫生员数（人）

	2010	2011	2012	2013	2014	2015	2016	6 年增减
合计	1091863	1126443	1094419	1081063	1058182	1031525	1000324	-91539
乡村医生	1031828	1060548	1022869	1004502	985692	962514	932936	-98892
卫生员	60035	65895	71550	76561	72490	69011	67388	7353

1.4 其他技术人员

其他技术人员指医疗卫生机构中从事医疗器械修配、卫生宣传、信息技术、科研与教学等技术工作的非卫生专业人员。2016 年底，全国其他技术人员 42.6 万人，比 2010 年增加 13.6 万人，增长 46.9%。其他技术人员增长速度略高于卫生技术人员。

1.5 管理人员

管理人员指医疗卫生机构负责人和从事管理工作的人员，包括从事医疗服务、公共卫生、医学科研与教学等业务管理工作的人员；主要从事党政、人事、财务、信息、安全保卫等行政管理工作的人员。

2016 年底，全国卫生管理人员达 48.3 万人，比 2010 年增加 11.2 万人，增长 30.2%。管理人员的增长速度低于卫生技术人员和其他技术人员。

1.6 工勤技能人员

工勤技能人员指医疗卫生机构中承担技能操作和维护、后勤保障、服务等职责的工作人员。工勤技能人员分为技术工和普通工。技术工包括护理员（工）、药剂员（工）、检验员、收费员、挂号员等，但不包括实验员、技术员、研究实习员（计入其他技术人员），经济员、会计员和统计员等（计入管理人员）。

2016 年底，全国医疗卫生机构工勤技能人员 80.9 万人，比 2010 年增加 23.0 万人，增长 39.7%。工勤技能人员增长速度低于卫生技术人员。

需要说明的是，2013年起卫生人员数包括卫生计生部门主管的计划生育技术服务机构人员，2013年以前不包括原人口计生部门主管的计划生育技术服务机构人员。

本章小结：

1. 2010~2016年期间，全国卫生人员增加296.5万人（每年平均增加49.4万人），增长了36.1%（年均增长5.3%）。截至2016年底，全国卫生人员数已达1117.3万人。医疗服务量快速增长和新增原人口计生部门主管的计划生育技术服务机构人员是卫生人员增加的主要原因。

2. 2010~2016年期间，全国卫生人员数量增加主要是注册护士、执业（助理）医师数量增加。注册护士增加145.9万人，占49.2%；执业（助理）医师增加77.8万人，占26.2%。

3. 2010~2016年期间，注册护士增长速度（71.2%）明显快于医师增长速度（32.2%），护理人员短缺现象有所缓解。2016年底全国注册护士达350.7万人，年均增长9.4%。

4. 2016年底，全科医生数达20.9万人，与2012年相比，增加9.9万人，增长90.4%。注册为全科医学专业的人数增加4.0万人，增长108.8%；取得全科医生培训合格证的人数增加5.9万人，增长81.0%。

5. 2010~2016年期间，全国乡村医生和卫生员数量保持在100万~110万人，2011年后，村卫生室增补人员以执业医师或执业助理医师为主，乡村医生数量呈下降趋势。

第二章 卫生人力结构

本章主要描述我国卫生人员性别、年龄、工作年限、学历、技术职务、专业等构成情况，医师分科及执业情况，分析卫生人力结构变化规律及其影响因素。数据来源于2010~2016年全国卫生人力资源基本信息数据库。

2010~2016年期间，我国卫生人力资源在总量持续增长的同时，卫生人力结构进一步优化，医务人员素质得到提高，卫生服务能力和水平得到提高。

2.1 性别构成

2016年底，全国卫生技术人员中，男性占29.4%，女性占70.6%，卫生技术人员女性人数约为男性人数的2.40倍。

执业（助理）医师男性所占比例高于女性9.4个百分点，注册护士97.9%为女性。与2010年相比，执业（助理）医师女性比例上升2.4个百分点，注册护士的男性比例上升0.4个百分点。女性卫生技术人员所占比例提高4.8个百分点（表2-1）。

表2-1 全国卫生技术人员性别构成（%）

	卫生技术人员		执业（助理）医师		注册护士	
	2010	2016	2010	2016	2010	2016
合 计	100.0	100.0	100.0	100.0	100.0	100.0
男	34.2	29.4	57.1	54.7	1.7	2.1
女	65.8	70.6	42.9	45.3	98.3	97.9

2.2 年龄构成

2016年底，全国卫生技术人员以中青年为主，45岁以下占73.3%。与2010年比较，25~44岁比例无明显变化，约为64.6%。

卫生技术人员年龄结构变化的原因：一是注册护士所占比例提高，导致25岁以下比例提高；二是55岁及以上比例有所提高。但比例最高的年龄段依然是25~34岁（图2-1）。

2016年底，执业（助理）医师年龄结构分布：25~34岁、35~44岁、45~54岁分别占23.7%、34.6%、25.5%。与2010年相比，25~34岁医师所占比例下降8.0个百分点，35~54岁医师所占比例上升5.8个百分点，60岁以上所占比例提高4.8个百分点；人数集中年龄段仍为35~44岁（表2-2）。

医师年龄结构发生变化的原因：本单位返聘的高年资医师增多，55岁及以上所占比例提高。

注册护士年龄结构发生变化，35岁以下比例提高8.7个百分点；35~44岁比例下降了5.9个百分点。最近几年新增护士数量较多是影响注册护士年龄结构变化的主要原因。护士与医师年龄结构差异较为明显，护士以25~34岁居多，医师以35~44岁居多。

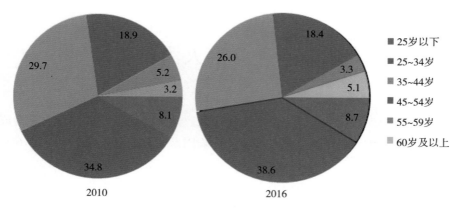

图 2-1　全国卫生技术人员年龄构成（%）

表 2-2　全国卫生技术人员年龄构成（%）

	卫生技术人员		执业（助理）医师		注册护士	
	2010	2016	2010	2016	2010	2016
合计	100.0	100.0	100.0	100.0	100.0	100.0
25 岁以下	8.1	8.7	0.2	0.2	14.1	14.9
25~34 岁	34.8	38.6	31.7	23.7	39.6	47.5
35~44 岁	29.7	26.0	34.2	34.6	26.9	21.0
45~54 岁	18.9	18.4	20.1	25.5	16.9	13.9
55~59 岁	5.2	3.3	7.5	5.0	2.2	1.7
60 岁及以上	3.2	5.1	6.2	11.0	0.4	1.1

统计数据显示，中青年一直是卫生技术队伍的主体，各年龄段人员呈现一个梯度，有利于卫生人力队伍的可持续发展。由于学历提高和返聘人员增多，中青年执业（助理）医师比例有所下降。

2016 年底，60 岁及以上卫生技术人员占 5.1%，比 2010 年提高 1.9 个百分点。60 岁以上医师占 11.0%，比 2010 年增加 4.8 个百分点。说明返聘人员增多。

2.3　工作年限构成

2016 年底，全国卫生技术人员中，工作 5 年以下的占 24.7%，30 年及以上占 13.5%。与 2010年比较，工作 5 年以下比例提高 4.8 个百分点，工作 5~9 年的比例提高 7.4 个百分点，工龄 30 年以上的比例下降 1.6 个百分点。工作年限构成变化的影响因素与年龄变化相似。

从医师工作年限构成看，高年资医师（20 年及以上）所占比例升高，低年资医师（5 年以下）所占比例下降（表 2-3）。

护士工龄构成与医师有所不同，低年资（10 年以下）护士所占比例提高，10 年以上工龄的护士所占比例下降 16.4 个百分点，说明经验较为丰富的护理人员在减少。

表2-3 全国卫生技术人员工作年限构成（%）

	卫生技术人员		执业（助理）医师		注册护士	
	2010	2016	2010	2016	2010	2016
合计	100.0	100.0	100.0	100.0	100.0	100.0
5年以下	19.9	24.7	13.1	11.8	23.6	30.2
5~9年	13.9	21.3	13.5	16.4	16.2	25.9
10~19年	30.2	21.4	33.2	25.8	29.1	19.8
20~29年	20.9	19.2	20.8	25.4	21.8	15.8
30年及以上	15.1	13.5	19.4	20.6	9.3	8.2

2.4 学历构成

2016年底，全国卫生技术人员学历构成：研究生占5.0%，大学本科占27.2%，大专占39.3%，中专占26.5%，高中及以下占2.0%（图2-2）。与2010年相比，卫生技术人员学历水平明显提高，本科及以上所占比例提高7.3个百分点，大专提高3.0个百分点；中专下降8.0个百分点，高中及以下学历者下降2.2个百分点。

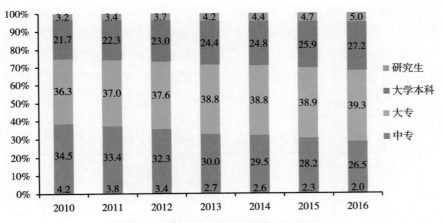

图2-2 全国卫生技术人员学历构成（%）

2010~2016年期间，我国卫生技术人员学历水平明显提高，主要得益于高校扩招及调整招生层次，控制医学专业大专和中专招生。

2016年底，执业（助理）医师学历构成：研究生占11.2%，大学本科占40.0%，大专占30.0%，中专占17.1%，高中及以下占1.8%。2010~2016年期间，我国医师学历水平继续提高，研究生所占比例提高4.3个百分点。

2016年底，注册护士中，本科及以上占16.3%、大专占48.7%，中专占34.0%。与2010年相比，大专及以上比例提高13.7个百分点，中专比例下降12.0个百分点，高中及以下学历护士比例下降1.8个百分点。护士队伍已经由中专学历比例最高转变为大专学历比例最高，中专、大专、本科多层次方向发展（表2-4）。

表2-4 全国卫生技术人员学历构成（%）

	卫生技术人员		执业（助理）医师		注册护士	
	2010	2016	2010	2016	2010	2016
合计	100.0	100.0	100.0	100.0	100.0	100.0
研究生	3.2	5.0	6.9	11.2	0.1	0.1
大学本科	21.7	27.2	36.1	40.0	8.7	16.2
大专	36.3	39.3	32.3	30.0	42.5	48.7
中专	34.5	26.5	22.0	17.1	46.0	34.0
高中及以下	4.2	2.0	2.7	1.8	2.7	0.9

2.5 技术职称构成

2.5.1 技术资格（评）

2016年底，高级（正高及副高）卫生技术人员占7.7%，中级（主治及主管级）占20.0%，初级（师级及士级）占60.4%，待聘职称占12.0%。与2010年相比，高级技术资格、中级及师级比例略有下降（表2-5）。受近年新增护士较多且主要为中专、大专学历的影响，士级所占比例提高。

总体上看，全国高、中、初级卫生技术人员技术职称（评）比例大致在1:3:6。

2016年执业（助理）医师技术资格构成中，高级占17.4%，中级占29.6%。与2010年比较，高级所占比例提高1.5个百分点，中级占比基本持平，初级所占比例略有下降。

2016年注册护士技术资格构成中，高级占2.4%，中级占16.8%，初级占71.1%。与2010年相比，中级比例下降7.6个百分点，初级比例提高3.9个百分点。影响因素主要为最近几年新增护士较多且以中专、大专为主。

表2-5 全国卫生技术人员技术资格（评）构成（%）

	卫生技术人员		执业（助理）医师		注册护士	
	2010	2016	2010	2016	2010	2016
合计	100.0	100.0	100.0	100.0	100.0	100.0
正高	1.7	1.8	3.8	4.6	0.1	0.2
副高	6.1	5.9	12.1	12.8	1.8	2.2
中级	24.8	20.0	30.1	29.6	24.4	16.8
师级	32.5	29.7	37.3	38.4	29.6	24.6
士级	25.3	30.7	10.6	8.1	37.6	46.5
待聘	9.7	12.0	6.2	6.4	6.5	9.7

2.5.2 技术职务（聘）

2016年，医疗卫生机构聘任的高级卫生技术人员比例占7.6%，中级占20.6%，初级比例占61.4%，待聘占10.4%。

统计数据显示，聘任的各级卫生技术职务比例略低于评定的同级技术资格比例，存在一定的高职低聘现象（表2-6）。

与2010年相比，医师的高级技术职务聘任比例有所提高，待聘比例有所下降。

表2-6 全国卫生技术人员技术资格（聘）构成（%）

	卫生技术人员		执业（助理）医师		注册护士	
	2010	2016	2010	2016	2010	2016
合计	100.0	100.0	100.0	100.0	100.0	100.0
正高	1.6	1.7	3.6	4.4	0.1	0.2
副高	6.1	5.9	12.2	13.0	1.7	2.1
中级	25.5	20.6	31.1	30.9	24.4	16.8
师级	34.4	31.3	39.8	41.5	31.2	26.0
士级	26.0	30.1	9.9	7.7	39.0	46.9
待聘	6.5	10.4	3.5	2.5	3.7	8.1

注：因见习医药护技师（士）计入待聘人员，故卫生技术人员待聘比例较高。

2.6 专业构成

按专业分，卫生人员分为卫生技术人员、乡村医生和卫生员、其他技术人员、管理人员、工勤技能人员。卫生技术人员分为执业（助理）医师、注册护士、药师（士）、技师（士）、其他卫生技术人员。

2016年底全国卫生人员中，卫生技术人员、乡村医生和卫生员、其他技术人员、管理人员、工勤技能人员分别占75.7%、9.0%、3.8%、4.3%和7.2%。

与2010年相比，卫生技术人员所占比重有所提高，乡村医生和卫生员所占比例有所下降（表2-7）。

表2-7 全国卫生人员专业构成（%）

	2010	2011	2012	2013	2014	2015	2016
合计	100.0	100.0	100.0	100.0	100.0	100.0	100.0
卫生技术人员	71.6	72.0	73.2	73.6	74.2	74.9	75.7
乡村医生和卫生员	13.3	13.1	12.0	11.0	10.3	9.6	9.0
其他技术人员	3.5	3.6	3.5	3.7	3.7	3.7	3.8
管理人员	4.5	4.4	4.1	4.3	4.4	4.4	4.3
工勤技能人员	7.1	7.0	7.2	7.3	7.4	7.3	7.2

2.6.1 卫生技术人员

卫生技术人员包括执业（助理）医师、注册护士、药师（士）、技师（士）、其他卫生技术人员。不包括药剂员、检验员、护理员等，也不包括从事管理工作的卫生技术人员（计入管理人员）。其他卫生技术人员包括卫生监督员、见习医（药、护、技）师（士）等卫生专业人员。见习医（药、护、技）师（士）指医疗卫生机构中毕业于高中等院校医学专业且尚未取得医师执业证书、护士注册证书、卫生类技术职称的人员。

2016 年底，全国卫生技术人员中，执业（助理）医师占 37.7%，注册护士占 41.5%。与 2010 年相比，执业（助理）医师所占比例下降了 3.4 个百分点，注册护士所占比例提高了 6.6 个百分点，药师（士）所占比例有所下降，技师（士）所占比例变化不大（表 2-8）。

护士增长较快是卫生技术人员专业结构发生变化的主要原因。

表 2-8　全国卫生技术人员专业构成（%）

	2010	2011	2012	2013	2014	2015	2016
合计	100.0	100.0	100.0	100.0	100.0	100.0	100.0
执业（助理）医师	41.1	39.8	39.2	38.8	38.1	38.0	37.7
注册护士	34.9	36.2	37.4	38.6	39.6	40.5	41.5
药师（士）	6.0	5.9	5.7	5.5	5.4	5.3	5.2
技师（士）	5.8	5.6	5.4	5.4	5.4	5.4	5.4
其他卫生技术人员	12.3	12.6	12.3	11.8	11.5	10.9	10.2

2.6.1.1　执业（助理）医师类别及科室构成

本节主要描述医师执业级别、执业类别、科室构成。

1998 年颁布的《中华人民共和国执业医师法》规定，国家实行医师资格考试及执业注册制度。医师资格考试分为执业医师资格考试和执业助理医师资格考试。取得医师资格的，可以向所在地县级以上卫生行政部门申请注册、发给医师执业证书，证书上注明"执业级别""执业地点""执业类别""执业范围"等。

医师执业级别分为执业医师、执业助理医师，执业类别分为临床、中医、口腔、公共卫生 4 个类别。

临床类别医师执业范围分为：内科、外科、妇产科、儿科、眼耳鼻咽喉科、皮肤病与性病、精神卫生、职业病、医学影像与放射治疗、医学检验与病理、全科医学、急救医学、康复医学、预防保健等专业；中医类别医师执业范围分为：中医、中西医结合、蒙医、藏医、维医、傣医等其他专业。因实际工作需要，基层医疗卫生机构部分临床医师执业范围可申请注册 2 个或 3 个专业。

执业（助理）医师的统计口径为取得医师执业证书且在医疗卫生机构实际从事医疗服务的人员，不包括取得医师执业证书但实际从事管理的人员（计入管理人员）。因此，统计的执业（助理）医师数少于登记注册的执业（助理）医师数。

1. 医师执业级别构成

2016 年底，全国医师中，执业医师 265.1 万人，占 83.1%；执业助理医师 54.0 万人，占 16.9%。与 2010 年相比，执业医师所占比例提高 1.3 个百分点（表 2-9）。

执业医师所占比例的提高，与近十年医学专业研究生和本科毕业人数增加有关。

表 2-9　全国医师执业级别构成

	2010	2011	2012	2013	2014	2015	2016
合计（人）	2413259	2466094	2616064	2794754	2892518	3039135	3191005
执业医师	1972840	2020154	2138836	2285794	2374917	2508408	2651398
执业助理医师	440419	445940	477228	508960	517601	530727	539607
构成（%）	100.0	100.0	100.0	100.0	100.0	100.0	100.0
执业医师	81.8	81.9	81.8	81.8	82.1	82.5	83.1
执业助理医师	18.2	18.1	18.2	18.2	17.9	17.5	16.9

2. 医师执业类别构成

2016 年底，执业（助理）医师中，临床类别 243.0 万人，占 76.2%；中医类别 48.2 万人，占 15.1%；口腔类别 16.7 万人，占 5.2%；公共卫生类别 11.2 万人，占 3.5%。

与 2010 年相比，口腔、中医类别所占比例有所提高，临床、公共卫生类别所占比例有所下降（表 2-10）。

表 2-10　全国医师执业类别数及构成

	合计		执业医师		执业助理医师	
	2010	2016	2010	2016	2010	2016
人数（万人）	241.3	319.1	197.3	265.1	44.0	54.0
临床类别	188.1	243.0	152.7	201.8	35.4	41.3
中医类别	29.4	48.2	25.6	40.9	3.8	7.2
口腔类别	11.1	16.7	8.3	13.6	2.8	3.1
公共卫生类别	12.7	11.2	10.7	8.9	2.0	2.3
构成（%）	100.0	100.0	100.0	100.0	100.0	100.0
临床类别	78.0	76.2	94.1	76.1	80.5	76.5
中医类别	12.2	15.1	15.8	15.4	8.6	13.4
口腔类别	4.6	5.2	5.1	5.1	6.4	5.8
公共卫生类别	5.3	3.5	6.6	3.4	4.5	4.2

注：本表临床、口腔、公共卫生类别医师数系推算数。

3. 科室构成

2016 年底，执业（助理）医师科室分布：内科、外科、妇产科、儿科、中医科 5 大科室医师占 60.3%，医学影像科、全科医疗科、口腔科分别占 6.8%、4.9%、5.3%。

与 2010 年相比，各科室医师构成发生变化，内科、外科、眼科、口腔科、急诊医学科、麻醉科、医学影像科所占比例上升；预防保健科、全科医疗科、儿科、妇产科、皮肤科、精神科、传染科、肿瘤科、中医科、中西医结合科所占比例下降（表 2-11）。内、外、妇、儿、中医 5 大科室医师所占比例下降 3.3 个百分点。

执业（助理）医师的科室分布与医师执业范围中的专业分布差异不大。中医科、民族医学科、中西医结合科所占比例为 13.0%，略低于执业范围为"中医类别"所占比例（15.1%）。口腔科所占比例与执业范围为"口腔类别"所占比例基本一致。

表 2-11 全国执业（助理）医师科室构成（%）

	执业（助理）医师合计		其中：执业医师	
	2010	2016	2010	2016
总计	100.0	100.0	100.0	100.0
预防保健科	2.8	2.7	2.1	2.0
全科医疗科	5.4	4.9	4.3	4.1
内科	21.2	22.7	20.7	22.2
外科	12.1	12.5	12.9	13.3
儿科	4.8	4.0	5.3	4.3
妇产科	10.1	9.3	9.7	9.1
眼科	1.2	1.3	1.4	1.4
耳鼻咽喉科	1.4	1.4	1.5	1.5
口腔科	4.3	5.3	4.1	5.0
皮肤科	0.9	0.8	1.0	0.9
精神科	1.3	1.0	1.4	1.0
传染科	1.1	0.6	1.2	0.7
肿瘤科	1.1	0.9	1.3	1.1
急诊医学科	1.6	1.9	1.8	2.1
康复医学科	0.8	0.9	0.8	0.9
麻醉科	2.0	2.4	2.1	2.6
医学影像科	5.6	6.8	5.4	6.8
中医科	15.4	11.8	16.2	12.4
民族医学科	0.2	0.2	0.2	0.2
中西医结合科	1.7	1.0	1.7	0.9
其他	5.1	7.7	5.1	7.5

2.6.1.2 注册护士

2016 年底，护士年龄以 34 岁以下为主，占 62.4%；学历以大专和中专为主，分别占 48.7% 和 34.0%；技术职务以初级为主，占 71.1%。

与 2010 年相比，年轻护士所占比重增大，学历水平整体提高，护士队伍已经从以中专层次为主转向中专、大专、本科多层次方向发展。

2.6.1.3 药师（士）

2016 年底，全国医疗卫生机构共有药师（士）43.9 万人，其中：医院 27.8 万人，占 63.5%，平均每院 10 人；乡镇卫生院 7.6 万人，占 17.4%，平均每院 2 人。

药师（士）年龄结构与医师基本一致。与 2010 年相比，25~34 岁段药师（士）所占比例有所提高（表 2-12）。

药师（士）以大中专为主（占 66.2%）。与 2010 年相比，本科及以上所占比例提高 8.1 个百分点，大专所占比例变化不大。

从技术职务看，2016年主任（正高）和副主任（副高）药师占4.0%，主管（中级）药师占20.3%。与2010年相比，中高级所占比例有所下降。

2.6.1.4 技师（士）

2016年底，全国技师（士）45.3万人，其中：医学影像技师（士）14.4万人，占31.8%；检验技师（士）30.9万人，占68.2%。

表2-12 药师（士）、技师（士）和其他技术人员年龄、学历和技术职务构成（%）

	药师（士）		技师（士）		其他技术人员	
	2010	2016	2010	2016	2010	2016
合计	100.0	100.0	100.0	100.0	100.0	100.0
按年龄分						
25岁以下	5.1	4.2	5.0	6.7	7.0	5.7
25~34岁	26.2	34.1	34.4	38.5	30.8	37.2
35~44岁	31.4	27.0	29.6	26.8	31.8	28.7
45~54岁	28.9	24.3	22.9	19.6	24.1	22.1
55~59岁	7.1	6.0	6.3	4.4	5.1	4.0
60岁及以上	1.4	4.4	1.9	4.0	1.3	2.4
按学历分						
研究生	1.3	2.9	1.8	3.0	1.7	3.4
大学本科	17.7	24.2	21.3	28.3	21.2	27.6
大专	35.4	35.5	40.7	41.9	38.7	37.4
中专	35.0	30.7	31.4	24.4	23.9	22.2
高中及以下	10.6	6.8	4.7	2.5	14.2	9.4
按技术职务分						
正高	0.8	0.7	0.5	0.8	0.4	0.5
副高	4.0	3.3	4.9	4.8	2.9	2.5
中级	29.0	20.3	30.4	22.2	18.5	13.5
师级	39.9	36.2	37.6	32.3	32.8	24.5
士级	23.0	31.5	22.4	30.1	30.9	32.2
待聘	3.3	8.0	4.1	9.8	14.5	26.8

从机构分布看：医院技师（士）29.2万人，占64.3%；基层医疗卫生机构9.3万人，占20.5%；专业公共卫生机构6.3万人，占14.0%。

从学历构成看，本科及以上占31.3%，大专占41.9%，中专占24.4%。与2010年相比，技师（士）学历水平明显提高，本科及以上占比提高8.2个百分点，大专占比提高1.2个百分点。技师（士）较药师（士）年轻，学历水平也高于药师（士）（表2-12）。

2.6.2 其他技术人员

其他技术人员包括医疗卫生机构中从事医疗器械修配、卫生宣传、信息技术、科研与教学等技术工作的非卫生专业人员。

2016 年底，全国医疗卫生机构其他技术人员为 42.6 万人，占卫生人员比例达 3.8%。与 2010 年相比，人数增加 2.6 万人，所占比重上升 0.1 个百分点。

2010~2016 年期间，其他技术人员的年龄分布年轻化，学历水平有所提高（表 2-12）。本科及以上所占比例接近技师（士），高于药师和护士所占比例。

2.6.3　管理人员

管理人员指医疗卫生机构负责人和从事管理工作的人员，包括从事医疗服务、公共卫生、医学科研与教学等业务管理工作的人员；以及从事党政、人事、财务、信息、安全保卫等行政管理工作的人员。取得医师、护士、监督员执业证书且实际从管理工作的人员（如单位负责人等）计入管理人员中。

2.6.3.1　管理人员概述

2016 年底，全国卫生管理人员共计 48.3 万人，比 2010 年增加 1.1 万人。

从年龄构成看，45 岁以上管理人员占 43.3%。比 2010 年略有下降。

从学历看，管理人员本科及以上占 37.6%，与 2010 年相比，学历水平整体提高（表 2-13）。

表 2-13　卫生管理人员年龄、学历和技术职务构成（%）

	医疗卫生机构		其中：医院		疾病预防控制中心	
	2010	2016	2010	2016	2010	2016
合计	100.0	100.0	100.0	100.0	100.0	100.0
按年龄分						
25 岁以下	3.0	2.5	3.2	3.0	2.0	0.8
25~34 岁	21.3	25.6	20.6	27.7	18.2	18.3
35~44 岁	32.1	28.6	31.1	25.3	31.2	28.3
45~54 岁	32.4	32.0	33.8	32.1	36.8	39.2
55~59 岁	8.9	7.0	9.1	7.4	10.3	9.7
60 岁及以上	2.3	4.3	2.2	4.6	1.6	3.6
按学历分						
研究生	2.5	3.9	3.0	5.3	2.3	3.2
大学本科	26.0	33.7	28.7	37.0	27.1	36.4
大专	39.7	38.7	39.2	36.3	43.2	40.9
中专	20.5	15.4	18.0	13.5	18.7	13.3
高中及以下	11.4	8.3	11.2	7.9	8.7	6.2
按技术职务分						
正高	2.8	3.5	3.4	4.3	2.8	3.6
副高	9.5	10.0	11.0	11.5	11.1	11.5
中级	28.4	25.7	30.1	27.0	33.4	30.6
师级	28.0	26.0	27.3	25.5	26.8	26.0
士级	21.2	20.8	18.7	18.2	14.7	16.9
待聘	10.2	14.0	9.4	13.5	11.2	11.5

从职称构成看，高级职称占 13.5%，中级职称占 25.7%。

与卫生技术人员相比，管理人员年龄偏大，学历和职称偏高。主要体现在：45 岁以上所占比例高出卫生技术人员 16.5 个百分点，本科以上学历所占比例高出卫生技术人员 5.4 个百分点，高级职称所占比例高出卫生技术人员 5.8 个百分点。

2.6.3.2 医疗卫生机构领导干部

医疗卫生机构领导干部指医疗卫生机构党委书记及副书记，院（站、所）长、副院（站、所）长。

1. 医院

2016 年底，医院领导年龄主要集中在 45~54 岁，55 岁以上占 26%以上，相对于卫生技术人员偏高。与 2010 年相比，存在年龄老化现象。

从学历构成看，本科及以上学历占 57.2%以上，明显高于卫生技术人员的学历水平。与 2010 年相比，医院领导干部的学历水平有较大的提高（表 2-14）。从技术职务看，一半以上的医院领导具有高级技术职务，与 2010 年相比，明显提高。

与院长相比，副院长学历更高、职称更高。副院长本科及以上学历所占比例、高级职称所占比例均高于院长 6 个百分点。

统计数据显示，医院领导管理和业务双肩挑的现象较为普遍。

表 2-14 医院领导干部年龄、学历和技术职务构成 （%）

	党委（副）书记		院长		副院长	
	2010	2016	2010	2016	2010	2016
合计	100.0	100.0	100.0	100.0	100.0	100.0
按年龄分						
35 岁以下	2.2	1.8	2.1	1.9	1.9	1.4
35~44 岁	24.8	11.1	16.3	14.4	22.2	17.0
45~54 岁	51.8	52.8	51.7	50.3	52.0	55.6
55 岁及以上	21.3	34.2	29.9	33.4	23.8	26.0
按学历分						
研究生	7.1	9.8	6.6	9.3	9.0	8.3
本科	47.6	51.6	43.4	47.9	46.6	53.7
大专	34.0	29.6	36.6	32.2	33.8	29.2
中专	9.1	7.6	10.4	9.0	8.5	7.8
高中及以下	2.2	1.4	3.0	1.6	2.1	1.0
按技术职务分						
正高	18.7	22.5	16.1	23.2	21.0	23.5
副高	34.3	34.0	33.2	30.3	32.3	36.3
中级	33.1	30.1	33.6	30.1	31.7	29.1
师级及以下	13.9	13.4	17.1	16.4	15.0	11.1

2. 其他医疗卫生机构领导干部

本节主要介绍乡镇卫生院、疾病预防控制中心、卫生监督中心的领导干部情况。

2016 年底，近半数的乡镇卫生院的院长及副院长在 35～44 岁，学历为大专以上，职称为中级以上。与 2010 年相比，年龄段更趋集中，45～54 岁所占比例提高 14.4 个百分点，45 岁以下所占比例减少 15 个百分点；本科以上学历提高 9.4 个百分点；高级职称提高 4.2 个百分点（表 2-15）。

疾病预防控制中心主任及副主任年龄结构与医院基本一致，主要集中在 45～54 岁。学历水平则低于医院，大学本科以上所占比例达 48.8%，高级职称占 39.7% 左右。与 2010 年比较，疾控中心领导年龄结构后移，学历有所提高。

与疾控中心相比，卫生监督中心（成立时间较短）领导干部年龄更为年轻，学历更高。与 2010 年相比，卫生监督中心领导干部集中年龄段后移至 45 岁以上，本科以上学历所占比例提高 11.8 个百分点。副高级以上技术职务所占比例下降 4.4 个百分点。

表 2-15　乡镇卫生院、疾控与监督中心领导干部年龄、学历和技术职务构成（%）

	乡镇卫生院 院长及副院长		疾病预防控制中心 主任及副主任		卫生监督中心 主任及副主任	
	2010	2016	2010	2016	2010	2016
合计	100.0	100.0	100.0	100.0	100.0	100.0
按年龄分						
35 岁以下	13.9	5.8	2.8	0.9	4.5	2.0
35～44 岁	49.5	42.6	33.2	19.6	39.3	25.7
45～54 岁	27.7	42.1	51.6	60.9	48.9	57.1
55～59 岁	7.3	6.4	12.5	13.8	7.3	11.5
60 岁及以上	1.6	3.1	2.8	4.8	4.5	3.7
按学历分						
研究生	0.1	0.2	3.4	4.1	2.7	4.0
本科	11.8	21.1	35.1	44.7	40.3	50.8
大专	48.9	49.0	43.2	39.0	43.9	37.5
中专	33.9	27.1	15.9	11.2	11.6	6.6
高中及以下	0.3	2.7	2.4	0.9	1.5	1.1
按技术职务分						
正高	0.2	0.5	7.4	11.4	3.4	2.9
副高	4.8	8.7	23.6	28.3	14.7	10.8
中级	35.7	36.2	47.4	43.3	45.1	32.7
师级及以下	59.3	54.7	21.6	17.0	36.8	53.6

本章小结：

1. 2010～2016 年期间，全国卫生技术人员依然以中青年为主（45 岁以下占 73.3%），各年龄段呈现一个梯度，有利于卫生队伍的可持续发展。35 岁以下所占比例有所上升，返聘人员的增多使得 60 岁以上所占比例也有所提高。执业（助理）医师和注册护士的年龄结构差异较大，医师以 35～44 岁为主，护士 25～34 岁为主。10 年以上工龄的护士所占比例下降 16.4 个百分点，说明经验较为丰富的护理人员在减少。

2. 2010~2016 年期间，全国卫生技术人员学历水平不断提高，大学本科及以上所占比例由 2010 年的 24.9% 提高到 2016 年的 32.2%，高中及以下学历护士比例下降 1.8 个百分点。医师学历水平继续提高，研究生所占比例提高 4.3 个百分点。

3. 2010~2016 年期间，全国高、中、初级卫生技术职称资格（评）的比例大致为 1:3:6，聘任的高、中、初级比例略低于评定的同级技术资格比例，存在一定的高职低聘和待聘现象。与 2010 年比较，高、中级医师所占比例略有上升；中级护士所占比例下降。

4. 2010~2016 年期间，全国卫生技术人员的专业结构也在发生变化：一是卫生技术人员专业构成发生变化，注册护士所占比例提高 6.6 个百分点，执业（助理）医师所占比例下降 3.4 个百分点；二是医师执业类别结构有所变化，口腔类别占比提高 0.6 个百分点，中医类别占比提高 2.9 个百分点，公共卫生类别占比下降 1.8 个百分点；三是医师科室构成发生变化，内科、外科、眼科、口腔科、急诊医学科、麻醉科、医学影像科所占比例上升；预防保健科、全科医疗科、儿科、妇产科、皮肤科、精神科、传染科、肿瘤科、中医科、中西医结合科所占比例下降。

5. 2016 年底，60 岁以上卫生技术人员占卫生技术人员总数的 5.1%，比 2010 年提高 1.9 个百分点。60 岁以上医师占执业（助理）医师数的 11.0%，比 2010 年提高 4.8 个百分点。说明返聘人员（主要是医师）增多。

6. 卫生管理人员年龄偏大，学历和职称偏高。45 岁以上、本科以上学历、高级职称所占比例分别高出卫生技术人员 16.5 个百分点、5.4 个百分点、5.8 个百分点。医疗卫生机构领导干部存在年龄老化现象，医院领导管理和业务双肩挑的现象较为普遍。

第三章 卫生人力机构分布

本章主要描述卫生人力在医疗卫生机构的分布情况，数据主要来源于 2010~2016 年卫生统计年报和 2016 年全国卫生人力基本信息数据库。

2010~2016 年期间，我国医疗卫生服务体系建设步伐明显加快，各地大力推进基层卫生服务体系建设，加快调整医疗卫生机构布局结构，卫生人力的机构分布相应发生变化。

3.1 机构分布概况

我国医疗卫生机构数量较多且分类复杂。本书依据《中共中央、国务院关于深化医药卫生体制改革的意见》，按照不交叉重复的原则，将医疗卫生机构分为医院、基层医疗卫生机构、专业公共卫生机构、其他机构 4 类。

按照行业管理原则，医疗卫生机构不包括以下机构：食品药品检验机构、高中等医学院校（附属医院计入医院）、医学会及医学期刊、卫生行政机关、军队医疗卫生机构，但包括这些机构或社会团体所属的医疗机构。

医院包括各级各类综合医院、中医医院、中西医结合医院、民族医院、专科医院及护理院（含高中等院校附属医院）。

基层医疗卫生机构包括社区卫生服务中心（站）、街道卫生院、乡镇卫生院、村卫生室、门诊部、诊所（医务室、卫生所）。

专业公共卫生机构包括疾病预防控制中心、专科疾病防治机构（含精神病防治机构）、健康教育机构、妇幼保健机构、急救中心（站）、采供血机构、卫生监督机构、计划生育技术服务机构。

其他机构包括疗养院、临床检验中心、医学科研机构、医学在职教育机构、医学考试中心、人才交流中心、统计信息中心等其他医疗卫生机构。

2016 年底，全国医疗卫生机构数达 98.3 万个，其中：基层医疗卫生机构 92.7 万个（其中村卫生室 63.9 万个，诊所 21.6 万个），占 94.3%。全国卫生人员中，医院占 58.6%，基层医疗卫生机构占 33.0%，专业公共卫生机构占 7.8%。卫生技术人员的机构分布更为集中，医院占 64.1%，基层医疗卫生机构占 27.8%（表 3-1）。

2010 年以来，全国卫生人员数增加 296.5 万人，其中：医院增加 231.5 万人，占增量的 78.1%；基层医疗卫生机构增加 40.0 万人，占 13.5%；专业公共卫生机构增加 24.6 万人，占 8.3%（图 3-1）。从增长速度看，医院和专业公共卫生机构人员增速较快，分别增长 54.8% 和 39.4%，其中，专业公共卫生机构人员增速明显快于以往（2005~2010 年增幅为 18.4%）的原因为 2013 年专业公共卫生机构人员统计口径发生改变，增加了原人口计生部门主管的计划生育技术服务机构人员。

与 2010 年相比，医院人员占比提高 7.1 个百分点，专业公共卫生机构人员占比提高 0.1 个百分点，基层医疗卫生机构人员占比下降。

表 3-1　医疗卫生机构人员数及构成

	机构数（个）		人员数（人）		其中：卫生技术人员	
	2010	2016	2010	2016	2010	2016
合计	936927	983394	8207502	11172945	5876158	8454403
医院	20918	29140	4227374	6542137	3438394	5415066
基层医疗卫生机构	901709	926518	3282091	3682561	1913948	2354430
专业公共卫生机构	11835	24866	624515	870652	486801	646425
其他机构	2465	2870	73522	77595	37015	38482
构成（%）	100.0	100.0	100.0	100.0	100.0	100.0
医院	2.2	3.0	51.5	58.6	58.5	64.1
基层医疗卫生机构	96.2	94.2	40.0	33.0	32.6	27.8
专业公共卫生机构	1.3	2.5	7.6	7.7	8.3	7.6
其他机构	0.3	0.3	0.9	0.7	0.6	0.5
增长速度（%）	–	5.0	–	36.0	–	43.9
医院	–	39.3	–	54.8	–	57.5
基层医疗卫生机构	–	2.8	–	12.2	–	23.0
专业公共卫生机构	–	110.1	–	37.8	–	32.8

注：2013 年起，专业公共卫生机构数包括原计生部门主管的计划生育技术服务机构；专业公共卫生机构人员数包括公务员中取得卫生监督员证书人员。

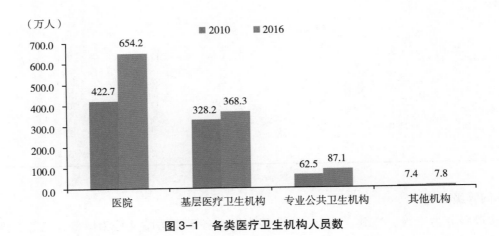

图 3-1　各类医疗卫生机构人员数

3.2　医院

本节主要描述不同类别、不同等级、不同经济类型医院的人力分布情况。医院按取得《医疗机构执业许可证》的机构数统计。

2016 年底，全国共有医院 29140 家，卫生人员 654.2 万人，其中：卫生技术人员 541.5 万人，卫生技术人员比 2010 年增长 57.5%。35 岁以下卫技人员占 53.0%，护士趋于年轻化。医师以本科（占 50.8%）和大专（占 22.5%）为主，护士以大专为主（占 50.9%），学历比 2010 年提高（表 3-2）。

表 3-2 医院卫生技术人员年龄、学历及技术职务构成（%）

	卫生技术人员		其中：执业（助理）医师		注册护士	
	2010	2016	2010	2016	2010	2016
合计	100.0	100.0	100.0	100.0	100.0	100.0
按年龄分						
25 岁以下	9.3	9.8	0.2	0.2	14.7	15.6
25~34 岁	36.5	43.2	35.1	28.4	39.0	49.7
35~44 岁	28.9	23.5	34.0	34.0	26.6	18.9
45~54 岁	19.1	17.1	20.3	24.7	17.6	13.6
55~59 岁	4.3	2.8	6.4	4.6	2.0	1.5
60 岁及以上	1.9	3.5	4.0	8.2	0.2	0.7
按学历分						
研究生	4.8	7.0	11.4	17.6	0.1	0.2
大学本科	27.8	32.2	50.2	50.8	10.5	18.5
大专	36.7	38.7	26.4	22.5	45.5	50.9
中专	28.0	20.9	11.0	8.4	41.5	29.7
高中及以下	2.8	1.1	1.1	0.7	2.5	0.8
按技术职务分						
正高	2.3	2.3	5.7	6.6	0.1	0.2
副高	8.0	7.1	17.3	17.2	2.1	2.5
中级	28.2	21.3	33.2	32.6	26.6	17.2
师级	32.5	29.9	34.6	37.2	30.7	26.0
士级	23.0	28.8	5.6	3.9	36.8	45.8
待聘	6.1	10.5	3.6	2.4	3.8	8.5

3.2.1 不同等级医院

医院按等级分为三级、二级、一级、未定级医院，各级别医院又分为甲等、乙等、丙等和未定等。

2016 年底，三级医院占比 7.7%，未定级医院占比 33.2%。卫生技术人员分布则相反，三级医院占 45.2%、二级医院占 39.5%、一级医院占 7.1%，未定级医院占 8.3%（表 3-3）。不同等级医院卫生技术人员规模差异进一步拉大，三级医院平均每院 1096 人，二级医院平均每院 269 人，一级医院平均每院 41 人。

不同级别医院卫生技术人员年龄、学历和职称结构均存在差异，医院级别越高，25~54 岁年龄段所占比例越高，高学历、高职称人才越多。与 2010 年相比，三级医院 35 岁以下人员所占比重提高 7.2 个百分点；不同等级医院人员学历水平普遍提高（表 3-4）。

表 3-3　不同等级医院人员数及构成

	机构数 （个）		卫生技术人员 （万人）		执业（助理）医师		注册护士	
	2010	2016	2010	2016	2010	2016	2010	2016
合计	20918	29140	343.8	541.5	126.1	180.3	146.9	261.3
三级医院	1258	2232	115.1	244.6	40.2	80.5	54.7	124.6
二级医院	6104	7944	158.5	213.8	58.8	70.3	66.1	101.0
一级医院	3081	9282	15.0	38.4	6.1	14.3	5.3	15.7
未定级医院	10475	9682	55.3	44.8	21.1	15.2	20.8	20.0
构成（%）	100.0	100.0	100.0	100.0	100.0	100.0	100.0	100.0
三级医院	6.0	7.7	33.5	45.2	31.9	44.6	37.2	47.7
二级医院	29.2	27.3	46.1	39.5	46.6	39.0	45.0	38.7
一级医院	14.7	31.9	4.3	7.1	4.8	7.9	3.6	6.0
未定级医院	50.1	33.2	16.1	8.3	16.7	8.4	14.2	7.7

表 3-4　不同等级医院卫生技术人员年龄、学历及技术职务构成（%）

	三级医院		二级医院		一级医院	
	2010	2016	2010	2016	2010	2016
合计	100.0	100.0	100.0	100.0	100.0	100.0
按年龄分						
25 岁以下	9.7	8.1	8.3	10.1	9.4	11.7
25~34 岁	38.9	47.7	35.3	40.9	32.6	32.7
35~44 岁	27.7	23.3	30.9	25.0	28.8	22.8
45~54 岁	18.7	16.7	20.3	18.7	18.4	17.1
55 岁及以上	5.1	4.2	5.3	5.3	10.9	15.7
按学历分						
研究生	11.4	13.5	1.5	1.8	0.4	0.8
大学本科	35.7	39.7	26.0	29.3	16.2	15.8
大专	32.7	34.0	38.4	42.6	40.1	43.0
中专	18.7	12.1	30.9	24.9	39.2	38.1
高中及以下	1.5	0.6	3.2	1.4	4.1	2.3
按技术职务分						
正高	4.5	3.6	1.1	1.1	1.0	1.1
副高	11.0	8.8	6.8	6.0	5.0	5.0
中级	28.7	22.0	29.5	21.7	25.0	19.8
师级	30.3	30.9	34.4	29.8	33.4	28.6
士级	18.9	23.2	22.6	31.4	29.8	37.3
待聘	6.7	11.5	5.6	10.0	5.9	8.2

3.2.2 公立和民营医院

医院按经济类型分为公立医院、民营医院。

公立医院指经济类型为国有和集体举办的医院，包括政府办（卫生、教育、民政、公安、司法、兵团等行政部门举办）、企业和事业单位等利用国有资产举办的医院。

民营医院指公立医院以外的其他医院，包括联营、股份合作、私营、台港澳独资、内地与港澳合作、大陆与台湾合作、中外合作等医院。

1. 公立医院与民营医院比较

2010 年以来，全国公立医院数量减少了 1142 家（主要是部分一级医院转为社区卫生服务中心），人员数增长了 41.6%，而民营医院数量增加 9364 家，人员数增长了 1.63 倍。民营医院人员增长速度明显快于公立医院。

2016 年底全国医院中，公立医院数量占 43.6%，人员数占 81.6%；民营医院数量占 56.4%，人员数占 18.4%。与 2010 年相比，民营医院人员所占比例提高 7.6 个百分点，远低于公立医院的人员增速（41.6%）（表 3-5）。

尽管民营医院取得了长足的发展，但与公立医院相比人员规模相差较大。公立医院平均每院人员 420 人，是民营医院的 5.7 倍。公立医院依然是医疗服务的主要提供者。

表 3-5 公立和民营医院人员数及构成

	2010			2016		
	合计	公立医院	民营医院	合计	公立医院	民营医院
机构数（个）	20918	13850	7068	29140	12708	16432
人员数（万人）	422.7	377.0	45.8	654.2	533.9	120.3
#卫生技术人员	343.8	309.0	34.8	541.5	449.1	92.4
#执业（助理）医师	126.1	113.1	13.0	180.3	149.4	30.9
注册护士	146.9	133.6	13.3	261.3	218.8	42.5
平均每院人员数	202.1	272.2	64.8	224.5	420.1	73.2
机构数构成（%）	100.0	66.2	33.8	100.0	43.6	56.4
人员数构成（%）	100.0	89.2	10.8	100.0	81.6	18.4
#卫生技术人员	100.0	89.9	10.1	100.0	82.9	17.1
#执业（助理）医师	100.0	89.7	10.3	100.0	82.9	17.1
注册护士	100.0	91.0	9.0	100.0	83.7	16.3

注：#系其中数。

民营医院卫生技术人员中，35 岁以下占 57.6%，高于公立医院 5.3 个百分点；60 岁及以上医师占 26.8%，高出公立医院 22.1 个百分点。说明民营医院的医师多为退休返聘人员（表 3-6）。

民营医院卫生技术人员中本科及以上学历占 18.8%，明显低于公立医院（占 43.0%）。

表 3-6　2016 年公立医院与民营医院卫生技术人员年龄、学历及技术职务构成（%）

	公立医院			民营医院		
	卫生技术人员	执业（助理）医师	注册护士	卫生技术人员	执业（助理）医师	注册护士
合计	100.0	100.0	100.0	100.0	100.0	100.0
按年龄分						
25 岁以下	8.5	0.1	13.2	17.6	0.4	29.0
25~34 岁	43.8	29.2	49.9	40.0	23.7	48.3
35~44 岁	24.6	35.4	20.2	17.5	26.9	12.1
45~54 岁	18.5	26.2	14.9	9.8	16.2	5.6
55~59 岁	2.7	4.4	1.4	3.5	5.4	2.3
60 岁及以上	1.9	4.7	0.4	11.6	26.8	2.7
按学历分						
研究生	8.1	20.2	0.2	1.4	3.7	0.1
大学本科	34.9	53.9	20.7	17.4	34.7	5.4
大专	37.7	19.0	51.5	44.4	40.8	46.5
中专	18.2	6.2	26.8	35.7	19.8	47.5
高中及以下	1.1	0.6	0.8	1.1	1.0	0.5
按技术职务分						
正高	2.4	7.0	0.2	1.6	4.7	0.1
副高	7.5	17.8	2.8	5.2	13.9	0.7
中级	22.4	32.8	18.8	15.6	31.4	7.4
师级	30.7	36.3	27.6	25.4	42.0	16.0
士级	26.3	3.5	41.6	42.9	6.1	70.3
待聘	10.7	2.5	19.0	9.3	1.9	5.5

2. 不同等级公立医院

从医院卫生技术人员构成看，三级医院占 52.6%，二级医院占 42.1%，一级医院仅占 3.4%。

最近几年，实施区域卫生规划及加强社区卫生服务机构建设，部分一级医院和区级医院调整为社区卫生服务机构。

不同等级公立医院人员规模差异较大，三级医院平均每院卫生技术人员数量是二级医院的 3.7 倍，二级医院是一级医院的 6.1 倍（表 3-7）。

不同等级公立医院人员年龄结构存在差异，级别高的医院卫生技术人员较为年轻，三级医院 35 岁以下所占比例为 55.7%，二级医院占 49.7%，一级医院占 35.5%（表 3-8）。

表 3-7 2016 年不同等级公立医院卫生技术人员分布

	公立医院	三级医院	二级医院	一级医院
卫生技术人员数（万人）	449.1	236.2	188.9	15.2
#执业（助理）医师	149.4	78.0	62.4	5.9
注册护士	218.8	120.4	88.9	5.9
平均每院卫生技术人员	353.4	1147.0	311.6	50.9
执业（助理）医师	117.5	378.7	102.9	19.6
注册护士	172.2	584.6	146.6	19.7
卫生技术人员构成（%）	100.0	52.6	42.1	3.4
执业（助理）医师	100.0	52.2	41.8	3.9
注册护士	100.0	55.0	40.6	2.7

表 3-8 2016 年公立医院卫生技术人员年龄、学历及技术职务构成（%）

	卫生技术人员			执业（助理）医师			注册护士		
	三级医院	二级医院	一级医院	三级医院	二级医院	一级医院	三级医院	二级医院	一级医院
总计	100.0	100.0	100.0	100.0	100.0	100.0	100.0	100.0	100.0
按年龄分									
25 岁以下	7.9	9.2	6.6	0.1	0.2	0.1	12.3	14.6	11.6
25~34 岁	47.8	40.5	28.9	33.2	26.0	16.0	53.9	46.0	35.3
35~44 岁	23.4	25.7	29.1	34.6	36.7	33.7	18.9	21.2	26.8
45~54 岁	16.8	19.7	26.0	24.2	27.7	33.4	13.3	16.4	22.6
55~59 岁	2.4	2.8	4.5	4.0	4.5	6.7	1.2	1.4	2.5
60 岁及以上	1.7	2.1	4.9	3.9	4.9	10.1	0.4	0.4	1.2
按学历分									
研究生	13.8	1.8	1.0	34.8	4.7	2.4	0.3	0.1	0.1
大学本科	39.8	30.3	21.4	55.0	54.8	35.3	28.4	11.4	9.2
大专	33.7	42.1	42.3	7.9	30.0	41.3	51.9	52.2	42.6
中专	12.0	24.3	31.9	2.1	9.8	18.3	18.8	35.3	45.4
高中及以下	0.7	1.5	3.4	0.2	0.7	2.7	0.5	1.0	2.7
按技术职务分									
正高	3.7	1.0	0.7	10.7	3.1	1.7	0.3	0.1	0.1
副高	8.8	6.1	5.1	20.6	15.3	11.5	3.3	2.1	1.4
中级	22.2	22.4	24.6	30.6	35.0	36.8	19.0	18.5	20.3
师级	31.0	30.3	32.0	33.3	39.5	40.0	29.2	25.6	28.1
士级	22.9	30.1	29.6	1.6	5.2	8.6	37.8	46.2	45.1
待聘	11.4	10.1	8.0	3.2	1.9	1.4	10.4	7.4	5.1

不同等级公立医院卫生技术人员学历差异较大，三级医院本科及以上学历医师占89.8%，二级医院占59.5%，一级医院仅占37.7%。

不同等级公立医院卫生技术人员技术职务构成也存在差异，医院级别越高，高职称人才所占比例越大。

3.2.3 不同类别医院

医院按类别分为综合医院、中医医院、中西医结合医院、民族医院、专科医院和护理院。中医医院包括中医（综合）医院和中医专科医院。

专科医院包括口腔医院、眼科医院、耳鼻喉科医院、肿瘤医院、妇产（科）医院、儿童医院、精神病医院、传染病医院、结核病医院、皮肤病医院、麻风病医院、职业病医院、骨科医院、康复医院、整形外科医院、美容医院等其他专科医院。不包括妇幼保健院和各类专科疾病防治院。

2016年医院卫生技术人员中，综合医院占72.3%，中医医院占13.8%，专科医院占11.7%。与2010年相比，综合医院所占比例下降，专科医院所占比例上升（表3-9）。

表3-9 医院人员数及构成

	机构数（个）		卫生技术人员（人）		执业（助理）医师		注册护士	
	2010	2016	2010	2016	2010	2016	2010	2016
合计	20918	29140	3438394	5415066	1260892	1803462	1468754	2613367
综合医院	13681	18020	2576405	3916565	937411	1296844	1126378	1924425
中医医院	2778	3462	462285	745725	184798	265257	166755	320769
中西医结合医院	256	510	38745	88059	14888	31900	15446	39864
民族医院	198	266	10173	21541	4677	8256	2591	7080
专科医院	3956	6642	349032	633767	118685	199061	156645	315900
护理院	49	240	1754	9409	433	2144	939	5329
构成（%）	100.0	100.0	100.0	100.0	100.0	100.0	100.0	100.0
综合医院	65.4	61.8	74.9	72.3	74.3	71.9	76.7	73.6
中医医院	13.3	11.9	13.4	13.8	14.7	14.7	11.4	12.3
中西医结合医院	1.2	1.8	1.1	1.6	1.2	1.8	1.1	1.5
民族医院	0.9	0.9	0.3	0.4	0.4	0.5	0.2	0.3
专科医院	18.9	22.8	10.2	11.7	9.4	11.0	10.7	12.1
护理院	0.2	0.8	0.1	0.2	0.0	0.1	0.1	0.2

3.3 基层医疗卫生机构

基层医疗卫生机构包括社区卫生服务中心（站）、街道卫生院、乡镇卫生院、村卫生室、门诊部、诊所（医务室、卫生所）。从服务功能看，城市街道卫生院与社区卫生服务中心相似，郊区街道卫生院与农村乡镇卫生院相似。

2016年底，全国基层医疗卫生机构达92.7万个，比2010年增加了2.5万个。人员数达368.3万人，比2010年增加40.0万人，增长12.2%（表3-10）。

从各类机构分布看，2016 年社区卫生服务中心（站）3.4 万个，乡镇卫生院 3.7 万个，村卫生室 63.9 万个（占 68.9%），诊所（医务室）20.1 万个（占 21.7%）。从人员分布看，社区卫生服务中心（站）占 14.2%，乡镇卫生院占 35.9%，村卫生室占 31.8%。可以看出，机构以村卫生室、诊所和医务室居多，人员以村卫生室和乡镇卫生院居多。2016 年平均每个社区卫生服务中心人员 46 人，乡镇卫生院 36 人，门诊部 12 人，社区卫生服务站 4 人，诊所、村卫生室 2 人。

2010 年以来，社区卫生服务中心（站）人员增长 1.34 倍，乡镇卫生院人员增长 14.7%，村卫生室人员减少 3.6%。社区卫生服务中心（站）人员增长速度明显快于乡镇卫生院和村卫生室。

随着基层医疗服务体系建设的不断推进，资源配置向城乡基层医疗机构倾斜。城乡卫生服务网底正在得到加强，基层医疗卫生服务体系逐步改善。

表 3-10 基层医疗卫生机构人员数

	机构数（个）		人员数（人）		卫生技术人员		执业（助理）医师	
	2010	2016	2010	2016	2010	2016	2010	2016
合计	901709	926518	3282091	3682561	1913948	2354430	949054	1145408
社区卫生服务中心（站）	32739	34327	389516	521974	331322	446176	144225	187699
街道卫生院	929	446	26203	10154	22098	8510	9613	3802
乡镇卫生院	37836	36795	1151349	1320841	973059	1115921	422648	454995
村卫生室	648424	638763	1213230	1169224	121367	168900	107224	147754
门诊部	8291	14779	99793	181664	80033	149644	39203	74473
诊所(医务室)	173490	201408	402000	478704	386069	465279	226141	276685
构成（%）	100.0	100.0	100.0	100.0	100.0	100.0	100.0	100.0
社区卫生服务中心（站）	3.6	3.7	11.9	14.2	17.3	19.0	15.2	16.4
街道卫生院	0.1	0.0	0.8	0.3	1.2	0.4	1.0	0.3
乡镇卫生院	4.2	4.0	35.1	35.9	50.8	47.4	44.5	39.7
村卫生室	71.9	68.9	37.0	31.8	6.3	7.2	11.3	12.9
门诊部	0.9	1.6	3.0	4.9	4.2	6.4	4.1	6.5
诊所(医务室)	19.2	21.7	12.2	13.0	20.2	19.8	23.8	24.2

3.4 专业公共卫生机构

《中共中央、国务院关于深化医药卫生体制改革的意见》提出要全面加强公共卫生服务体系建设。建立健全疾病预防控制、健康教育、妇幼保健、精神卫生、应急救治、采供血、卫生监督和计划生育等专业公共卫生服务网络。

专业公共卫生机构包括疾病预防控制中心、专科疾病防治机构、健康教育机构、妇幼保健机构、急救中心（站）、采供血机构、卫生监督机构、计划生育技术服务机构。需要指出的是，精神病院和 20 张床以上的精神卫生中心计入专科医院，精神病防治所（站）数量不多且已计入专科疾病防治机构，专业公共卫生机构不再单独列出精神卫生机构。2013 年起计划生育技术服务机构增加原人口计生部门所属计划生育技术服务机构。

2016 年底，全国共有专业公共卫生机构 24866 个，人员数 87.1 万人，每万人口专业公共卫生机构人员 6.31 人（表 3-11）。从人员构成看，专业公共卫生机构人员主要分布在妇幼保健机构（占 44.6%）、疾病预防控制中心（占 22.0%）、计划生育技术服务机构（占 12.3%）、卫生监督机构（占 9.4%）、专科疾病防治机构（占 5.8%）。

2010 年以来，全国专业公共卫生机构人员数增加 24.6 万人，增长 39.4%。其中：妇幼保健机构增长 58.4%，健康教育机构增长 43.5%，急救中心（站）增长 37.4%，专科疾病防治机构、采供血机构均有增长，疾病预防控制中心、卫生监督机构人员减少，计划生育与技术服务机构由于增加原人口计生部门所属计划生育技术服务机构，人员增加 10.4 万人。

表 3-11　2016 年底全国专业公共卫生机构人员数

	机构个数		人员数		卫生技术人员		每万人口人员数		6 年人员增长%
	2010	2016	2010	2016	2010	2016	2010	2016	
合计	11835	24866	624515	870652	486801	646425	4.66	6.31	39.4
疾病预防控制中心	3513	3481	195467	191627	147347	142492	1.46	1.39	−2.0
专科疾病防治机构	1274	1213	47680	50486	36015	38941	0.36	0.37	5.9
健康教育机构	139	163	1442	2070	642	915	0.01	0.01	43.6
妇幼保健机构	3025	3063	245102	388238	202365	320748	1.83	2.81	58.4
急救中心（站）	245	355	11540	15858	6233	8301	0.09	0.11	37.4
采供血机构	530	552	27200	34061	18671	24546	0.20	0.25	25.2
卫生监督机构	2992	2986	93612	81522	73559	68165	0.70	0.59	−12.9
计划生育技术服务机构	117	13053	2472	106790	1969	42317	0.02	0.77	−

注：①专科疾病防治机构包括精神病防治所（站）。②卫生监督机构人员包括公务员中取得卫生监督员证书的人员。③2013 年起，计划生育技术服务机构和人员数包括原计生部门主管的计划生育技术服务机构和人员。

3.4.1　疾病预防控制机构

疾病预防控制机构包括疾病预防控制中心和专科疾病防治机构。

1. 疾病预防控制中心

2016 年底，全国疾病预防控制中心共有 3481 个，人员数 19.2 万人，其中：县和县级市属人员占 67.8%，地级市属占 22.1%（表 3-12）。2010 年以来，疾控中心人员数减少 3840 人。

从年龄构成看，疾病预防控制中心卫生技术人员以 45~54 岁为主。与 2010 年相比，45 岁以下所占比例下降 4.7 个百分点，说明疾控中心卫生技术人员年龄老化（表 3-13）。

表 3-12 疾病预防控制中心卫生人员数及构成

	机构数（个）		人员数（人）		卫生技术人员		执业（助理）医师	
	2010	2016	2010	2016	2010	2016	2010	2016
总计（人）	3513	3481	195467	191627	147347	142492	78608	70734
省属	31	31	11155	10852	7532	7702	3469	3955
地级市属	403	416	43210	43465	32129	32784	17620	17347
县级市属	1162	1209	57204	59241	43712	44091	23629	21822
县属	1660	1575	77245	70733	59067	52570	31550	25107
其他	257	250	6653	7336	4907	5345	2340	2503
构成（%）	100.0	100.0	100.0	100.0	100.0	100.0	100.0	100.0
省属	0.9	0.9	5.7	5.7	5.1	5.4	4.4	5.6
地级市属	11.5	12.0	22.1	22.7	21.8	23.0	22.4	24.5
县级市属	33.1	34.7	29.3	30.9	29.7	30.9	30.1	30.9
县属	47.3	45.2	39.5	36.9	40.1	36.9	40.1	35.5
其他	7.3	7.2	3.4	3.8	3.3	3.8	3.0	3.5

表 3-13 疾病预防控制中心卫生技术人员年龄、学历及技术职务构成（%）

| | 合计 | | 其中 | | | | | | | |
| | | | 省属 | | 地级市属 | | 县级市属 | | 县属 | |
	2010	2016	2010	2016	2010	2016	2010	2016	2010	2016
总计	100.0	100.0	100.0	100.0	100.0	100.0	100.0	100.0	100.0	100.0
按年龄分										
25 岁以下	1.8	1.6	1.3	0.5	1.6	1.6	2.0	1.5	1.8	1.9
25~34 岁	25.5	22.8	30.4	30.1	28.2	27.7	25.7	22.0	24.0	20.0
35~44 岁	33.6	31.8	26.9	30.1	29.2	29.5	34.4	32.5	36.0	33.1
45~54 岁	29.4	33.8	30.3	30.8	30.3	31.8	29.1	34.2	28.5	34.4
55 岁及以上	9.7	10.0	11.1	8.6	10.8	9.4	8.8	9.8	9.6	10.7
按学历分										
本科及以上	26.6	38.7	67.1	81.3	45.3	61.8	26.4	37.5	12.5	20.9
大专	38.1	36.3	20.3	12.7	31.9	26.0	40.5	38.0	41.5	44.0
中专	30.6	22.1	11.0	5.2	20.1	10.9	28.8	21.7	40.1	31.1
高中及以下	4.6	2.9	1.6	0.8	2.7	1.3	4.3	2.8	5.9	4.0
按技术职务分										
高级	9.1	10.8	29.5	29.4	16.1	18.3	7.5	9.0	4.2	5.5
中级	34.9	32.5	34.6	32.4	37.7	35.3	36.4	33.2	32.2	29.9
初级及待聘	56.0	56.7	35.9	38.2	46.1	46.4	56.1	57.8	63.6	64.6

从学历构成看，疾病预防控制中心卫生技术人员依然以本科及以上学历为主，占38.7%，比2010年提高12.1个百分点。但整体学历水平低于医院。单位级别越高，卫生技术人员学历水平也越高。

从职称构成看，高级职称人员比例（10.8%）高于医院（9.4%）。单位级别越高，高级职称人员比例越大。与2010年比较，高级职称人员所占比重增加。

2. 专科疾病防治机构

专科疾病防治机构指专科疾病防治院（所、站）、专科疾病防治中心。

2016年底，全国各类专科疾病防治机构1213个，共有卫生人员5.0万人，其中卫生技术人员3.9万人。与2010年相比，专科疾病防治机构数减少，人员数有所增加。

2016年，结核病防治机构364个，卫生人员1.2万人；职业病防治机构78个，卫生人员7908人；血吸虫病防治机构162个，卫生人员5412人。从人员规模看，专科疾病防治院189个，平均每院105人；专科疾病防治所（站）1024个，平均每所30人（表3-11）。

卫生技术人员中，35岁以下占29.9%，本科及以上学历占28.8%，高级技术职务占7.5%。年龄较医院（35岁以下占53.0%）老化，较疾病预防控制中心（35岁以下占24.4%）年轻；高学历和高职称人员则低于这两类机构（表3-14）。

表3-14 专科疾病防治机构卫生技术人员年龄、学历及技术职务构成（%）

	卫生技术人员		执业（助理）医师		注册护士	
	2010	2016	2010	2016	2010	2016
总计	100.0	100.0	100.0	100.0	100.0	100.0
按年龄分						
25岁以下	3.4	4.3	0.1	0.1	5.7	9.2
25~34岁	26.1	25.6	22.1	15.5	30.1	31.9
35~44岁	32.8	30.6	35.0	32.6	34.4	29.9
45~54岁	28.3	29.6	28.7	36.2	27.2	25.8
55岁及以上	9.4	9.9	14.1	15.6	2.6	3.2
按学历分						
本科及以上	20.3	28.8	31.5	41.5	7.0	13.9
大专	35.8	37.5	37.0	33.8	37.5	44.1
中专	38.1	30.4	28.4	22.3	51.5	40.4
高中及以下	5.8	3.4	3.1	2.4	4.0	1.6
按技术职务分						
高级	7.0	7.5	12.8	14.4	1.8	2.9
中级	31.9	27.7	38.0	36.9	34.3	26.4
初级及待聘	61.1	64.7	49.2	48.6	63.9	70.7

3.4.2 妇幼保健机构

妇幼保健机构包括妇幼保健院、妇幼保健所、妇幼保健站、妇幼保健中心、儿童保健所、生殖健康中心等，按取得《医疗机构执业许可证》的机构数统计。

2016 年底，全国妇幼保健机构 3063 个，共有卫生人员 38.8 万人，其中：卫生技术人员 32.1 万人。妇幼保健院 1981 个，平均每院人员 176 人；妇幼保健所 534 个，平均每所 41 人；妇幼保健站 523 个，平均每站 32 人。

从卫生技术人员年龄构成看，妇幼保健机构与医院基本一致，35 岁以下人员比重较高。与 2010 年比较，高学历和高级职称所占比重有所增加（表 3-15）。

从卫生技术人员学历构成看，妇幼保健机构本科及以上占 31.9%，高于专科疾病防治机构（28.8%），低于医院（39.2%）。与 2010 年相比，本科及以上学历提高 8.0 个百分点。

从技术职务构成看，高级职称占 7.2%，接近专科疾病防治机构（7.5%），低于医院（9.4%）。与 2010 年相比，高级职称占比提高 0.6 个百分点。

表 3-15　妇幼保健机构卫生技术人员年龄、学历及技术职务构成（%）

	卫生技术人员		执业（助理）医师		注册护士	
	2010	2016	2010	2016	2010	2016
总计	100.0	100.0	100.0	100.0	100.0	100.0
按年龄分						
25 岁以下	7.8	8.6	0.2	0.1	13.3	13.8
25~34 岁	37.4	38.6	31.5	21.9	43.2	46.5
35~44 岁	30.6	29.1	36.1	38.9	26.6	24.2
45~54 岁	19.9	19.8	25.0	31.2	15.4	14.0
55 岁及以上	4.4	4.0	6.2	7.9	1.5	1.4
按学历分						
本科及以上	23.9	31.9	39.3	50.0	7.7	15.2
大专	41.2	43.2	38.3	35.2	45.6	51.2
中专	32.8	24.1	21.5	14.3	44.9	33.1
高中及以下	2.0	9.0	0.8	0.5	1.7	0.6
按技术职务分						
高级	6.6	7.2	13.2	16.6	1.7	2.4
中级	29.1	23.0	39.3	37.1	23.7	17.6
初级及待聘	64.2	69.8	47.6	46.3	74.6	80.0

3.4.3　卫生监督机构

卫生监督机构包括卫生监督中心、卫生监督所、卫生监督执法总队，不包括卫生监督监测（检测、检验）机构。

2016 年底，全国卫生监督机构 2986 家，总人员数为 8.2 万人。其中卫生监督员 65025 人（含公务员中取得卫生监督员证书人员）。

各级机构人员构成：省级、地级、县级分别占 3.6%、22.4% 和 73.3%。卫生监督机构比 2010

年减少6个，人员总数有所减少，主要是地级、县级机构人员的减少（表3-16）。

表3-16 卫生监督机构卫生人员及构成

	机构数（个）		人员数（人）		卫生技术人员		管理人员	
	2010	2016	2010	2016	2010	2016	2010	2016
总计	2992	2986	93612	81522	73559	68165	9618	6242
#省属	31	31	2707	2579	1997	2133	431	248
地级市属	393	405	19049	16023	13718	13437	3292	1352
县级市属	974	1062	27092	25360	20802	20616	2834	2168
县属	1516	1437	32594	27091	25484	21569	2867	2422
其他	78	51	2170	469	1558	410	194	52
构成（%）	100	100.0	100	100.0	100.0	100.0	100.0	100.0
#省属	1.0	1.0	3.2	3.6	3.1	3.7	4.5	4.3
地级市属	13.1	13.6	22.8	22.4	21.6	23.1	34.2	23.6
县级市属	32.6	35.6	32.4	35.5	32.7	35.4	29.5	37.8
县属	50.7	48.1	39.0	37.9	40.1	37.1	29.8	42.2
其他	2.6	1.7	2.6	0.7	2.5	0.7	2.0	0.9

注：卫生人员总计和卫生技术人员总计中包括公务员中卫生监督员1万名。

表3-17 卫生监督机构卫生技术人员年龄、学历及技术职务构成（%）

	合计		省属		地级市属		县级市属		县属	
	2010	2016	2010	2016	2010	2016	2010	2016	2010	2016
总计	100.0	100.0	100.0	100.0	100.0	100.0	100.0	100.0	100.0	100.0
按年龄分										
25岁以下	1.7	1.4	0.6	0.7	0.8	1.3	1.9	1.1	1.9	1.9
25~34岁	25.2	24.7	23.5	21.1	23.6	25.0	25.5	24.2	24.8	25.3
35~44岁	37.7	32.3	31.1	31.2	35.2	29.0	37.3	34.0	40.6	33.1
45~54岁	29.1	33.8	35.8	34.1	32.4	34.1	29.2	34.3	27.1	33.1
55岁及以上	6.4	7.8	9.0	12.8	8.0	10.6	6.1	6.5	5.6	6.7
按学历分										
本科及以上	31.4	50.1	74.8	87.9	51.3	72.2	32.3	47.2	15.5	32.2
大专	42.4	35.5	19.4	10.4	32.9	20.9	42.9	39.1	49.6	45.7
中专	20.9	11.4	4.6	1.8	13.6	5.9	19.7	10.8	27.5	17.3
高中及以下	5.2	3.0	1.3	0.0	2.3	1.0	5.1	2.9	7.3	4.9
按技术职务分										
高级	6.1	4.9	29.4	16.2	10.8	8.0	5.5	4.4	2.0	2.4
中级	33.4	21.6	39.7	20.3	38.8	21.5	35.6	23.6	28.7	20.0
初级及待聘	60.5	73.4	31.0	63.5	50.3	70.5	58.9	72.0	69.3	77.6

2016 年底，卫生技术人员年龄以 45~54 岁居多（占 33.8%），学历以本科和大专为主（本科及以上占 50.1%，大专占 35.5%），高级职称占 4.9%。与 2010 年相比，45 岁以下所占比例下降 6.2 个百分点，本科及以上所占比例提高 18.7 个百分点，高级职称所占比例降低 1.2 个百分点。

监督机构级别越高，高学历和高职称所占比重越大；年龄结构则正好相反，单位级别越低，人员越年轻。

3.4.4 其他专业公共卫生机构

2016 年底，全国独立的健康教育所（中心）163 个，人员 2070 人。此外，大部分疾病预防控制中心设立了健康教育科。健康教育所（中心）卫生技术人员年龄以中青年为主，本科及以上占 60.7%，学历水平相对较高（表 3-18）。

2016 年底，全国急救中心（站）355 个，人员 1.6 万人，其中：卫生技术人员 8301 人。此外，还有一些挂靠在医院的、不独立的急救机构。急救中心（站）卫生技术人员年龄较其他医疗卫生机构都要年轻（35 岁以下占 48.4%）（表 3-11）。

表 3-18 其他专业公共卫生机构卫生技术人员年龄、学历及职称构成（%）

	健康教育机构		急救中心（站）		采供血机构	
	2010	2016	2010	2016	2010	2016
总计	100.0	100.0	100.0	100.0	100.0	100.0
按年龄分						
25 岁以下	2.9	0.5	6.9	8.2	6.8	6.1
25~34 岁	25.7	23.3	46.4	40.2	38.4	37.8
35~44 岁	30.2	32.5	28.9	33.6	29.2	29.8
45~54 岁	29.0	31.4	14.2	14.9	21.1	21.1
55 岁及以上	12.2	12.3	3.6	3.2	4.5	5.2
按学历分						
本科及以上	41.0	60.7	43.5	46.6	31.5	40.8
大专	37.2	27.5	38.6	38.3	42.3	41.5
中专	12.9	9.9	17.4	14.1	24.4	16.9
高中及以下	8.9	1.9	0.5	1.1	1.8	0.8
按技术职务分						
高级	13.4	18.3	6.0	6.2	7.2	7.7
中级	34.9	33.5	26.3	20.7	31.1	25.7
初级及待聘	51.6	48.2	67.7	73.1	61.7	66.6

2016 年，全国采供血机构 552 个，卫生人员 3.4 万人。与 2010 年比较，采供血机构增加了 22 个，卫生人员较 2010 年增长 25.2%。采供血机构卫生技术人员年龄以中青年为主（45 岁以下占 73.7%），学历以大专学历为主（占 41.5%），职称以初级职称为主（表 3-18）。

3.5　其他机构

除医院、基层医疗卫生机构、专业公共卫生机构外，全国还有疗养院、临床检验中心等机构，以及医学科研机构、医学在职教育机构、新农合经办机构、统计信息中心、人才交流中心、机关服务中心等其他医疗卫生机构。

2016 年底，全国其他医疗卫生机构 2870 个，人员 7.8 万人。与 2010 年相比，机构增加 405 个，人员增加 4073 人（表 3-19）。

表 3-19　其他机构人员数

	机构数（个）		人员数（人）		卫生技术人员		其他技术人员	
	2010	2016	2010	2016	2010	2016	2010	2016
合计	2465	2870	73522	77595	37015	38482	–	14761
医学科研机构	215	197	12638	11127	6076	5977	3608	3022
医学在职教育机构	467	387	17770	12597	7226	5791	5877	3480
疗养院	199	171	18623	14329	10470	8804	–	932
临床检验中心	52	183	3892	13978	1981	6729	–	2310
其他卫生事业单位	1532	1932	20599	25564	11262	11181	–	5017

3.5.1　医学科研机构

医学科研机构包括医学科学研究院（所）、中医科学研究院（所）、民族医学研究所、药学及中药研究所，不包括高校内设的医学研究机构。

2016 年底，全国共有医学科研机构 197 所，人员 11127 人，平均每所 56 人。卫生技术人员和其他技术人员共计 8999 人，占人员总数的 80.1%。与 2010 年相比，医学科研机构减少 18 家，人员相应减少 1511（表 3-19）。

2016 年底，卫生技术人员年龄构成中，35 岁以下占 28.3%，35~44 岁占 29.7%，45 岁以上占 42.0%（表 3-20）。学历构成中，本科及以上占 72.5%，大专占 19.9%。与 2010 年相比，本科及以上占比提高 17.1 个百分点。技术职务构成中，高级职称占 27.3%，中级占 34.7%。与 2010 年相比，高级职称下降了 1.1 个百分点。

医学科研人员老龄化现象较为严重，55 岁以上所占比例为 12.4%。本科及以上所占比例为 72.5%，高于三级医院（53.2%），低于省级疾控中心（81.3%）和省属卫生监督中心（87.9%）。

表3-20 医学科研及在职教育机构卫生技术人员年龄、学历及技术职务构成（%）

	医学科研机构		医学在职教育机构	
	2010	2016	2010	2016
总计	100.0	100.0	100.0	100.0
按年龄分				
25 岁以下	1.7	1.3	2.6	1.5
25~34 岁	25.1	27.0	25.2	19.7
35~44 岁	28.5	29.7	35.6	32.1
45~54 岁	31.8	29.6	26.7	36.5
55 岁及以上	12.9	12.4	9.9	10.1
按学历分				
本科及以上	55.4	72.5	32.6	32.7
大专	27.1	19.9	34.8	35.3
中专	15.9	6.6	28.6	27.9
高中及以下	1.6	0.9	4.1	4.1
按技术职务分				
高级	28.4	27.3	12.1	9.2
中级	37.2	34.7	31.4	28.5
初级及待聘	34.5	38.0	56.6	62.3

3.5.2 医学在职教育机构

我国医学在职教育机构包括各级各类医学培训中心。按照行业管理原则，不包括高中等医学院校、综合性大学医学部、医学职业培训学院。

2016 年底，全国医学在职教育机构 387 个，人员 12597 人。与 2010 年相比，机构减少 80 所，人员减少 5173 人（表3-19）。医学在职教育机构技术人员高学历和高级职称所占比例明显低于医学科研机构（表3-20）。

3.6 政府办医疗卫生机构

3.6.1 按主办单位分

按主办单位分，医疗卫生机构分为政府办、社会办和个人办。政府办医疗卫生机构包括卫生、教育、民政、公安、司法、兵团等行政部门举办的医疗卫生机构。社会办医疗卫生机构包括企业、事业单位、社会团体和其他社会组织（含台港澳投资和国外投资）举办的医疗卫生机构。

2016 年底，政府办医疗卫生机构卫生技术人员数达 621.9 万人，社会办 105.3 万人，个人办 117.3 万人。可以说，约有 3/4 人员集中在政府办医疗卫生机构，1/4 人员分布在社会办和个人办医疗卫生机构（表3-21）。

表 3-21 全国卫生技术人员数及构成（按主办单位分）

	卫生技术人员			执业（助理）医师			注册护士		
	2010	2016	增长%	2010	2016	增长%	2010	2016	增长%
人数（人）	5866158	8454403	44.0	2413259	3191005	32.2	2048071	3507166	71.2
政府办	4461916	6218706	39.4	1730488	2191923	26.7	1592364	2646484	66.2
社会办	779304	1052808	35.1	363852	463951	27.5	270336	414139	53.2
个人办	624938	1172889	87.7	318919	535131	67.8	185371	446543	140.9
构成（%）	100.0	100.0	-	100.0	100.0	-	100.0	100.0	-
政府办	75.9	73.6	-	71.7	75.8	-	77.7	88.1	-
社会办	13.3	12.5	-	15.1	16.0	-	13.2	13.8	-
个人办	10.6	13.9	-	13.2	18.5	-	9.1	14.9	-

注：本表政府办、社会办、个人办指的是政府办、社会办、个人办医疗卫生机构。卫生技术人员总数包括公务员中 10000 名卫生监督员。

与 2010 年相比，政府办医疗卫生机构卫生技术人员增加 175.7 万人，增长 39.4%；个人办增加 54.8 万人，增长 87.7%；社会办卫生技术人员增加了 27.4 万人，增长了 35.1%。个人办医疗卫生机构卫生技术人员增长速度明显快于政府办和社会办增长速度（表 3-22）。

表 3-22 2010~2016 年全国卫生技术人员数增长情况（按主办单位分）

	卫生技术人员		执业（助理）医师		注册护士	
	增加人数	增长%	增加人数	增长%	增加人数	增长%
合计	2578245	44.0	777746	32.2	1459095	71.2
政府办医疗卫生机构	1756790	39.4	461435	26.7	1054120	66.2
社会办医疗卫生机构	273504	35.1	100099	27.5	143803	53.2
个人办医疗卫生机构	547951	87.7	216212	67.8	261172	140.9

3.6.2 政府办基层医疗卫生机构

乡镇卫生院和社区卫生服务中心是我国政府办基层医疗卫生机构的主体。

1. 政府办乡镇卫生院

截至 2016 年底，全国乡镇卫生院 3.7 万个，其中政府办 3.6 万个，占乡镇卫生院总数的 98.8%；人员 131.0 万人，占乡镇卫生院人数的 99.2%（表 3-23）。基本实现 1 个乡镇由政府举办 1 所卫生院的规划目标。相对于医院、社区卫生服务机构来说，乡镇卫生院的主办单位较为单一，基本上都是县级政府举办。

2010~2016 年，我国继续加快推进城镇化建设进程，一些乡镇并入城市，乡镇数由 2010 年的 3.4 万个减少到 2016 年的 3.2 万个，政府办乡镇卫生院相应减少 869 个（转为城市街道卫生院或社区卫生服务中心），人员数增加 17.5 万人。政府办乡镇卫生院人员在机构调整中得到加强。

2. 政府办社区卫生服务中心

社区卫生服务机构举办单位相对复杂，除卫生、街道办事处、兵团等行政部门举办外，还有事业单位（如政府办医院）、企业、个人等举办。2010 年，各地加快实施国家基本药物制度，地方政府将政府办医院举办的社区卫生服务中心一并纳入基层医疗卫生机构综合改革范围，并对这些机构实行财政补贴。因此，本书将政府办医院下设的社区卫生服务中心计入政府办社区卫生服务中心。

2016 年底，全国城市街道 8105 个，社区卫生服务中心 8918 个，其中：政府办社区卫生服务中心 6229 个。统计数据显示，社区卫生服务中心已基本覆盖城市街道。政府办社区卫生服务中心人员 33.2 万人，占社区卫生服务中心总人数的 80.8%（表 3-23）。

与 2010 年相比，政府办社区卫生服务中心增加 329 个，人员增加 8.4 万人；非政府办社区卫生服务中心增加 1686 个，人员增加 4.4 万人；非政府办社区卫生服务中心机构数增长幅度高于政府办社区卫生服务中心，人员增长幅度低于政府办机构。

表 3-23　2016 年底政府办基层医疗卫生机构人员数

	机构数（个）		人员数（人）		卫生技术人员		执业（助理）医师	
	2010	2016	2010	2016	2010	2016	2010	2016
乡镇卫生院	37836	36795	1151349	1320841	973059	1115921	422648	454995
政府办	37217	36348	1134925	1310369	959782	1107810	416741	451526
所占%	98.4	98.8	98.6	99.2	98.6	99.3	98.6	99.2
社区服务中心	6903	8918	282825	410693	236966	347718	103046	143217
政府办	5900	6229	248165	331856	207978	280334	91188	116309
所占%	85.5	69.8	87.7	80.8	87.8	80.6	88.5	81.2

3.6.3　政府办专业公共卫生机构

从表 3-24 可以看出，政府办专业公共卫生机构占专业公共卫生机构数的 91.9%，非政府办仅占 8.1%。卫生监督机构都是政府办，政府办妇幼保健机构占 97.8%，政府办疾病预防控制机构占 95.4%，政府办急救中心（站）、健康教育机构约占 88.2%。政府办专业公共卫生机构人员占专业公共卫生机构人员总数高达 96.2%。

表 3-24　2016 年底专业公共卫生服务机构人员数

	机构数（个）	政府办	所占%	人员数（人）	政府办	所占%
总计	24866	22859	91.9	870652	838027	96.3
疾病预防控制机构	4694	4480	95.4	242113	234081	96.7
疾病预防控制中心	3481	3374	96.9	191627	187411	97.8
专科疾病防治机构	1213	1106	91.2	50486	46670	92.4
健康教育机构	163	148	90.8	2070	1886	91.1
妇幼保健机构	3063	2997	97.8	388238	383341	98.7
急救中心（站）	355	313	88.2	15858	14966	94.4
采供血机构	552	474	85.9	34061	30877	90.7
卫生监督机构	2986	2986	100.0	81522	81522	100.0
计划生育技术服务机构	13053	11461	87.8	106790	91354	85.5

注：由于 2013 年我国卫生部与计划生育委员会合并，故计划生育技术服务机构数显著增加。

3.7 非公医疗机构

按经济类型划分，可将医疗机构分为公立医疗机构和非公医疗机构。

公立医疗机构指经济类型为国有和集体的医疗机构，包括政府办、国有企事业单位举办和集体所有制的医疗机构。政府办医疗机构是指卫生、教育、民政、公安、司法、兵团等行政部门举办的医疗机构。非公医疗机构指除国有和集体之外的医疗机构，包括联营、股份合作、私营、台港澳独资、大陆与台湾合资、内地与港澳合资、中外合资合作等医疗机构。

表 3-25　2016 年公立与非公医疗机构数及构成

	2010			2016		
	合计	公立	非公	合计	公立	非公
机构数（个）	927422	479500	447922	983394	542507	440887
#医院	20918	13850	7068	29140	12708	16432
社区卫生服务中心（站）	32739	25369	7370	34327	26023	8304
乡镇卫生院	37836	37421	415	36795	36609	186
门诊部	8291	2573	5718	14779	2516	12263
诊所（医务室）	173490	34182	139308	201408	26416	174992
村卫生室	648424	360478	287946	638763	410615	228148
构成（%）	100.0	51.7	48.3	100.0	55.2	44.8
#医院	100.0	66.2	33.8	100.0	43.6	56.4
社区卫生服务中心（站）	100.0	77.5	22.5	100.0	75.8	24.2
乡镇卫生院	100.0	98.9	1.1	100.0	99.5	0.5
门诊部	100.0	31.0	69.0	100.0	17.0	83.0
诊所（医务室）	100.0	19.7	80.3	100.0	13.1	86.9
村卫生室	100.0	55.6	44.4	100.0	64.3	35.7

注：公立村卫生室指乡镇卫生院设点。

2010 年，发展改革委等相关部门出台了《关于进一步鼓励和引导社会资本举办医疗机构的意见》，鼓励和引导社会资本举办医疗机构。此举有利于增加医疗卫生资源，扩大服务供给，满足人民群众多层次、多元化的医疗服务需求；有利于建立竞争机制，提高医疗服务效率和质量，完善医疗服务体系。

2016 年底，全国医疗机构中，非公医疗机构达 44.1 万个，占 44.8%。与 2010 年相比，非公医疗机构减少 0.7 万个（主要是村卫生室减少）。从各类机构看，非公医院数增长幅度达 132.5%。从结构看，非公医院、门诊部及诊所所占比例提高，乡镇卫生院基本上都是公立机构（表 3-25）。

2016 年，全国非公医疗机构卫生技术人员数达 159.3 万人，占医疗机构的 18.9%。与 2010 年相比，非公医疗机构卫生技术人员增加了 77.3 万人，其年均增长速度（11.7%）快于公立医疗机构增长速度（6.2%），所占比例也有所提高（表 3-26）。

表 3-26　2016 年公立与非公医疗机构人员数及构成

	2010			2016		
	合计	公立	非公	合计	公立	非公
人员数（人）	7836302	6442113	1394189	11172945	8911762	2251183
#卫生技术人员	5609406	4788793	820613	8454403	6851079	1593324
#执业（助理）医师	2319063	1911574	407489	3191005	2497032	693973
注册护士	2024285	1573479	252568	3507166	2875221	631945
人员数构成（%）	100.0	82.2	17.8	100.0	79.8	20.2
#卫生技术人员	100.0	85.4	14.6	100.0	81.1	18.9
#执业（助理）医师	100.0	82.4	17.6	100.0	78.3	21.7
注册护士	100.0	77.7	22.3	100.0	82.0	18.0

注：卫生人员和卫生技术人员总数中包括公务员中卫生监督员 1 万名。

本章小结：

1. 2016 年底，卫生人员机构分布中，医院占 58.6%，基层医疗卫生机构 33.0%，专业公共卫生机构占 7.7%。卫生技术人员主要集中在医院（占 64.1%）。与 2010 年相比，医院人员所占比例提高 7.1 个百分点，基层医疗卫生机构下降 7.0 个百分点、专业公共卫生机构增加 0.1 个百分点。医院人员增长 54.8%，快于专业公共卫生机构（增长 37.8%）和基层医疗卫生机构（增长 12.2%）。

2. 2016 年底，全国医院 29140 家，人员 654.2 万人（其中：卫生技术人员 541.5 万人），6 年增长 54.8%。卫生技术人员中，三级、二级、一级医院分别占 45.2%、39.5%、7.1%；按类别分，综合医院占 72.3%，中医医院占 13.8%，专科医院占 11.7%。与 2010 年比较，三级及一级医院所占比例提高，二级医院所占比例下降；专科医院所占比例提高，综合医院所占比例下降。

3. 2016 年底，我国基层医疗卫生机构 92.7 万个，人员 368.3 万人，其中：社区卫生服务中心（站）占 14.2%，乡镇卫生院和村卫生室分别占 35.9%、31.8%，诊所和医务室占 13.0%。政府办乡镇卫生院和社区卫生服务中心人员达 164.2 万人。政府办乡镇卫生院人员占乡镇卫生院人数的 99.2%，政府办社区卫生服务中心占社区卫生服务中心人数的 80.8%。

4. 2016 年底，专业公共卫生机构 24866 个，人员 87.1 万人，主要分布在妇幼保健机构（占 44.6%）、疾病预防控制中心（占 22.0%）、计划生育技术服务机构（12.3%）、卫生监督机构（9.4%）、专科疾病防治机构（占 5.8%）。与 2010 年相比，专业公共卫生机构人员增加 24.6 万人（由于国家卫生部与计划生育委员会合并，增长人员主要为计划生育技术服务人员）。妇幼保健机构、健康教育机构人员增长 40% 以上，采供血机构人员增长 25.2%，专科疾病防治机构人员增长 5.9%；卫生监督机构人员减少 12.9%，疾病预防控制中心人员减少 2.0%。

5. 2010～2016 年，非公医疗机构卫生技术人员增长 94.2%，明显快于公立医疗机构（43.1%）。民营医院卫生技术人员增长速度为 165.5%，大大快于公立医院（增长 45.3%）。但就人员规模及素质而言，与公立医疗机构差距仍较大。

第四章　卫生人力地区分布

本章主要描述卫生人力的城乡分布、东中西部地区分布情况，数据主要源于 2010~2016 年卫生统计年报资料、卫生人力基本信息数据库。

2010~2016 年期间，中央和地方政府加大对城乡基层医疗卫生服务体系建设，通过培养培训、对口支援、执业医师招聘等多种手段努力提高基层卫生人员服务能力，基层医疗服务人才短缺局面有所改善。通过转移支付等方式，加强西部地区卫生人才开发，西部农村医疗卫生人才队伍素质得到提高。

4.1　城乡分布

4.1.1　概述

本节描述城市和农村地区卫生人力分布情况。

城乡分布主要以行政区划为划分依据。城市卫生人员包括直辖市区、地级市辖区内全部医疗卫生机构人员数（所属乡镇卫生院和村卫生室人员全部计入农村卫生人员）。农村卫生人员包括县及县级市内全部医疗卫生机构人员数。

2016 年底，全国卫生人员中，城市 548.7 万人，占 49.2%；农村 567.6 万人，占 50.8%。城市卫生技术人员所占比例更高（53.7%），比 2010 年提高 3.3 个百分点（图 4-1）。

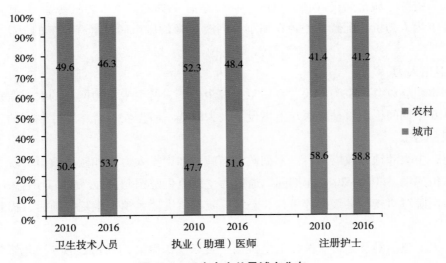

图 4-1　卫生人力总量城乡分布

城市卫生人力所占比例提高的主要原因是我国城镇化进程加快，部分乡镇并入城市，城市人口所占比例由 2010 年的 28.8% 提高到 2016 年的 31.1%，一些乡镇卫生院转为城市街道医院或社区卫生服务中心。城市人口包括直辖市和地级市辖区人口，农村人口包括县及县级市人口。

城市注册护士所占比例更高，有 58.8% 的注册护士分布在城市。

表 4-1 卫生人力总量城乡分布

	人数（万人）		构成（%）	
	2010	2016	2010	2016
卫生人员	820.8	1117.3	100.0	100.0
城市	364.8	548.7	44.5	49.2
农村	456.0	567.6	55.5	50.8
#卫生技术人员	587.6	845.4	100.0	100.0
城市	295.5	452.8	50.4	53.7
农村	291.1	391.7	49.6	46.3
#执业（助理）医师	241.3	319.1	100.0	100.0
城市	115.2	164.8	47.7	51.6
农村	126.1	154.3	52.3	48.4
注册护士	204.8	350.7	100.0	100.0
城市	120.0	206.3	58.6	58.8
农村	84.8	144.4	41.4	41.2
人口数	134531	139514	100.0	100.0
城市	38791	43444	28.8	31.1
农村	95741	96070	71.2	68.9

注：①卫生人员总数包括公务员队伍中的卫生监督员。②本表人口数系公安部户籍人口数。城市人口包括直辖市和地级市人口，农村人口包括县及县级市人口。③#系其中数。

2010~2016 年期间，我国城乡人口分布变化不大，城乡卫生人力分布差距有所扩大。城市居民享有更多的人力资源，城市居民（占人口的 31%）享有 49% 的卫生人力资源。与 20 世纪八九十年代相比，城乡卫生人力资源配置的差距在缩小（当时 20% 的城市居民享有 80% 的卫生资源）。

4.1.2 农村卫生人力

我国已基本建立以县医院为龙头、乡镇卫生院为骨干、村卫生室为网底的农村医疗卫生服务体系。2010~2016 年期间，农村基层医疗卫生设施大为改善。新型农村合作医疗制度的建立释放了农村居民医疗服务需求。

与此同时，中央和地方政府出台一系列政策措施，加大投入力度和倾斜政策，着力加强农村基层卫生人才队伍建设。2010~2016 年期间，通过为乡镇卫生院招聘执业医师、万名医师支援农村卫生工程、城市医院对口支援县级医疗机构、县级医院对口支援乡镇卫生院等项目，提升农村卫生服务能力。

农村卫生人力包括县及县级市医疗卫生机构、县以下医院及门诊部（所）、全部乡镇卫生院和村卫生室人员。

本节主要描述县级医疗卫生机构、乡镇卫生院和村卫生室人力分布情况。

4.1.2.1 县及县级市医疗卫生机构

本节主要介绍 4 类农村县级医疗卫生机构人力资源配置情况。4 类机构是指县级医院、县级妇幼保健机构、县级疾病预防控制中心、县级卫生监督机构。县级包括县及县级市，县级医院包括综合医院、中医医院、中西医结合医院、民族医院和专科医院。

县级医疗卫生机构主要由政府举办。县级医院不但是县域内医疗服务中心，还要承担对乡镇卫生院业务指导和进修培训任务。县级妇幼保健、疾控中心和卫生监督机构则是本县域的专业公共卫生服务机构，主要提供疾病预防、妇幼保健、卫生监督执法等公共卫生服务。

通过十余年"农村三项建设"、特别是近两年农村基层医疗卫生服务体系建设，基本完成县级医院和预防保健机构房屋设备的改造建设任务，卫生设施得到很大改善。从 2009 年起，政府投入重点转向县级卫生人才队伍建设，巩固和完善近千家三级医院与 2 千余个县级医院建立长期对口协作关系，每年安排数千名县级医院骨干人员到三级医院进修学习，开展专科方向的住院医师规范化培训，尽力缓解县级卫生人才短缺问题，提升县级医务人员业务水平。

2016 年底，我国县及县级市数（2016 年包含自治县）为 1897 个，4 类县级医疗卫生机构达 19547 个，平均每个县（县级市）约 10 个县级医疗卫生机构，基本上每个县都有县医院、中医院（民族医院）、妇幼保健机构、疾病预防控制中心和卫生监督机构。此外，还有一些县设立了专科医院、企业医院。

全国 4 类县级医疗卫生机构人员数达 272.8 万人（平均每县约 1400 人）。与 2010 年相比，机构数增加 3764 个，人员数增加 88.1 万人（表 4-2）。

表 4-2　农村 4 类县级医疗卫生机构人员数

	机构数（个）		人员数（人）		其中：卫生技术人员	
	2010	2016	2010	2016	2010	2016
4 类机构合计	15783	19547	1847685	2728272	1519894	2267287
县级医院	9621	13640	1566834	2399906	1296270	2005802
县级妇幼保健机构	1983	1918	126713	189708	104850	155964
县级疾控中心	2243	2136	108980	100924	83510	75359
县级卫生监督机构	1936	1853	45158	37734	35264	30162

注：2010 年县及县级市 2003 个，2016 年 1897 个。

2016 年底，县级医院 13640 个，卫生人员 240.0 万人；机构比 2010 年增加 4019 个，人员增加 83.3 万人。县级妇幼保健机构 1918 个，人员 19.0 万人；机构比 2010 年减少 65 个，人员增加 6.3 万人。县级疾控中心 2136 个，人员 10.1 万人；机构比 2010 年减少 107 个。县级卫生监督机构 1853 个，人员 3.8 万人；机构比 2010 年减少 83 个。平均每个县级医院、妇保、疾控、监督机构分别有 176 人、99 人、47 人、20 人。

从年龄构成看，农村县级医院与县级妇幼保健机构基本一致，县级疾控中心与县级监督机构较为相似。与 2010 年相比，县级医院 34 岁以下、55 岁以上卫生技术人员所占比例提高，35~54 岁所占比例下降；县级妇幼保健机构 25 岁以下卫生技术人员所占比例提高，25~44 岁所占比例有所下降（表 4-3）。

从学历构成看，农村县级医院卫生技术人员学历水平较高，卫生监督机构次之，县妇幼保健机构水平较低。与 2010 年相比，4 类机构本科以上学历卫生技术人员占比都有不同程度的提高，但 35~44 岁、中级职称卫生技术人员在 4 类机构的占比均下降 5~8 个百分点。从技术职务构成看，县医院高级职称比例高于其他 3 类机构。

表4-3 4类县级医疗卫生机构卫生技术人员年龄、学历及技术职务构成（%）

	县级医院		县级妇幼保健机构		县级疾控中心		县级卫生监督机构	
	2010	2016	2010	2016	2010	2016	2010	2016
总计	100.0	100.0	100.0	100.0	100.0	100.0	100.0	100.0
按年龄分								
25岁以下	8.4	10.8	6.6	8.6	1.9	1.8	1.9	0.7
25~34岁	34.6	40.9	35.0	33.7	24.1	19.7	25.1	18.7
35~44岁	31.3	24.1	34.0	31.9	35.8	32.9	39.7	31.6
45~54岁	20.0	17.8	20.2	21.8	28.8	34.9	27.6	37.0
55岁及以上	5.6	6.5	4.2	4.0	9.4	10.8	5.6	12.1
按学历分								
研究生	0.6	1.5	0.1	0.3	0.3	0.6	0.3	0.7
大学本科	21.7	26.6	14.1	20.3	14.2	22.8	17.8	31.1
大专	39.0	42.4	43.7	47.2	41.8	43.2	48.3	45.2
中专	34.8	28.0	39.4	30.9	37.9	29.4	26.4	17.3
高中及以下	3.9	1.6	2.7	1.3	5.8	3.9	7.2	5.7
按技术职务分								
高级	6.6	6.7	3.7	5.1	4.9	6.5	2.6	2.9
中级	28.4	20.5	29.4	23.7	32.9	31.0	30.0	20.9
初级及待聘	64.9	72.8	66.9	71.2	62.2	62.5	67.3	–

4.1.2.2 乡镇卫生院

2016年底，全国乡镇数3.18万个，乡镇卫生院36795个，人员132.1万人，其中：卫生技术人员111.6万人。平均每院卫生技术人员30人，其中医师12人，护士8人。与2010年相比，全国乡镇减少0.22万个，乡镇卫生院减少1041家。减少的原因除乡镇数减少外，一些设立多个卫生院的乡镇，按照1个乡镇举办1所政府办乡镇卫生院的规划对多个机构进行了合并。乡镇卫生院人员在机构调整中得到加强，2016年较2010年增加16.9万人，增长14.7%（表4-4）。

2010~2016年期间，乡镇卫生院卫生技术人员年龄结构有后移倾向，35岁以下所占比例下降4.3个百分点，60岁以上人员比例提高1.2个百分点。卫生技术人员学历水平有所提高，大专及以上学历提高11.8个百分点。卫生技术人员以中专学历为主（占44.4%），学历水平低于社区卫生服务中心。技术职务以初级为主，中级及以上占15.3%，待聘比例与2010年相比，有所提高（表4-5）。

表4-4 农村乡镇卫生院人员数

	2010	2011	2012	2013	2014	2015	2016	6年增加
乡镇数（万个）	3.40	3.33	3.32	3.29	3.27	3.18	3.18	-0.22
乡镇卫生院（个）	37836	37295	37097	37015	36902	36817	36795	-1041
人员数（人）	1151349	1165996	1204996	1233858	1247299	1277697	1320841	169492
#卫生技术人员	973059	981227	1017096	1043441	1053348	1078532	1115921	142862
#执业（助理）医师	422648	408587	423350	434025	432831	440889	454995	32347

表4-5　乡镇卫生院卫生技术人员年龄、学历及技术职务构成（%）

	卫生技术人员		执业（助理）医师		注册护士	
	2010	2016	2010	2016	2010	2016
总计	100.0	100.0	100.0	100.0	100.0	100.0
按年龄分						
25岁以下	7.4	8.0	0.4	0.4	12.2	14.3
25~34岁	36.9	32.1	33.5	18.7	44.7	40.6
35~44岁	33.5	34.0	39.6	43.1	30.3	30.0
45~54岁	15.3	19.7	16.8	27.5	11.6	13.8
55~59岁	5.0	3.2	7.1	4.7	1.0	0.9
60岁及以上	1.9	3.1	2.6	5.6	0.2	0.3
按学历分						
本科及以上	5.7	10.2	9.2	14.6	1.8	6.0
大专	33.9	41.2	41.4	43.7	30.4	39.9
中专	52.2	44.4	43.9	38.0	63.4	52.4
高中及以下	8.3	4.3	5.5	3.7	4.4	1.7
按技术职务分						
高级	0.8	1.4	1.9	3.2	0.2	0.7
中级	14.5	13.6	21.3	22.0	14.5	13.7
初级	76.5	72.8	73.8	72.6	81.7	77.4
待聘	8.1	12.2	3.1	2.2	3.6	8.3

4.1.2.3　村卫生室

　　2010~2016年期间，作为农村医疗卫生服务网底的村卫生室得到加强。在行政村数减少3.6万个的情况下，村卫生室数量仅减少9661个。

　　2016年底，全国行政村数达55.9万个，设立村卫生室数量达63.9万个。全国村卫生室各类人员数达143.6万人，比2010年增加14.3万人。平均每个村卫生室人员由2010年的2.0人增加到2016年的2.2人。

　　从人员构成看，在村卫生室工作的执业（助理）医师32.0万人，占22.3%；乡村医生93.3万人，占65.0%。与2010年比较，执业（助理）医师所占比例提高8.9个百分点，乡村医生所占比例下降14.8个百分点。

　　由于年龄高、学历低的乡村医生对新知识和新技术接受能力有限，难以适应深化医改对基层医疗卫生服务的需求。北京、上海、江苏、浙江、广东等一些经济发达地区加快推进城乡卫生服务、乡村卫生服务一体化管理，积极探索建立乡村医生退出机制。一方面，鼓励乡村医生参加医师资格考试，通过考试注册为执业医师或执业助理医师；另一方面，以社区医师取代乡村医生，实施乡村医生养老保险制度。因此，一些地区执业（助理）医师数量增加较快，乡村医生数量在逐步减少。

表 4-6 村卫生室人员数

	2010	2011	2012	2013	2014	2015	2016	6年增减数
行政村数（万个）	59.5	59.0	58.8	58.9	58.5	58.1	55.9	-3.6
村卫生室数（个）	648424	662894	653419	648619	645470	640536	638763	-9661
人员数（人）	1292410	1350222	1371592	1457276	1460389	1447712	1435766	143356
执业（助理）医师	173275	193277	232826	291291	304343	309923	319797	146522
注册护士	27272	30502	44347	84922	97864	106364	115645	88373
乡村医生	1031828	1060548	1022869	1004502	985692	962514	932936	-98892
卫生员	60035	65895	71550	76561	72490	69011	67388	7353
人员构成（%）	100.0	100.0	100.0	100.0	100.0	100.0	100.0	0.0
执业（助理）医师	13.4	14.3	17.0	20.0	20.8	21.4	22.3	8.9
注册护士	2.1	2.3	3.2	5.8	6.7	7.3	8.1	6.0
乡村医生	79.8	78.5	74.6	68.9	67.5	66.5	65.0	-14.8
卫生员	4.6	4.9	5.2	5.3	5.0	4.8	4.7	0.1
乡村医生学历构成（%）	100.0	100.0	100.0	100.0	100.0	100.0	100.0	—
#大专学历	4.9	5.3	−	6.5	4.9	5.1	5.4	0.5
中专学历（水平）	74.7	75.6	−	79.1	80.8	80.5	79.8	5.1
高中及以下*	19.2	17.8	−	9.5	14.3	14.4	14.8	-4.4
平均每个村卫生室人员数	2.0	2.0	2.1	2.2	2.3	2.3	2.2	0.3

注：人员构成、学历构成的最后一栏系6年增减百分点；*：2010~2013年系职业培训合格者。

从乡村医生学历构成看，2016年大专学历占5.4%，中专学历（水平）占79.8%，高中及以下占14.8%。乡村医生仍以中专学历水平人员为主（表4-6）。

从村卫生室主办单位构成看，2016年村办卫生室占55.0%，乡卫生院设点占9.5%，私人办占23.8%。执业（助理）医师则主要分布在村办卫生室和乡卫生院设点中，乡村医生则主要分布在村办、私人办卫生室（表4-7）。

表 4-7 2016年按主办单位分村卫生室及人员构成

	机构数		执业（助理）医师		乡村医生	
	个数	构成（%）	人数	构成（%）	人数	构成（%）
合计	638763	100.0	319797	100.0	932936	100.0
村办	351016	55.0	94844	29.7	534025	57.2
乡卫生院设点	60419	9.5	172043	53.8	102303	11.0
联合办	29336	4.6	10907	3.4	55496	5.9
私人办	152164	23.8	30713	9.6	175950	18.9
其他	45828	7.2	11290	3.5	65162	7.0

4.1.3　城市卫生人力

城市卫生服务体系由城市三级医院和社区卫生服务机构构成。医院主要承担急诊、疑难重症诊治、突发事件医疗救治、科研教学等任务。社区卫生服务机构主要提供贴近居民的公共卫生服务和基本医疗服务，按功能和规模分为社区卫生服务中心和社区卫生服务站。

本节主要描述城市医院和社区卫生服务机构人力发展情况。

4.1.3.1　城市医院

城市医院包括设在城市的各级政府办医院，如区属、地级市属、省属、部属（管）医院；也包括设在城市的非政府办医院，如企业办、事业单位办、社会团体办、私人办医院等。

2016 年底，全国城市医院数为 15500 家，人员数达 414.2 万人，其中卫生技术人员 340.9 万人。卫生技术人员中，政府办部属（管）、省级、市级、区属医院分别占 3.2%、17.9%、37.2%、13.8%。

部属（管）医院只有 44 家（含国家中医药管理局所属 6 家医院），其人员规模大大超过其他三级医院。2016 年底，部属医院平均每院拥有 3060 人，省属医院平均 1602 人、市属医院平均 813人、区属医院平均 365 人。

医院级别越高，护士配备情况越好（表 4-8）。

表 4-8　2016 年城市医院卫生技术人员数

	机构数（个）	总人员（人）	卫生技术人员	执业（助理）医师	注册护士
合计	15500	4142231	3409264	1143616	1681003
部属（管）	44	134649	110725	35477	57358
省属	452	724326	611630	202103	311153
地级市属	1847	1502480	1269018	420992	643834
区属	1530	558972	470751	162003	221365
其他	11627	1221804	947140	323041	447293
构成（%）	100.0	100.0	100.0	100.0	100.0
部属（管）	0.3	3.3	3.2	3.1	3.4
省属	2.9	17.5	17.9	17.7	18.5
地级市属	11.9	36.3	37.2	36.8	38.3
区属	9.9	13.5	13.8	14.2	13.2
其他	75.0	29.5	27.8	28.2	26.6

从卫生技术人员的年龄构成来看，部属、省属医院分布较为接近（表 4-9），市属、区属医院25 岁以下人员多于部属、省属医院；从学历构成来看，不同医院级别卫生技术人员学历差异较大，医院水平越高，学历水平越高。与 2010 年相比，我国医师学历水平普遍提高，部属（管）医院执业（助理）医师本科以上学历占 99.0%，其中研究生学历占 76.4%；省属医院执业（助理）医师本科及以上学历占 95.9%，其中研究生占 55.8%；地市级执业（助理）医师医师本科及以上学历占86.7%。区属医院本科及以上卫生技术人员所占比例达 39.9%，高于农村县级医院（本科及以上占28.0%）。统计数据显示，我国优质卫生人力资源主要集中在大城市的大医院，博士和硕士主要集

中在部属（管）和省属医院。

表4-9　2016年城市医院卫生技术人员年龄、学历及技术职务构成（%）

	卫生技术人员				其中：执业（助理）医师				
	合计	部属	省属	市属	区属	合计	部属	省属	市属	区属
总计	100.0	100.0	100.0	100.0	100.0	100.0	100.0	100.0	100.0	100.0
按年龄分										
25岁以下	9.3	8.0	7.0	8.1	9.8	0.1	0.0	0.1	0.1	0.1
25~34岁	44.6	48.4	49.4	46.2	42.1	29.7	31.4	32.5	32.6	29.4
35~44岁	23.2	23.7	23.0	23.8	25.9	33.7	34.7	35.3	34.4	36.4
45~54岁	16.8	16.5	16.5	17.6	17.8	24.1	26.0	24.3	24.6	25.4
55~59岁	2.8	2.1	2.5	2.6	2.6	4.5	4.3	4.2	4.2	4.3
60岁及以上	3.4	1.5	1.6	1.8	1.8	7.9	3.7	3.7	4.1	4.4
按学历分										
研究生	10.4	28.3	21.9	10.2	3.9	25.6	76.4	55.8	25.9	9.8
大学本科	35.6	33.7	38.0	40.1	36.0	52.5	22.6	40.2	60.7	60.4
大专	36.5	31.0	30.8	35.3	38.3	16.2	0.8	3.3	10.3	22.1
中专	16.6	6.5	8.9	13.7	20.5	5.2	0.1	0.7	2.8	6.9
高中及以下	0.8	0.5	0.5	0.7	1.3	0.4	0.0	0.1	0.3	0.8
按技术职务分										
正高	3.0	4.8	4.5	3.3	1.6	8.7	15.4	13.5	9.4	4.4
副高	8.0	7.9	8.7	8.7	7.3	19.0	22.4	21.2	19.7	17.2
中级	21.8	22.7	21.7	22.5	22.6	31.9	32.9	30.1	30.9	33.7
师级	30.3	30.5	32.0	30.9	31.5	35.0	21.8	30.1	35.2	38.5
士级	26.2	16.0	19.7	24.3	27.2	2.8	1.3	1.2	2.0	3.9
待聘	10.6	18.1	13.4	10.4	9.9	2.7	6.2	4.0	2.8	2.3

从表4-9可以看出，部属和省属医院医师技术职务构成差异不大，地级市属、区属医院正高职称比例明显低于部、省属医院。

4.1.3.2　社区卫生服务中心（站）

我国社区卫生服务工作虽然起步较晚但进展迅速。截至2016年，形成含8918家社区卫生服务中心，25409家社区卫生服务站的城市社区卫生服务体系。此外，全国还有1401家城市医院第二名称为社区卫生服务中心，这些机构在提供医疗服务的同时，也为社区居民提供基本公共卫生服务。

2016年底，全国社区卫生服务中心人员数为41.1万人，其中卫生技术人员34.8万人（平均每个中心有39人）。与2010年相比，服务中心增加2015个，人员增加12.8万人。

2016年底，全国社区卫生服务站25409个，其中：分支机构15603个，占61.4%。社区卫生服务站人员11.1万人，其中：卫生技术人员9.8万人（平均每站3.9人）。与2010年相比，社区卫生服务站减少427个，人员总数增加4590人（表4-10）。

表4-10　社区卫生服务中心（站）人员数

	2010	2011	2012	2013	2014	2015	2016	6年增加数
街道数（个）	6923	7194	7282	7566	7696	7957	8105	1182
社区卫生服务中心（站）（个）	32739	32860	33562	33965	34238	34321	34327	1588
人员数（人）	389516	432923	454160	476073	488771	504817	521974	132458
#卫生技术人员	331322	367972	386952	406218	417503	431158	446176	114854
#执业（助理）医师	144225	158554	167414	173838	176998	181670	187699	43474
社区卫生服务中心（个）	6903	7861	8182	8488	8669	8806	8918	2015
人员数（人）	282825	328676	346816	368636	381856	397301	410693	127868
#卫生技术人员	236966	276252	292362	311332	323053	335979	347718	110752
#执业（助理）医师	103046	117608	124634	130907	134258	138516	143217	40171
社区卫生服务站（个）	25836	24999	25380	25477	25569	25515	25409	−427
人员数（人）	106691	104247	107344	107437	106915	107516	111281	4590
#卫生技术人员	94356	91720	94590	94886	94450	95179	98458	4102
#执业（助理）医师	41179	40946	42780	42931	42740	43154	44482	3303

社区卫生服务中心卫生技术人员年龄较医院偏大（45岁以上占29.4%，医院占22.9%）；学历偏低（中专及以下占30.2%，医院占17.5%），技术职称偏低（初级人员占71.2%，医院占67.2%）。与2010年相比，社区卫生服务中心人员学历有所提高（表4-11）。

表4-11　社区卫生服务中心（站）卫生技术人员年龄、学历及技术职务构成（%）

	社区卫生服务中心卫生技术人员		社区卫生服务中心执业（助理）医师		社区卫生服务中心注册护士		社区服务站卫生技术人员
	2010	2016	2010	2016	2010	2016	2016
总计	100.0	100.0	100.0	100.0	100.0	100.0	100.0
按年龄分							
25岁以下	7.8	6.1	0.4	0.4	12.3	9.7	6.5
25~34岁	33.8	32.9	31.6	22.0	36.3	38.0	26.0
35~44岁	28.8	31.6	32.3	37.8	29.7	30.1	26.4
45~54岁	19.5	20.8	19.9	25.4	18.7	19.6	19.6
55~59岁	6.9	3.9	10.1	5.5	2.7	1.9	5.6
60岁及以上	3.1	4.8	5.6	8.9	0.3	0.8	16.1
按学历分							
本科及以上	19.0	27.8	32.1	41.7	5.0	15.3	14.4
大专	39.9	41.9	41.3	37.6	40.0	46.7	41.3
中专	35.9	27.2	23.1	18.1	51.7	36.7	41.2
高中及以下	5.2	3.0	3.5	2.6	3.4	1.3	3.2
按技术职务分							
高级	4.3	4.4	8.6	9.2	0.8	1.7	5.1
中级	25.7	24.3	34.0	34.6	23.3	22.4	21.6
师级	37.9	35.4	43.0	43.1	35.4	33.0	31.6
士级	26.4	27.5	11.6	11.5	38.4	38.8	35.1
待聘	5.7	8.3	2.8	1.6	2.1	4.1	6.6

社区卫生服务中心卫生技术人员较为年轻，社区卫生服务站则年龄相对老化（55岁及以上占21.6%）。社区卫生服务中心本科及以上医师占41.7%，明显高于乡镇卫生院（本科及以上占14.6%），社区卫生服务站学历水平高于乡镇卫生院。

4.2 东中西部地区分布

本书采用的东中西部地区划分为：东部地区包括北京、天津、河北、辽宁、上海、江苏、浙江、福建、山东、广东、海南11个省（市）；中部地区包括山西、吉林、黑龙江、安徽、江西、河南、湖北、湖南8个省；西部地区包括内蒙古、广西、重庆、四川、贵州、云南、西藏、陕西、甘肃、青海、宁夏、新疆12个省（区、市）。

4.2.1 卫生人力总量的地区分布

2016年底，全国共有13.83亿人口，东、中、西部分别占41.5%、31.3%、27.1%，卫生人员东、中、西部分别占42.9%、29.7%、27.3%。东部卫生人员所占比例高于人口比例，中部卫生人员所占比例低于人口比例，西部卫生人员所占比例和人口比例相当。与2010年相比，东部人口所占比例提高0.5个百分点，卫生人员所占比例下降0.4个百分点；中部人口下降0.2个百分点左右，卫生人员所占比例下降1.7个百分点左右；西部人口提高0.2个百分点，卫生人员比例提高2.0个百分点（表4-12）。

表4-12 卫生人力总量地区分布

	人数（万人）		构成（%）	
	2010	2016	2010	2016
卫生人员数	820.8	1117.3	100.0	100.0
东部	354.9	479.4	43.3	42.9
中部	257.7	332.3	31.4	29.7
西部	207.2	304.7	25.3	27.3
#卫生技术人员	587.6	845.4	100.0	100.0
东部	260.6	371.1	44.4	43.9
中部	179.2	245.3	30.5	29.0
西部	146.8	228.0	25.0	27.0
#执业（助理）医师	241.3	319.1	100.0	100.0
东部	106.1	144.0	44.0	45.1
中部	74.4	94.7	30.8	29.7
西部	60.9	80.4	25.2	25.2
注册护士	204.8	350.7	100.0	100.0
东部	94.0	154.6	45.9	44.1
中部	61.4	102.4	30.0	29.2
西部	49.3	93.7	24.1	26.7
人口数	134091	138271	100.0	100.0
东部	55039	57329	41.0	41.5
中部	42276	43241	31.5	31.3
西部	36070	37414	26.9	27.1

注：本表人口数系国家统计局常住人口数，各地区人口不含现役军人数。

4.2.2 卫生人力结构的地区差异

1. 卫生技术人员

2016年，东、中、西部地区卫生技术人员年龄结构基本相似（以25~44岁年龄段为主），东部卫生技术人员学历以大学本科和大专为主，中西部以大专和中专为主，东部高学历和高职称卫生技术人员高于中西部地区（表4-13）。

与2010年相比，东、中、西部地区卫生技术人员中60岁及以上所占比例提高，35岁以下占比上升（受护士年轻化影响），35~59岁占比下降，显示卫生技术队伍骨干力量相对有所减弱。

表4-13 东中西部地区卫生技术人员年龄、学历及技术职务构成（%）

	东部		中部		西部	
	2010	2016	2010	2016	2010	2016
总计	100.0	100.0	100.0	100.0	100.0	100.0
按年龄分						
25岁以下	8.6	8.3	7.4	7.2	8.2	10.5
25~34岁	36.8	38.7	32.7	36.0	33.9	40.4
35~44岁	28.1	26.5	32.3	27.4	29.7	23.8
45~54岁	18.0	17.5	20.1	21.5	19.4	17.3
55~59岁	5.2	3.4	5.0	3.6	5.3	2.9
60岁及以上	3.4	5.6	2.5	4.3	3.5	5.0
按学历分						
研究生	4.5	6.8	2.4	3.9	1.7	3.1
大学本科	24.4	30.7	19.4	24.6	19.4	24.3
大专	34.4	35.9	37.1	41.6	39.1	42.7
中专	32.6	24.7	37.1	27.8	35.1	27.8
高中及以下	4.1	2.0	4.0	2.0	4.7	2.0
按技术职务分						
正高级	1.9	2.1	1.5	1.5	1.0	1.2
副高级	6.6	6.4	6.1	5.8	5.2	5.3
中级	25.2	22.0	27.5	21.7	23.5	17.1
师级	35.0	32.1	32.8	31.1	35.0	29.8
士级	24.0	26.0	27.1	31.5	28.3	34.9
待聘	7.2	11.4	5.0	8.4	6.9	11.7

2. 执业（助理）医师

2016年底，我国执业（助理）医师各地区年龄结构差异不大，均以25~44岁为主，东部地区

25~34 岁医师比例略高（表 4-14）。学历结构的地区差异较大，东部地区医师中研究生、大学本科所占比例明显高于中部、西部地区。从技术职务看，东部地区主任、副主任医师所占比例高于中西部地区，中部地区高于西部地区。

2010~2016 年期间，各地区医师年龄构成中，由于学历提高，毕业年龄增长，35 岁以下占比下降；各地区本科及以上学历所占比例提高，中专及无专业学历医师所占比例下降；主任、副主任医师所占比例西部地区提高快于东中部地区。

表 4-14 东中西部地区执业（助理）医师年龄、学历及技术职务构成（%）

	东部		中部		西部	
	2010	2016	2010	2016	2010	2016
总计	100.0	100.0	100.0	100.0	100.0	100.0
按年龄分						
25 岁以下	0.2	0.2	0.3	0.2	0.2	0.2
25~34 岁	33.7	25.0	30.1	21.6	30.0	23.4
35~44 岁	33.0	34.7	36.2	35.3	34.4	33.6
45~54 岁	19.0	23.4	21.4	28.5	20.6	26.1
55~59 岁	7.5	5.0	7.2	5.1	7.9	4.9
60 岁及以上	6.6	11.7	4.8	9.2	6.9	11.8
按学历分						
研究生	9.7	14.6	5.4	8.9	3.5	7.2
大学本科	39.6	42.7	33.2	36.2	32.8	38.8
大专	29.2	25.9	34.7	33.4	35.5	33.7
中专	18.9	14.9	24.9	20.0	24.6	18.1
高中及以下	2.7	1.8	1.8	1.4	3.6	2.1
按技术职务分						
正高	4.4	5.4	3.5	4.0	2.3	3.2
副高	13.4	13.8	12.2	12.2	10.1	12.3
中级	31.1	31.7	32.5	30.9	29.4	29.3
师级	39.2	39.4	38.1	41.6	42.4	45.2
士级	8.4	6.9	10.9	8.9	11.8	7.9
待聘	3.5	2.9	2.7	2.4	4.1	2.1

3. 注册护士

2016 年，东、中、西部地区注册护士从年龄结构看，西部地区注册护士更为年轻，东中部差异不大。与 2010 年相比，34 岁以下护士所占比例提高。

各地区注册护士学历差异明显，东部地区大学本科及以上学历占比高于中西部地区。与 2010

年相比，护士学历水平均有所提高，大专及以上所占比例提高，中专及以下所占比例下降（表4-15）。

因新增护士较多且大多为合同制护士，各地区具有中级职称的护士所占比例下降，待聘护士比例有所提高。

表 4-15　东中西部地区注册护士年龄、学历及技术职务构成（%）

	东部		中部		西部	
	2010	2016	2010	2016	2010	2016
总计	100.0	100.0	100.0	100.0	100.0	100.0
按年龄分						
25 岁以下	14.5	14.4	13.8	13.3	13.9	17.3
25~34 岁	41.5	47.0	37.1	47.0	38.8	48.7
35~44 岁	25.5	22.0	29.4	21.3	26.6	18.8
45~54 岁	16.0	13.5	17.5	15.9	17.9	12.6
55~59 岁	2.2	1.8	2.0	1.7	2.4	1.4
60 岁及以上	0.4	1.3	0.3	0.8	0.5	1.2
按学历分						
本科及以上	10.1	19.7	9.1	15.6	5.6	11.4
大专	41.4	45.9	42.6	51.2	44.4	51.0
中专	45.9	33.5	45.8	32.3	46.4	36.5
高中及以下	2.5	0.9	2.4	0.9	3.6	1.0
按技术职务分						
正高	0.1	0.2	0.1	0.2	0.0	0.1
副高	1.6	2.0	2.2	2.5	1.4	2.0
中级	23.4	18.1	28.1	18.2	21.9	13.1
师级	33.1	28.3	28.5	24.8	30.5	23.4
士级	37.5	42.0	38.2	47.9	42.9	54.0
待聘	4.4	9.4	2.9	6.5	3.4	7.3

4.2.3　主要医疗卫生机构人员的地区差异

1. 医院

与 2010 年比，2016 年医院人员数增加了 231.5 万人，东部、中部、西部地区增量分别占 42.0%、26.8%、31.3%。

从医院人员地区构成看，东、中、西部地区分别占 44.6%、28.9%、26.5%，与 2010 年相比，西部地区医院卫生人员所占比重有所增加，东中部地区所占比重下降（表 4-16），说明 2010 年以来，西部医院人员发展快于东部和中部。

表 4-16　东中西部地区医院人员数及构成

	数量（个）		构成（%）	
	2010	2016	2010	2016
人员数	4227374	6542137	100.0	100.0
东部	1945802	2917224	46.0	44.6
中部	1260315	1879707	29.8	28.7
西部	1021257	1745206	24.2	26.7
#卫生技术人员	3438394	5415066	100.0	100.0
东部	1587973	2415743	46.2	44.6
中部	1024281	1562418	29.8	28.9
西部	826140	1436905	24.0	26.5
#执业（助理）医师	1260892	1803462	100.0	100.0
东部	580205	828457	46.0	45.9
中部	383283	525657	30.4	29.1
西部	297404	449348	23.6	24.9
注册护士	1468754	2613367	100.0	100.0
东部	686202	1156952	46.7	44.3
中部	434155	766407	29.6	29.3
西部	348397	690008	23.7	26.4

从医院卫生技术人员年龄和学历构成看，2016年西部医院较东中部医院年轻，本科及以上所占比例东部医院高于中部和西部。东中西部医院60岁及以上人员占比均比2010年有所上升，人员学历普遍提高（表4-17）。

表 4-17　东中西部地区医院卫生技术人员年龄、学历构成（%）

	东部		中部		西部	
	2010	2016	2010	2016	2010	2016
合计	100.0	100.0	100.0	100.0	100.0	100.0
年龄构成						
25岁以下	9.7	9.5	8.8	8.5	9.2	11.8
25~34岁	38.4	43.1	34.2	41.9	35.2	44.6
35~44岁	27.8	24.4	30.6	24.1	29.3	21.6
45~54岁	17.9	16.6	20.4	19.2	20.1	15.9
55~59岁	4.2	2.8	4.4	3.1	4.3	2.5
60岁及以上	2.0	3.6	1.7	3.2	1.9	3.6
学历构成						
研究生	6.5	9.3	3.7	5.8	2.6	4.4
大学本科	29.6	34.7	26.5	30.8	25.8	29.4
大专	34.2	35.3	39.0	42.0	38.8	41.3
中专	27.1	19.6	28.2	20.3	29.5	23.6
高中及以下	2.6	1.1	2.6	1.2	3.3	1.2

2016 年底，西部地区农村县级医院为 5229 个，多于东部（4268 个）和中部（4143 个），东中西部人员数分别占 35.2%、33.0%、31.8%。东部县级医院平均每院 198 人，是西部地区的 1.4 倍。与 2010 年比较，西部地区人员占比提高（表 4-18）。

表 4-18　东中西部地区农村县级医院人员数

	合计		东部		中部		西部	
	2010	2016	2010	2016	2010	2016	2010	2016
县及县级市医院（个）	9621	13640	3197	4268	2921	4143	3503	5229
人员数（人）	1566834	2399906	603515	845231	514864	791587	448455	763088
#卫生技术人员	1296270	2005802	504008	707115	423311	661177	368951	637510
#执业（助理）医师	486177	659846	190294	245034	161553	223382	134330	191430
注册护士	510160	932364	202302	328907	162704	308490	145154	294967
平均每院人员数	163.0	175.9	189.0	198.0	176.0	191.1	128.0	145.9
机构数构成（%）	100.0	100.0	33.2	31.3	30.4	30.4	36.4	38.3
人员数构成（%）	100.0	100.0	38.5	35.2	32.9	33.0	28.6	31.8
#卫生技术人员	100.0	100.0	38.9	35.3	32.7	33.0	28.5	31.8
#执业（助理）医师	100.0	100.0	39.1	37.1	33.2	33.9	27.6	29.0
注册护士	100.0	100.0	39.7	35.3	31.9	33.1	28.5	31.6

注：县级医院包括县级市医院。下同。

从 2016 年底县级医院卫生技术人员年龄构成看，西部较东中部年轻；从学历构成看，东部本科及以上学历高于中西部。与 2010 年相比，东中西部地区普遍年轻化，西部地区年轻化程度较高。东部人员学历水平提高较快，本科及以上所占比例比 2010 年提高 10.2 个百分点（表 4-19）。

表 4-19　东中西部地区农村县级医院卫生技术人员年龄及学历构成（%）

	东部		中部		西部	
	2010	2016	2010	2016	2010	2016
合计	100.0	100.0	100.0	100.0	100.0	100.0
年龄构成						
25 岁以下	7.2	10.1	8.6	9.3	8.3	13.0
25~34 岁	36.0	40.8	32.5	39.2	33.7	42.7
35~44 岁	30.8	25.1	32.4	24.9	32.4	22.2
45~54 岁	20.4	16.9	20.7	20.2	20.0	16.3
55~59 岁	4.0	3.1	4.2	3.2	4.1	2.3
60 岁及以上	1.6	3.9	1.5	3.3	1.5	3.5
学历构成						
研究生	0.5	2.4	0.2	1.0	0.2	0.8
大学本科	22.2	30.4	16.9	23.8	19.0	24.9
大专	36.2	38.2	41.7	46.3	41.5	43.2
中专	36.7	27.1	37.2	27.1	35.5	29.8
高中及以下	4.4	1.8	4.0	1.7	3.8	1.4

2. 社区卫生服务中心

2016 年底，全国 8105 个街道设立社区卫生服务中心 8918 个，其中：东部地区 3565 个街道设立 4266 个社区卫生服务中心，中部地区 2544 个街道设立 2529 个社区卫生服务中心，西部地区 1996 个街道设立 2123 个社区卫生服务中心，东中西部地区平均每个街道设立的社区卫生服务中心数分别为 1.2、1.0、1.1（表 4-20）。

从社区卫生服务中心人员地区构成看，东部占 59.8%，中部占 22.6%，西部占 17.5%。

表 4-20 东中西部地区社区卫生服务中心人员数及构成

	数量		构成（%）	
	2010	2016	2010	2016
街道数（个）	6923	8105	100.0	100.0
东部	3115	3565	45.0	44.0
中部	2304	2544	33.3	31.4
西部	1504	1996	21.7	24.6
机构数（个）	6903	8918	100.0	100.0
东部	3455	4266	50.1	47.8
中部	1951	2529	28.3	28.4
西部	1497	2123	21.7	23.8
人员数（人）	282825	410693	100.0	100.0
东部	172856	245775	61.1	59.8
中部	67055	92938	23.7	22.6
西部	42914	71980	15.2	17.5
#卫生技术人员	236966	347718	100.0	100.0
东部	144270	208572	60.9	60.0
中部	56439	78157	23.8	22.5
西部	36257	60989	15.3	17.5
#执业（助理）医师	103046	143217	100.0	100.0
东部	62970	88975	61.1	62.1
中部	24439	31564	23.7	22.0
西部	15637	22678	15.2	15.8

从各地区社区卫生服务中心卫生技术人员年龄构成看，东部和西部地区年龄较为年轻。与 2010 年相比，西部 35 岁以下所占比例提高，东中部比例下降（表 4-21）。

从社区卫生服务中心卫生技术人员学历构成看，东部地区学历水平明显高于中部和西部地区。与 2010 年相比，各地区社区卫生服务中心卫生技术人员学历水平快速提高（表 4-21）。

表 4-21　东中西部地区社区卫生服务中心卫生技术人员年龄及学历构成（％）

	东部		中部		西部	
	2010	2016	2010	2016	2010	2016
合计	100.0	100.0	100.0	100.0	100.0	100.0
年龄构成						
25 岁以下	8.2	6.0	6.5	4.7	8.2	8.1
25~34 岁	36.1	35.0	28.9	25.4	30.7	34.3
35~44 岁	26.9	31.8	33.4	33.1	30.6	29.1
45~54 岁	18.0	18.3	22.8	28.2	21.6	20.7
55~59 岁	7.5	3.8	5.9	4.4	5.9	3.5
60 岁及以上	3.3	5.1	2.6	4.2	3.1	4.3
学历构成						
本科及以上	20.6	32.6	16.6	19.6	15.3	20.7
大专	38.7	38.6	41.2	46.0	43.3	48.7
中专	35.5	25.4	38.2	32.3	34.6	27.7
高中及以下	5.2	3.3	4.0	2.1	6.8	2.9

3. 乡镇卫生院

2016 年底，全国乡镇数达 31755 个，其中：东、中、西部分别为 8424 个、9602 个、13729 个。共设乡镇卫生院 36795 个，卫生人员 132.1 万人，其中东部、中部、西部分别占 35.2%、33.2%、31.7%。乡镇卫生院人员配备地区差异不大（表 4-22）。

表 4-22　各地区乡镇卫生院人员数

	数量		构成（％）	
	2010	2016	2010	2016
机构数（个）	37836	36795	100.0	100.0
东部	9991	9352	26.4	25.4
中部	11467	11538	30.3	31.4
西部	16378	15905	43.3	43.2
人员数（人）	1151349	1320841	100.0	100.0
东部	423006	464289	36.7	35.2
中部	409121	438085	35.5	33.2
西部	319222	418467	27.7	31.7
卫生技术人员	973059	1115921	100.0	100.0
东部	357639	393062	36.8	35.2
中部	341883	365796	35.1	32.8
西部	273537	357063	28.1	32.0
执业（助理）医师	422648	454995	100.0	100.0
东部	155251	170487	36.7	37.5
中部	149406	161202	35.3	35.4
西部	117991	123306	27.9	27.1

2016年底，从乡镇卫生院卫生技术人员年龄结构看，西部人员35岁以下所占比例达52.0%，明显高于东中部（表4-23）。

2010~2016年期间，乡镇卫生院卫生技术人员学历水平整体提升，东部、中部、西部大专及以上所占比例分别提高10.1个百分点、11.9个百分点、11.9个百分点。通过加强以全科医生为重点的基层卫生人才培养、对口支援等多种手段，中西部地区农村基层卫生人才队伍建设取得实效，人员素质明显提高。

表4-23　东中西部地区乡镇卫生院卫生技术人员年龄、学历构成（%）

	东部		中部		西部	
	2010	2016	2010	2016	2010	2016
合计	100.0	100.0	100.0	100.0	100.0	100.0
年龄构成						
25岁以下	7.2	6.9	6.1	5.6	9.2	11.6
25~34岁	37.9	29.5	33.6	26.4	39.5	40.4
35~44岁	32.1	36.4	37.4	37.1	30.5	28.0
45~54岁	15.3	19.1	16.4	24.4	14.1	15.6
55~59岁	5.1	3.8	4.8	3.3	5.3	2.3
60岁及以上	2.5	4.3	1.7	3.0	1.4	2.0
学历构成						
本科及以上	7.8	14.0	3.4	6.6	5.4	9.3
大专	33.2	37.1	29.7	38.4	40.1	48.1
中专	49.3	43.6	59.5	50.8	47.1	39.2
高中及以下	9.7	5.3	7.4	4.2	7.4	3.3

4. 村卫生室

从村卫生室人员地区构成看，2016年东部地区村卫生室执业（助理）医师所占比例高于中西部地区，中部高于西部（表4-24）。西部地区未获得乡村医生证书的卫生员所占比例（9.0%）高于东部（4.4%）和中部地区（6.9%）。

从乡村医生学历构成看，2016年东部地区大专及以上学历所占比例为6.0%，高于中部和西部地区。

表 4-24 东中西部地区村卫生室人员数及构成

	东部		中部		西部	
	2010	2016	2010	2016	2010	2016
人员合计	460673	497948	478584	543598	353153	394220
执业（助理）医师	65150	125244	64317	127872	43808	66681
注册护士	11577	42408	10711	46794	4984	26443
乡村医生	369214	315635	383737	343306	278877	273995
卫生员	14732	14661	19819	25626	25484	27101
人员构成（%）	100.0	100.0	100.0	100.0	100.0	100.0
执业（助理）医师	14.1	25.2	13.4	23.5	12.4	16.9
注册护士	2.5	8.5	2.2	8.6	1.4	6.7
乡村医生	80.1	63.4	80.2	63.2	79.0	69.5
卫生员	3.2	2.9	4.1	4.7	7.2	6.9
乡村医生学历构成（%）	100.0	100.0	100.0	100.0	100.0	100.0
大专及以上	4.8	6.0	5.1	5.4	4.9	4.7
中专学历（水平）	76.4	81.0	78.8	82.8	70.3	74.8
高中及以下	18.8	13.0	16.1	11.9	24.8	20.5

注：本表包括乡镇卫生院在村卫生室工作的执业（助理）医师和注册护士数。

本章小结：

1. 2010~2016 年期间，卫生人力城乡分布有所变化，城市卫生人力所占比重由 2010 年的 44.5%提高到 49.2%，农村卫生人力由 55.5%下降到 50.8%。原因主要是随着城镇化进程加快，部分乡镇并入城市，城市人口所占比例由 2010 年的 28.8%提高到 2016 年的 31.1%，一些条件较好、人员较多的乡镇卫生院转为城市街道医院或社区卫生服务中心。

2. 2010~2016 年期间，优质卫生人力资源继续向大城市大医院集中。2016 年底，部属（管）医师本科及以上学历在 99.0%以上，其中研究生学历占 76.4%；省属医院医师本科及以上学历占 95.9%，其中研究生占 55.8%；地级市医院本科以上学历占 86.7%，其中研究生占 25.9%，区县级医院以本科为主，本科及以上比例达到 70.2%。

3. 2010~2016 年期间，农村基层卫生人员素质得到提高。乡镇卫生院卫生技术人员大专及以上学历所占提高 11.8 个百分点，高中及以下学历占比下降 4.0 个百分点。全国村卫生室人员中，执业（助理）医师所占比例提高 8.9 个百分点，中专及以上学历（水平）乡村医生所占比例提高 5.6 个百分点。但乡镇卫生院卫生技术人员依然以中专为主（占 44.4%），村卫生室执业医师和注册护士仅占 30.4%，农村基层卫生人才培养培训任务十分艰巨。

4. 2010~2016 年期间，社区卫生队伍不断壮大，学历水平提高。社区卫生服务机构持续增长，社区卫生服务中心增加 2015 家，社区卫生服务中心（站）人员数由 2010 年的 39.0 万人扩大到 2016 年的 52.2 万人。社区卫生服务中心卫生技术人员中大专及以上学历占 69.8%，比 2010 年提高 10.9 个百分点。社区卫生服务站人员素质较低，大专及以上学历 55.6%，比 2010 年提高 5.9 个百分点。但全科医师短缺，目前取得全科医生培训合格证书的人数仅 12 万人。

5. 2010~2016 年期间，我国卫生人力分布继续呈现东强西弱的态势。但与 2010 年相比差距缩小，2010 年东部卫生人力占比高于人口占比 2.3 个百分比，2016 年下降到 1.4 个百分比，中部卫生人力所占比例低于人口比例。从素质看，东部卫生人力资源优于中西部地区，西部地区县级医院和乡镇卫生院卫生技术人员大学本科以上学历比例高于中部地区。

第五章 卫生人力使用和流动

本章主要介绍我国卫生人才使用、卫生人才流动、医务人员工作环境等情况。卫生人才使用侧重描述服务效率、编制及薪酬情况；卫生人才流动主要介绍卫生人才的流入与流出、医学生录用；医务人员工作环境介绍工作感受、工作强度、医患关系等。

本章数据主要来源于卫生统计年报、卫生财务年报、卫生人力资源基本信息数据库、第五次国家卫生服务调查。

5.1 卫生人力使用

5.1.1 服务效率

医师日均担负诊疗人次、医师日均担负住院床日是反映卫生人力服务效率情况的主要指标。

2016年，我国医疗卫生机构医师日均担负诊疗8.3人次和住院1.9床日，病床使用率为79.5%；与2010年相比，我国医疗卫生机构医师日均担负诊疗人次、日均担负住院床日、病床使用率均有所增加。我国卫生人力的服务效率有所提高。

2016年，医院医师日均担负诊疗7.3人次和住院2.6床日，病床使用率为85.3%；与2010年相比，医师的日均担负诊疗人次、住院床日均有所增加，医院医师的工作负荷有所增加、服务效率有所提高。其中，公立医院医师服务效率高于民营医院；医院等级越高，医师的服务效率越高（表5-1）。

2016年，基层医疗卫生机构医师日均担负诊疗10.1人次和住院0.8床日；与2010年相比，医师的日均担负诊疗人次数有所增加，基层医疗卫生机构医师的服务效率有所提高。其中，社区卫生服务中心的医师日均担负诊疗人次高于乡镇卫生院、医师日均担负住院床日则低于乡镇卫生院（表5-1）。

表5-1 医疗卫生机构服务效率

	医师日均担负诊疗人次		医师日均担负住院床日		病床使用率（%）	
	2010	2016	2010	2016	2010	2016
总计	7.5	8.3	1.6	1.9	79.0	79.5
医院	6.4	7.3	2.2	2.6	86.7	85.3
#三级医院	7.4	8.1	2.6	2.7	102.9	98.8
二级医院	6.1	6.9	2.2	2.7	87.3	84.1
一级医院	6.3	6.1	1.5	1.9	56.6	58.0
医院中：						
公立医院	6.6	7.6	2.3	2.7	90.0	91.0
民营医院	5.1	5.5	1.6	2.2	59.0	62.8
基层医疗卫生机构	9.3	10.1	0.8	0.8	58.3	59.1
#社区卫生服务中心	13.6	15.9	0.7	0.6	56.1	54.6
乡镇卫生院	8.2	9.5	1.3	1.6	59.0	60.6

5.1.2 服务利用

2016 年全国总诊疗量达 79.3 亿人次，比 2010 年增加 20.9 亿人次，增加 35.9%，年均增长率为 5.2%；入院人数达到 2.3 亿人，比 2010 年增加 8554 万人，增加 60.3%，年均增长率为 8.2%。我国居民医疗卫生服务利用状况有所提高。

从医疗服务量的机构分布分析，门诊量主要集中在基层医疗卫生机构（占 55.1%），住院量则主要集中在医院（占 77.1%）。2010~2016 年期间，全国医院入院人数年均增长率（10.7%）高于基层医疗卫生机构（0.9%），其中医院所占比例提高 9.9 个百分点，基层医疗卫生机构所占比例下降 9.6 个百分点。医院入院人数增长速度快于基层医疗卫生机构（表 5-2）。

表 5-2 医疗卫生机构诊疗人次及入院人数

	总诊疗人次（亿人次）				入院人数（万人）			
	2010	2016	增长（%）	年均增长（%）	2010	2016	增长（%）	年均增长（%）
总计	58.4	79.3	35.9	5.2	14174	22728	60.3	8.2
#医院	20.4	32.7	60.3	8.2	9524	17528	84.0	10.7
基层医疗卫生机构	36.1	43.7	20.9	3.2	3950	4165	5.4	0.9
构成（%）	100.0	100.0	—	—	100.0	100.0	—	—
#医院	34.9	41.2	—	—	67.2	77.1	—	—
基层医疗卫生机构	61.8	55.1	—	—	27.9	18.3	—	—

2016 年，我国医院诊疗量达 32.7 亿人次，比 2010 年增加 60.3%，年均增长率为 8.2%；医院入院人数达到 1.8 亿人，比 2010 年增加 84.0%，年均增长率为 10.7%。

2016 年医院门诊量中，三级、二级、一级医院分别占 49.8%、37.3%、6.7%；与 2010 年相比，三级医院所占比例提高 12.5 个百分点。住院量中，三级、二级、一级医院分别占 43.8%、43.2%、5.9%；与 2010 年相比，三级所占比例提高 11.3 个百分点。从不同级别医院的门诊量、住院量来看，三级医院涨幅最大、一级医院次之、二级医院最小，三级医院年均增长率最高、一级医院次之、二级医院最低（表 5-3）。

民营医院门诊量涨幅、住院量涨幅均大于公立医院。医院门诊量中，公立医院占 87.2%，民营医院占 12.8%；医院住院量中，公立医院占 84.2%，民营医院占 15.8%（表 5-3）。

表 5-3 医院诊疗人次及入院人数

	诊疗人次（亿人次）				入院人数（万人）			
	2010	2016	增长（%）	年均增长（%）	2010	2016	增长（%）	年均增长（%）
医院	20.4	32.7	60.3	8.2	9524	17528	84.0	10.7
#三级医院	7.6	16.3	114.1	13.5	3097	7686	148.2	2.3
二级医院	9.3	12.2	30.7	4.6	5116	7570	48.0	1.9
一级医院	1.5	2.2	49.5	6.9	464	1039	123.9	2.2
医院中：								
公立医院	18.7	28.5	52.0	7.2	8724	14750	69.1	2.0
民营医院	1.7	4.2	154.4	16.8	800	2777	247.1	2.5

2016 年基层医疗机构的诊疗量达 43.7 亿人次，比 2010 年增加 20.9%，年均增长率为 1.7%；入院人数达到了 4164.8 万人，比 2010 年增加 5.4%，年均增长率为 1.3%。门诊量中，社区卫生服务中心、乡镇卫生院、村卫生室、诊所（医务室）分别占 12.8%、24.7%、42.3%、13.7%，基层医疗卫生机构中，91.2% 住院量集中在乡镇卫生院（表 5-4）。

表 5-4　基层医疗卫生机构诊疗人次及入院人数

| | 诊疗人次（亿人次） | | | | 入院人数（万人） | | | |
	2010	2016	增长 （%）	年均 增长（%）	2010	2016	增长 （%）	年均 增长（%）
合计	36.1	43.7	20.9	1.7	3949.9	4164.8	5.4	1.3
#社区卫生服务中心	3.5	5.6	62.1	9.2	218.1	313.7	43.8	1.9
乡镇卫生院	8.7	10.8	23.8	1.7	3630.4	3799.9	4.7	1.3
村卫生室	16.6	18.5	11.8	1.5	–	–	–	–
诊所（医务室）	5.0	6.0	19.4	1.6				

5.1.3　人员编制

2016 年底，政府办医院编制人数占在岗职工的 70.2%，与 2010 年相比减少了 13.6 个百分点；政府办医院编制人数占在岗职工的比例随医院等级的增加而逐渐降低，与 2010 年相比，各等级医院编制人数占在岗人数的比例均有所下降。

社区卫生服务中心编制人数占在岗职工的 88.5%，乡镇卫生院编制人数占在岗职工的 93.3%，与 2010 年相比社区卫生服务中心增加了 2.9 个百分点，乡镇卫生院减少了 2.6 个百分点。乡镇卫生院、疾病预防控制中心、卫生监督机构编制人数占在岗职工的比例较高（表 5-5）。

表 5-5　政府办医疗卫生机构人员编制情况

| | 2010 | | | 2016 | | |
	编制人数	在岗职工	编制人数 占在岗%	编制人数	在岗职工	编制人数 占在岗%
医院	278.9	332.8	83.8	346.0	492.6	70.2
#三级医院	108.3	131.6	82.3	186.2	289.9	66.8
二级医院	146.0	173.5	84.2	153.9	209.8	73.3
一级医院	8.6	10.0	85.7	8.7	10.6	82.1
社区卫生服务中心	21.2	24.8	85.6	29.4	33.2	88.5
乡镇卫生院	108.9	113.5	95.9	122.3	131.0	93.3
疾病预防控制中心	18.5	19.1	96.7	18.5	18.7	98.7
卫生监督机构	8.2	8.3	98.5	8.6	8.2	105.2

5.1.4 职工薪酬

根据全国卫生财务年报资料，政府办医疗卫生机构在职职工工资水平存在差异。2016 年，医院在职职工平均工资为 9.9 万元，城市社区卫生服务中心为 7.6 万元，疾病预防控制中心为 7.5 万元，卫生监督机构为 7.5 万元，乡镇卫生院为 5.7 万元。2016 年医院平均工资高于同期城镇非私营单位就业人员平均工资（6.7 万元）；疾病预防控制中心、城市社区卫生服务中心、卫生监督机构在职职工平均工资略低于教育行业国有单位在岗职工平均工资（7.8 万元），高于城镇单位就业人员平均工资；乡镇卫生院在职职工平均工资低于教育城镇单位就业人员平均工资，低于城镇单位就业人员平均工资。

与 2010 年相比，所有机构的工资水平均有所增加（未扣除物价因素）。医院人均加薪 5.2 万元，疾病预防控制中心人均加薪 4.0 万元，城市社区卫生服务中心人均加薪 3.8 万元，卫生监督机构人均加薪 3.7 万元，乡镇卫生院人均加薪 3.2 万元。乡镇卫生院工资上涨幅度最高，年均增长率达 14.7%（表 5-6）。

表 5-6   政府办医疗卫生机构在职职工平均工资（万元）

	2010	2011	2012	2013	2014	2015	2016	增加	年均增长率%
医院	4.7	5.6	6.3	7.0	7.8	8.9	9.9	5.2	13.2
其中：城市医院	5.7	6.6	7.4	8.3	9.1	10.2	11.2	5.5	11.9
县级医院	3.6	4.2	4.8	5.3	5.8	6.7	7.3	3.7	12.5
城市社区卫生服务中心	3.8	4.4	5.1	5.5	5.9	6.9	7.6	3.8	12.2
乡镇卫生院	2.5	3.2	3.6	4.0	4.4	5.2	5.7	3.2	14.7
疾病预防控制中心	3.5	4.3	4.7	5.2	5.6	7.1	7.5	4.0	13.5
卫生监督机构	3.8	4.5	4.8	5.2	5.7	6.8	7.5	3.7	12.0

注：①按当年价格计算；②数据来源：卫生财务年报资料；③统计范围：卫生部门所属医疗卫生机构。

5.2 卫生人才流动

5.2.1 流入与流出

1. 流入来源与流向构成

卫生人才的流动分为流入与流出两个方面，既包括卫生系统外的流入与流出，也包括卫生系统各医疗卫生机构之间的流动。卫生系统外的流入与流出导致全国卫生人员数量的增减。

从流入人员的来源构成来看，医疗卫生机构流入人员主要来源于高中等院校毕业生（占44.3%），另有 21.9% 由其他医疗卫生机构调入，由非医疗卫生机构调入占 2.3%。流入卫生技术人员 48.1% 来自高中等院校毕业生，管理人员主要来自其他（占 39.8%）、高中等院校毕业生（占 26.5%）。

从流出人员流向构成分析，依次是辞职（辞退）占 43.7%，退休占 25.4%，调往其他医疗卫生机构占 18.5%。三类人员中，卫生技术人员调往其他卫生机构的比例最高（占 20.6%），管理人员退休所占比例最高（占 41.2%）（表 5-7）。

2. 流动人员的年龄、学历构成

从流入人员年龄构成看，卫生技术人员、执业（助理）医师、管理人员以 25～34 岁比例最高

（分别为 41.4%、44.2%、43.4%），注册护士以 25 岁以下比例最高（为 57.8%）。流入医师本科及以上学历占 51.7%，护士大专学历占 55.6%。从流出人员的年龄构成看，卫生技术人员、注册护士以 25~34 岁比例为主，分别占 39.4%、47.2%；医师、管理人员以 60 岁及以上比例最高（分别为 27.0%、24.3%）。流出医师本科及以上学历占 42.4%，护士大中专学历占 86.3%。整体来看，卫生人才的流动使得卫生人才结构向高学历和年轻化的方向发展（表5-8）。

表5-7　2016 年卫生人力流动情况

	卫生人员	卫生技术人员	其他技术人员	管理人员
流入人员来源构成（%）	100.0	100.0	100.0	100.0
高中等院校毕业生	44.3	48.1	38.4	26.5
其他医疗卫生机构调入	21.9	23.7	12.6	21.8
非医疗卫生机构调入	2.3	1.0	8.3	10.9
军转人员	0.3	0.1	0.4	1.0
其他	31.2	27.1	40.2	39.8
流出人员流向构成（%）	100.0	100.0	100.0	100.0
调往其他医疗卫生机构	18.5	20.6	16.1	18.6
考取研究生	0.2	0.2	0.1	0.1
出国留学	0.0	0.0	0.0	0.0
退休	25.4	22.0	32.0	41.2
辞职（辞退）	43.7	45.4	36.0	22.9
自然减员	1.0	0.9	1.2	1.4
其他	11.3	10.8	14.5	15.8

表5-8　2016 年流动卫生人力年龄、学历构成（%）

	流入人员				流出人员			
	卫生技术人员	执业（助理）医师	注册护士	管理人员	卫生技术人员	执业（助理）医师	注册护士	管理人员
总计	100.0	100.0	100.0	100.0	100.0	100.0	100.0	100.0
按年龄分								
25 岁以下	39.8	1.2	57.8	17.4	12.1	0.2	20.9	2.7
25~34 岁	41.4	44.2	34.2	43.4	39.4	24.0	47.2	20.6
35~44 岁	9.3	24.2	4.7	19.9	15.4	25.6	10.0	17.1
45~54 岁	4.2	12.6	1.7	13.9	10.3	14.9	7.4	18.6
55~59 岁	1.4	3.5	1.0	2.5	10.0	8.3	12.8	16.7
60 岁及以上	3.9	14.4	0.7	2.9	12.9	27.0	1.8	24.3
按学历分								
研究生	7.8	18.0	0.2	8.3	3.5	7.8	0.1	3.6
大学本科	27.8	33.7	15.9	42.7	22.9	34.6	10.6	30.5
大专	43.7	32.5	55.6	33.9	37.8	32.5	44.6	37.5
中专	20.2	14.7	28.2	10.0	31.5	21.5	41.7	16.2
高中及以下	0.5	1.0	0.2	5.1	4.4	3.6	3.0	12.2

3. 流入人员机构分布

流入卫生技术人员的机构分布：医院占 68.0%，基层医疗卫生机构占 26.2%［其中：社区卫生服务中心（站）占 5.6%，乡镇卫生院占 12.9%］，专业公共卫生机构占 5.5%。56.9% 的执业（助理）医师流入医院，37.8% 执业（助理）医师流入基层医疗卫生机构；74.4% 的注册护士流入医院，21.3% 的注册护士流入基层医疗卫生机构（表 5-9）。

表 5-9 2016 年卫生人员流入的机构构成（%）

	卫生技术人员	执业（助理）医师	注册护士	管理人员
总计	100.0	100.0	100.0	100.0
#医院	68.0	56.9	74.4	64.1
基层医疗卫生机构	26.2	37.8	21.3	21.1
#社区卫生服务中心（站）	5.6	8.0	5.2	5.1
乡镇卫生院	12.9	11.1	9.6	10.7
专业公共卫生机构	5.5	5.1	4.2	12.1
#疾病预防控制中心	0.9	1.0	0.2	2.1
卫生监督机构	0.3	0.1	0.0	1.8
其他机构	0.3	0.2	0.1	2.7

从流入各类医疗卫生机构卫生技术人员的学历构成看，医院、社区卫生服务中心、疾病预防控制中心则以大专和大学本科为主，乡镇卫生院主要是大专和中专学历为主（表 5-10）。

表 5-10 2016 年流入卫生技术人员学历构成（%）

学 历	医院	社区卫生服务中心	乡镇卫生院	疾控中心
总计	100.0	100.0	100.0	100.0
研究生	10.5	2.1	0.1	13.5
大学本科	30.6	28.2	14.9	54.1
大专	42.3	46.1	53.7	25.4
中专	16.3	22.9	30.6	6.8
高中及以下	0.2	0.8	0.7	0.2

4. 卫生技术人员流入地区分布

卫生技术人员主要流向城市（占 57.9%）；流向东部地区比例最高（占 46.0%），流向西部地区所占比例（32.3%）要高于中部地区（21.7%）。相对于中部而言，东部和西部地区卫生人才流动较为活跃（表 5-11）。执业（助理）医师、注册护士、管理人员的情况与卫生技术人员的情况相同。

表5-11　2016年卫生技术人员流入地区构成（%）

	卫生技术人员	执业（助理）医师	注册护士	管理人员
总计	100.0	100.0	100.0	100.0
按城乡分				
城市	57.9	63.6	60.3	62.7
农村	42.1	36.4	39.7	37.3
按地区分				
东部	46.0	48.3	46.3	43.7
中部	21.7	23.9	22.8	23.3
西部	32.3	27.7	30.9	33.0

5.2.2　医学生录用

1. 医学毕业生就业

随着医学院校招生规模的不断扩大，医学毕业生的数量持续增加，卫生人才队伍后备力量充足。

在全社会就业矛盾突出的情况下，医学毕业生面临前所未有的就业压力与挑战。影响医学毕业生就业的主要因素可以分为外部因素和内部因素，外部因素主要指当前的社会就业体制、医疗人事管理制度、学校人才教育培养模式、社会对医学毕业生的需求与要求等，内部因素主要指医学毕业生的就业观念、就业期望、自身的能力与素质、社会适应能力等。

导致目前医学毕业生就业现状的原因是多方面的，有社会和医学院校的原因，也有医学毕业生自身的原因。从社会角度分析，目前就业难是社会各行各业普遍存在的问题，就业难并不是医疗卫生行业所独自面临的问题；医院对医学毕业生学历、能力的要求越来越高，重视人才的使用，轻视人才的培养，使医学毕业生进入医院更加困难；医学毕业生供需之间结构性矛盾依然存在，依然存在专业供需不平衡、学历层次供需不平衡、各地区供需不平衡的问题。从医学院校方面分析，医学院校的专业设置与社会的专业需求存在差距，医学院校更为重视临床医学学科，对儿科学、麻醉学、医学影像学等学科的重视程度不够；医学院校的学历层次教育与医疗机构对高学历人才的需求之间存在失衡，目前医学院校的教育需满足社会各层次人才对医学教育的需求，仍以本科为主。从医学毕业生自身分析，目前医学毕业生的就业期望过高，锁定大城市和发达地区，而发达地区对医学毕业生的质量和能力的要求越来越高，造成医学毕业生的就业困难；部分医学毕业生过分重视专业能力，忽视人文素养和社会适应能力的锻炼，综合素质有待提高；医疗行业行医资质的限制和临床经验的要求，降低了医学毕业生自主创业的可能性。

与此同时，国家医药卫生体制改革为医学毕业生的就业提供了诸多的机遇。在国家各项政策的保证和"保基本、强基层、建机制"的原则指导下，国家鼓励优秀的卫生人才到农村、城市社区和中、西部地区服务，并在职称晋升、业务培训、待遇政策等方面给予适当倾斜，医学毕业生到基层就业的前景广阔；国家鼓励社会资本发展医疗卫生事业，办医体制的多元化拓宽了医学毕业生的就业渠道，为医学毕业生提供了更多的选择机会；国家重视医疗科技创新，对于从事基础医学研究的毕业生的需求增加，在国家推进"互联网+"的大背景下，对于复合型人才的需求日益增加，拓宽了医学毕业生的就业面。

2. 医学生录用

医疗卫生机构录用人才主要分两类：一是人员补充，主要从应届毕业生中招聘；一是人才引进，主要为有工作经验或专长的高素质专业人才，主要从现有医务人员中招聘。

2016 年医疗卫生机构录用毕业生学历构成看，大专学历所占比例最高（42.1%），大学本科学历次之（32.4%），大专及以上学历占到了 86.4%。2016 年录用的卫生技术人员中，也是大专和大学本科为主，而在管理人员中，大学本科学历所占比例最高（53.7%），大专学历次之（23.4%）。

表 5-12 2016 年医疗卫生机构录用高中等院校毕业生学历构成（%）

	合计	研究生	大学本科	大专	中专	高中及以下
卫生人员	100.0	11.9	32.4	42.1	13.4	0.2
#卫生技术人员	100.0	12.1	31.7	42.6	13.5	0.0
其他技术人员	100.0	11.0	44.3	34.7	9.4	0.7
管理人员	100.0	17.2	53.7	23.4	4.8	0.8

各类医疗卫生机构录用的医学生中，医院本科及以上占 48.2%，大专占 40.0%；疾控中心和卫生监督机构本科及以上学历占 80% 以上；社区卫生服务中心（站）录用医学生以大专、大学本科学历为主，乡镇卫生院以大专、中专学历为主（表 5-13）。

表 5-13 2016 年各类医疗卫生机构录用医学生构成

	合计	研究生	大学本科	大专	中专	高中及以下
医疗卫生机构	100.0	11.9	32.4	42.1	13.4	0.2
#医院	100.0	14.1	34.1	40.0	11.5	0.2
乡镇卫生院	100.0	0.2	17.8	57.2	24.7	0.2
社区卫生服务中心（站）	100.0	3.3	26.6	51.0	18.7	0.4
疾病预防控制中心	100.0	22.5	61.7	14.1	1.7	0.0
卫生监督所机构	100.0	7.9	78.4	12.3	1.3	0.0

5.3 医务人员工作环境

2013 年第五次国家卫生服务调查对医务人员的工作环境进行了问卷调查，在全国范围内抽取了 16826 名医务人员，医疗机构涉及医院（城市三级医院、城市二级医院、县医院）以及基层医疗卫生机构（社区卫生服务中心、乡镇卫生院），调查对象包括临床医生、护理人员以及公共卫生人员，本部分对医务人员的工作感受、工作强度和工作环境进行了描述和分析。

5.3.1 工作感受

工作投入是充满着持续的、积极的情绪与动机的完满状态，是一种积极的、满足的工作状态，以活力、奉献、专注为特征。41.2% 的医务人员处在高工作投入的状态，仅有 10.3% 的人工作投入程度较低。从不同类型医疗卫生机构看，县医院医务人员工作投入程度高的比例最高，社区卫生服务中心最低（表5-14）。

表5-14　2013年医务人员工作投入情况（%）

程度	总计	城市三级医院	城市二级医院	县医院	社区卫生服务中心	乡镇卫生院
低	10.3	10.9	8.8	10.3	11.3	11.0
一般	48.5	49.7	47.4	43.9	49.4	48.6
高	41.2	39.4	43.8	45.8	39.3	40.4

工作意义是医务人员对所从事工作对个人价值实现以及对他人及社会的影响的判断。88.5%的医务人员认为从事的工作意义较大，10.7%认为一般，仅有0.8%认为工作意义较小。从不同类型医疗卫生机构看，医院医务人员认为工作意义大的比例高，乡镇卫生院最低（表5-15）。

表5-15　2013年医务人员工作意义情况（%）

程度	总计	城市三级医院	城市二级医院	县医院	社区卫生服务中心	乡镇卫生院
低	0.8	1.0	0.7	0.7	0.7	0.9
一般	10.7	8.6	8.7	7.0	12.1	14.1
高	88.5	90.4	90.6	92.3	87.2	85.0

工作满意度是指来自于员工个人对其工作或工作经历评价后所感受到的一种愉悦的或积极的情感状态。当某人有较高的工作满意度时，这意味着他对工作有较高的评价和积极的情感。54.5%的医务人员满意度较高，2.8%自感满意度较低。从不同类型医疗卫生机构看，基层医疗卫生机构工作满意度高的比例高于医院（表5-16）。

表5-16　2013年医务人员工作满意度情况（%）

程度	总计	三级医院	二级医院	县医院	社区卫生服务中心	乡镇卫生院
低	2.8	3.9	4.0	2.7	1.6	2.3
一般	42.7	46.1	49.2	42.5	38.9	39.6
高	54.5	50.0	46.8	54.8	59.5	58.1

5.3.2　工作强度

工作强度包括工作时间、夜班情况。2013年医务人员平均每周工作时间为51.2小时，医院医务人员平均每周工作时间超过50个小时，社区卫生服务中心医务人员工作时间相对较少，也达到44.6小时，超过国家法定劳动时间。

平均每名医务人员每月值4.5次夜班，不同类型医疗卫生机中，乡镇卫生院医务人员每月夜班次数最多，平均每月5.4次，其次是县医院的5.0次，社区卫生服务中心医务人员最低，为2.3次。

表 5-17 2013 年医务人员工作强度

项目	总计	城市三级医院	城市二级医院	县医院	社区卫生服务中心	乡镇卫生院
平均每周工作时间（小时）	51.2	51.3	50.3	53.0	44.6	54.0
每月值夜班次数（次）	4.5	4.5	4.7	5.0	2.3	5.4

从医务人员的判断分析，89.8%的医务人员认为近 5 年来工作强度增大，认为工作强度变小的比例仅有 2.9%。不同医疗卫生机构中，城市三级医院认为工作强度增大的比例最高，达到 91.7%，基层医疗卫生机构相对较低（表 5-18）。

表 5-18 2013 年医务人员自感 5 年来工作强度变化情况（%）

程度	总计	城市三级医院	城市二级医院	县医院	社区卫生服务中心	乡镇卫生院
增大	89.8	91.7	89.0	93.0	86.8	87.9
没有变化	7.3	6.0	7.8	5.1	9.1	8.8
变小	2.9	2.3	3.2	1.9	4.1	3.3

5.3.3 医患关系

2013 年 48.2%的医务人员认为患者的信任程度高，9.6%的人认为患者信任程度低。从不同类型医疗卫生机构看，基层医疗卫生机构患者信任程度高的比例较高，尤其是社区卫生服务中心；城市三级医院医务人员自感患者信任程度最差，近 15%的人认为患者对其信任程度较低（表 5-19）。

表 5-19 2013 年医务人员自感患者信任情况（%）

程度	总计	城市三级医院	城市二级医院	县医院	社区卫生服务中心	乡镇卫生院
高	48.2	42.2	43.5	45.2	54.1	53.8
一般	42.2	43.3	44.5	42.5	40.0	41.4
低	9.6	14.5	12.0	12.3	5.9	4.8

2013 年 19.3%的医务人员认为医患关系现状好，37.6%的医务人员认为医患关系现状一般，43.1%认为医患关系很差。不同类型医疗卫生机构中，基层医疗卫生机构医务人员对医患关系的判断相对较好，医院等级越高对认为医患关系现状越差，城市三级医院医务人员中 55.1%认为医患关系差（表 5-20）。

表 5-20 2013 年医务人员自感医患关系现状情况（%）

程度	总计	城市三级医院	城市二级医院	县医院	社区卫生服务中心	乡镇卫生院
好	19.3	12.1	14.8	15.3	25.1	26.4
一般	37.6	32.8	37.0	34.3	42.7	41.1
差	43.1	55.1	48.2	50.4	32.2	32.5

2013 年调查发现，前半年内 20.9% 的医务人员曾经遭受患者的语言辱骂，4.4% 曾经遭受患者躯体暴力。基层医疗卫生机构医务人员遭受患者辱骂或躯体暴力的比例相对较低，医院尤其是城市三级医院较高，27.4% 的城市三级医院医务人员半年内遭受过患者的辱骂，5.7% 遭受过患者躯体暴力。

表 5-21　2013 年医务人员半年内医患冲突情况（%）

冲突情况	总计	城市三级医院	城市二级医院	县医院	社区卫生服务中心	乡镇卫生院
患者辱骂	20.9	27.4	26.3	24.2	14.7	14.5
患者躯体暴力	4.4	5.7	4.5	5.7	2.6	3.6
二者均无	74.7	66.9	69.2	70.1	82.7	81.9

本章小结：

1. 2010~2016 年期间，我国卫生人力使用发生变化。主要体现在：

一是医疗服务利用明显增加，医疗卫生机构门诊总量增长 35.9%，住院总量增长 60.3%；

二是医师工作负荷增加，乡镇卫生院医师日均担负诊疗增加 1.3 人次、住院增加 0.3 床日，医院门诊增加 0.9 人次，住院增加 0.4 床日；

三是医疗卫生机构缺编现象较为突出，政府办医院缺编 30% 左右，其他医疗机构也存在缺编现象，医疗机构聘用的合同制护士增多（约占护士总数的 30%）；

四是职工待遇有所提高，但医院平均工资低于同期科技人员，乡镇卫生院和专业公共卫生机构则低于教职工工资水平。

2. 卫生人才流动呈现以下特点：

整体上看，人才流动使得卫生人才结构向高学历、年轻化和东部城市发展。2016 年流入医师本科及以上学历占 51.7%，护士大专学历占 55.6%；25~34 岁医师占 44.2%，25 岁以下护士占 57.8%；卫生技术人员流向城市占 57.9%，流向东部地区占 46.0%。

3. 医务人员的工作环境应当得到重视。主要原因如下：

第五次国家卫生服务调查结果显示，医务人员工作环境欠佳。一是自感工作投入高，41.2% 的人认为工作投入高；二是工作强度大，平均每周工作时间为 51.2 小时，平均每月要值 4.5 个夜班；三是自感执业环境较差，防范心理较重。仅有 19.3% 的人对当前的医患关系感到满意，43.1% 的人自感医患关系很差。

第六章　卫生人力资源配置

本章主要介绍我国卫生人力资源配置。我国卫生人力资源配置主要描述每千人口卫生技术人员，卫生技术人员密度，卫生人力资源配置城乡及地区差异，农村基层卫生人力配置，医务人员配置比例等。

6.1　每千人口卫生技术人员

每千人口卫生技术人员主要用来反映不同时期、不同地区卫生人力资源配置情况。本书一律以常住人口为分母。

2010~2016 年，我国每千人口卫生技术人员呈逐年上升的趋势（图 6-1）。每千人口卫生技术人员由 2010 年的 4.39 人提高到 2016 年的 6.12 人，每千人口执业（助理）医师由 1.80 人提高到 2.31 人，每千人口注册护士由 1.53 人提高到 2.54 人。每千人口注册护士数上升较快，超过每千人口医师数。

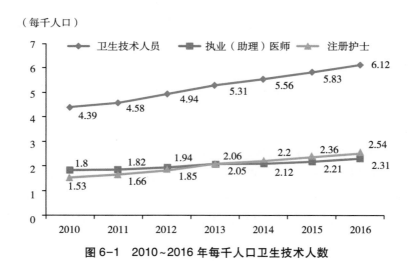

图 6-1　2010~2016 年每千人口卫生技术人数

6.1.1　城乡差异

2010~2016 年期间，我国卫生人力城乡分布差异明显，2010 年城市每千人口卫生技术人员数是农村的 2.51 倍，2016 年为 2.67 倍；2010 年城市每千人口执业（助理）医师数是农村的 2.25 倍，2016 年为 2.47 倍；2010 年城市每千人口注册护士数是农村的 3.47 倍，2016 年为 3.30 倍（表6-1）。2010~2016 年，我国卫生人力资源的城乡差距除护士外继续扩大，在当前城乡二元经济结构的大环境下，调整卫生人力的城乡分布、缩小城乡差异是一项长期的工作，农村卫生人才队伍的建设将是更为艰巨的任务。

表 6-1 每千人口卫生技术人员城乡差异

	2010	2011	2012	2013	2014	2015	2016	6 年增加
卫生技术人员	4.39	4.58	4.94	5.31	5.56	5.83	6.12	1.44
城市	7.62	7.90	8.54	9.21	9.70	10.21	10.79	2.59
农村	3.04	3.19	3.41	3.63	3.77	3.90	4.04	0.86
执业（助理）医师	1.80	1.82	1.94	2.06	2.12	2.21	2.31	0.42
城市	2.97	3.00	3.19	3.40	3.54	3.72	3.92	0.75
农村	1.32	1.33	1.40	1.48	1.51	1.55	1.59	0.23
注册护士	1.53	1.66	1.85	2.05	2.20	2.36	2.54	0.84
城市	3.09	3.29	3.65	4.01	4.30	4.58	4.91	1.49
农村	0.89	0.98	1.09	1.21	1.31	1.39	1.49	0.50

注：本表人口数系常住人口数。

6.1.2 东中西部地区差异

2010~2016 年，我国各地区每千人口卫生技术人员呈逐年上升的趋势，东部由 2010 年 5.22 人提高到 2016 年 6.47 人，中部由 3.93 人提高到 5.67 人，西部由 3.76 人提高到 6.10 人；2010~2016 年，我国各地区每千人口执业（助理）医师数、注册护士数亦呈上升的趋势。

卫生人力的地区分布仍然存在差异，东部地区明显高于中西部地区，西部发展快于中部，但是从 2010~2016 年卫生技术人员的增长趋势看，东、中、西的差距在不断缩小（表 6-2）。

表 6-2 每千人口卫生技术人员地区差异

	2010	2011	2012	2013	2014	2015	2016	6 年增加
卫生技术人员	4.39	4.58	4.94	5.27	5.56	5.83	6.12	1.73
东部	5.22	5.49	5.33	6.31	5.92	6.19	6.47	1.25
中部	3.93	4.04	4.65	4.56	5.17	5.43	5.67	1.74
西部	3.76	4.00	4.71	4.76	5.48	5.76	6.10	2.34
执业（助理）医师	1.80	1.82	1.94	2.04	2.12	2.22	2.31	0.51
东部	2.13	2.18	2.10	2.48	2.30	2.40	2.51	0.38
中部	1.63	1.61	1.83	1.79	2.01	2.11	2.19	0.56
西部	1.56	1.60	1.82	1.79	1.99	2.06	2.15	0.59
注册护士	1.53	1.66	1.85	2.04	2.20	2.37	2.54	1.01
东部	1.88	2.03	2.02	2.48	2.37	2.52	2.70	0.82
中部	1.35	1.46	1.75	1.76	2.06	2.22	2.37	1.02
西部	1.26	1.40	1.71	1.78	2.12	2.30	2.50	1.24

注：本表人口数系常住人口数。

6.1.3 不同省份差异

由于人口数和卫生技术人员的增长速度不同，每千人口卫生技术人员数的各省排序也在发生变化。2010年配置在5人以上的只有11个省（区、市），2016年增加到28个省（区）；2010年配置不足3人的只有贵州1个省份，2016年所有省份配置都在3人以上；2010年配置在3~4人的有10个省份，2016年所有省份卫生计生人员配置都在4人以上（表6-3）。总体分析，2010~2016年，31个省（区、市）每千人口卫生技术人员数都有不同程度的增加（表6-5）。每千人口执业（助理）医师的省级排序也在变化，配置在2人以上的11个省份增加到2016年的27个省份（表6-4）。

表6-3 各省（区、市）每千人口卫生技术人员排序

	2010	2016
5.00人以上	北京、天津、山西、内蒙古、辽宁、吉林、黑龙江、上海、浙江、广东、新疆11个省（区、市）	北京、天津、河北、山西、内蒙古、辽宁、吉林、黑龙江、上海、江苏、浙江、福建、山东、河南、湖北、湖南、广东、广西、海南、重庆、四川、贵州、云南、陕西、甘肃、青海、宁夏、新疆28个省（区、市）
4.00~4.99人	河北、江苏、福建、山东、湖北、海南、陕西、青海、宁夏9个省（区、市）	安徽、江西、西藏3个省（区）
3.00~3.99人	安徽、江西、河南、湖南、广西、重庆、四川、云南、西藏、甘肃10个省（区、市）	
2.00~2.99人	贵州1个省	

表6-4 各省（区、市）每千人口执业（助理）医师排序

	2010	2016
3.00人以上	北京、上海2个市	北京、浙江
2.00~2.99人	天津、山西、内蒙古、辽宁、吉林、黑龙江、浙江、广东、新疆9个省（区、市）	天津、河北、山西、内蒙古、辽宁、吉林、黑龙江、上海、江苏、福建、山东、河南、湖北、湖南、广东、广西、海南、重庆、四川、陕西、青海、宁夏、新疆、西藏、甘肃25个省（区、市）
1.50~1.99人	山东、青海、宁夏、河北、江苏、陕西、福建、湖北、海南、四川、湖南、西藏12个省（区、市）	安徽、江西、贵州、云南4个省（区、市）
1.00~1.49人	重庆、甘肃、河南、云南、广西、江西、安徽、贵州8个省（区、市）	

表6-5　各省（区、市）每千人口卫生技术人员数

	卫生技术人员		执业（助理）医师		注册护士	
	2010	2016	2010	2016	2010	2016
总　计	4.37	6.12	1.79	2.31	1.52	2.54
北　京	13.58	10.77	5.24	4.11	5.34	4.51
天　津	7.12	6.08	2.92	2.42	2.45	2.31
河　北	4.00	5.26	1.84	2.37	1.20	1.92
山　西	5.58	6.13	2.53	2.49	1.80	2.50
内蒙古	5.13	6.76	2.29	2.63	1.56	2.64
辽　宁	5.46	6.34	2.28	2.51	2.09	2.72
吉　林	5.08	6.10	2.28	2.55	1.68	2.41
黑龙江	5.00	5.83	2.09	2.22	1.63	2.25
上　海	9.71	7.36	3.75	2.70	3.96	3.28
江　苏	4.40	6.46	1.73	2.56	1.64	2.77
浙　江	6.08	7.74	2.54	3.01	2.10	3.12
安　徽	3.10	4.74	1.27	1.82	1.13	2.04
福　建	4.05	5.67	1.66	2.06	1.52	2.47
江　西	3.37	4.81	1.32	1.72	1.24	2.08
山　东	4.71	6.45	1.94	2.46	1.64	2.70
河　南	3.45	5.74	1.43	2.17	1.12	2.33
湖　北	4.16	6.53	1.62	2.41	1.53	2.97
湖　南	3.81	5.75	1.56	2.35	1.31	2.37
广　东	5.34	6.05	2.05	2.21	1.97	2.58
广　西	3.56	5.99	1.33	2.00	1.32	2.53
海　南	4.41	6.27	1.61	2.17	1.82	2.89
重　庆	3.36	5.88	1.45	2.12	1.14	2.54
四　川	3.62	6.00	1.61	2.24	1.17	2.51
贵　州	2.48	5.76	1.04	1.94	0.86	2.42
云　南	3.16	5.23	1.40	1.80	1.09	2.22
西　藏	3.43	4.49	1.52	1.98	0.68	1.16
陕　西	4.68	7.57	1.70	2.25	1.60	3.06
甘　肃	3.65	5.16	1.45	2.02	1.10	1.94
青　海	4.53	6.24	1.92	2.30	1.52	2.42
宁　夏	4.66	6.62	1.91	2.53	1.61	2.68
新　疆	5.73	7.13	2.27	2.51	2.06	2.82

注：本表人口数系常住人口数。

6.2 卫生技术人员密度

2016 年，我国卫生技术人员密度为 0.88 人/公里^2，医师密度为 0.33 人/公里^2，护士密度为 0.36 人/公里^2。与 2010 年相比，我国卫生技术人员密度、医师密度、护士密度均有所增加（表 6-8）。

6.2.1 东中西部地区差异

与 2010 年相比，2016 年东、中、西地区卫生技术人员密度显著增加，卫生技术人员密度东部由 2010 年 2.45 人/公里^2 提高到 2016 年 3.50 人/公里^2，中部由 1.07 人/公里^2 提高到 1.47 人/公里^2，西部由 0.21 人/公里^2 提高到 0.33 人/公里^2。

卫生技术人员密度的地区分布存在地区差异，东部地区卫生技术人员、医师、护士密度显著高于中部和西部（表 6-6）。

表 6-6 各地区卫生技术人员密度

地　区	面积（万公里^2）	人口密度（人/公里^2）		卫生技术人员密度（人/公里^2）		医师密度（人/公里^2）		护士密度（人/公里^2）	
		2010	2016	2010	2016	2010	2016	2010	2016
东　部	106.2	518.4	540.0	2.45	3.50	1.00	1.36	0.89	1.46
中　部	167.99	253.2	258.9	1.07	1.47	0.45	0.57	0.37	0.61
西　部	687.87	52.4	54.4	0.21	0.33	0.09	0.12	0.07	0.14

6.2.2 不同省份差异

2016 年，卫生技术人员密度 4.00 人/公里^2 及以上的省份有 6 个，与 2010 年相比，增加 3 个；卫生技术人员密度在 3.00~3.99 人/公里^2 的省份有 2 个，与 2010 年相比，增加 1 个；卫生技术人员密度在 2.00~2.99 人/公里^2 的省份 4 个，均为新增加的省份；卫生技术人员密度在 1.00~1.99 人/公里^2 的省份 10 个，与 2010 年相比，增加 1 个；卫生技术人员密度在 0.00~0.99 人/公里^2 有 9 个，与 2010 年相比，减少 5 个（表 6-7）。

表 6-7 各省（区、市）卫生技术人员密度排序

	2010	2016
4.00 人/公里^2 及以上	北京、天津、上海	北京、天津、上海、江苏、山东、浙江
3.00~3.99 人/公里^2	江苏	河南、广东
2.00~2.99 人/公里^2	浙江、山东、河南、广东	河北、安徽、湖北、重庆
1.00~1.99 人/公里^2	河北、山西、辽宁、安徽、福建、湖北、湖南、海南、重庆9个省（区、市）	山西、辽宁、福建、江西、湖南、广西、海南、四川、云南、陕西10个省（区、市）
0.00~0.99 人/公里^2	内蒙古、吉林、黑龙江、江西、广西、四川、云南、贵州、西藏、陕西、甘肃、青海、宁夏、新疆14个省（区、市）	内蒙古、吉林、黑龙江、贵州、西藏、甘肃、青海、宁夏、新疆9个省（区、市）

表6-8 各省（区、市）卫生技术人员密度

	面积（万公里²）	人口密度（人/公里²）		卫生技术人员密度（人/公里²）		医师密度（人/公里²）		护士密度（人/公里²）	
		2010	2016	2010	2016	2010	2016	2010	2016
合 计	961.00	139.5	143.6	0.61	0.88	0.25	0.33	0.21	0.36
北 京	1.68	1167.3	1293.4	10.20	13.93	3.94	5.32	4.01	5.84
天 津	1.13	1149.6	1382.4	6.24	8.40	2.56	3.35	2.14	3.19
河 北	18.77	383.3	398.0	1.56	2.09	0.71	0.94	0.47	0.76
山 西	15.63	228.7	235.6	1.24	1.45	0.56	0.59	0.40	0.59
内蒙古	118.30	20.9	21.3	0.11	0.14	0.05	0.06	0.03	0.06
辽 宁	14.59	299.9	300.1	1.59	1.90	0.66	0.75	0.61	0.82
吉 林	18.74	146.6	145.8	0.74	0.89	0.33	0.37	0.24	0.35
黑龙江	45.48	84.3	83.5	0.42	0.49	0.18	0.19	0.14	0.19
上 海	0.63	3655.6	3840.8	21.77	28.29	8.41	10.38	8.87	12.60
江 苏	10.26	767.0	779.6	3.20	5.04	1.26	1.99	1.19	2.16
浙 江	10.20	534.0	548.0	2.83	4.24	1.18	1.65	0.98	1.71
安 徽	13.97	426.4	443.5	1.51	2.10	0.62	0.81	0.55	0.90
福 建	12.13	304.5	319.4	1.18	1.81	0.48	0.66	0.44	0.79
江 西	16.70	267.2	275.0	0.95	1.32	0.37	0.47	0.35	0.57
山 东	15.38	623.4	646.7	2.92	4.17	1.20	1.59	1.02	1.74
河 南	16.70	563.2	570.8	2.23	3.28	0.93	1.24	0.73	1.33
湖 北	18.59	308.1	316.6	1.38	2.07	0.54	0.76	0.50	0.94
湖 南	21.18	310.2	322.1	1.27	1.85	0.52	0.76	0.46	0.76
广 东	18.00	580.1	611.1	2.53	3.70	0.97	1.35	0.93	1.58
广 西	23.60	195.3	205.0	0.80	1.23	0.30	0.41	0.30	0.52
海 南	3.40	255.6	269.7	1.16	1.69	0.43	0.58	0.48	0.78
重 庆	8.23	350.5	370.4	1.35	2.18	0.58	0.79	0.46	0.94
四 川	48.14	167.1	171.6	0.68	1.03	0.30	0.39	0.22	0.43
贵 州	38.33	90.8	92.8	0.27	0.53	0.11	0.18	0.09	0.22
云 南	17.60	261.5	271.1	0.81	1.42	0.36	0.49	0.28	0.60
西 藏	122.80	2.5	2.7	0.01	0.01	0.00	0.01	0.00	0.00
陕 西	20.56	181.7	185.4	0.88	1.40	0.32	0.42	0.30	0.57
甘 肃	45.44	56.3	57.4	0.22	0.30	0.09	0.12	0.07	0.11
青 海	72.23	7.8	8.2	0.03	0.05	0.01	0.02	0.01	0.02
宁 夏	6.64	95.3	101.6	0.45	0.67	0.18	0.26	0.16	0.27
新 疆	166.00	13.2	14.5	0.07	0.10	0.03	0.04	0.03	0.04

注：本表人口数常住人口数。

6.3 农村基层卫生人力配置

农村基层卫生人力队伍建设是深化医药卫生体制改革的主要任务之一。

统计数据显示，2010~2016 年期间，农村基层卫生人力资源的配置得到加强，尤其是作为网底的村卫生室。每千农业人口村卫生室人员数由 2010 年的 1.35 人提高到 2016 年的 1.49 人，平均每个村卫生室人员数由 2.17 人提高到 2.26 人，每千农业人口乡镇卫生院人员数由 1.30 人提高到 1.36 人（表 6-9）。

从各地区情况看，东部地区的每千农业人口乡镇卫生院人员数高于中部和西部，中部地区每千农业人口村卫生室人员数和平均每个村卫生室人员数最高，西部地区的基层卫生人力配置水平最低（表 6-9）。

表 6-9　乡镇卫生院和村卫生室人员配置情况

	合 计		东 部		中 部		西 部	
	2010	2016	2010	2016	2010	2016	2010	2016
每千农业人口乡镇卫生院人员数	1.30	1.36	1.54	1.45	1.28	1.24	1.11	1.41
每千农业人口村卫生室人员数	1.35	1.49	1.68	1.57	1.48	1.74	1.23	1.19
平均每个村卫生室人员数	2.17	2.26	2.05	2.31	2.46	2.45	2.01	1.96

6.4 医务人员配置比例

医护比、医师与床位之比、护士与床位之比是反映卫生人力资源配置的三个重要指标。

因各类医疗卫生机构的人员配置标准和服务需求存在差异，下面将主要介绍医院、乡镇卫生院和社区卫生服务中心的医务人员的实际配置比例情况。

6.4.1 医院

2010 年至 2016 年，医院医护比有所提高，由 2010 年的 1:1.16 提高到 2016 年的 1:1.45，医护比状况有所改善。公立医院中，三级医院医护比达 1:1.54，医院等级越高，医护比状况越好（表6-10）。

2010 年至 2016 年，医师与床位之比增加，护士与床位之比下降。公立医院中，医院级别越低，医师和护士担负的床位数越多（表6-10）。

6.4.2 基层医疗卫生机构

2010 年至 2016 年，乡镇卫生院医护比由 2010 年的 1:0.52 提高到 2016 年的 1:0.70，社区卫生服务中心医护比由 2010 年的 1:0.73 提高到 2016 年的 1:0.86，但依旧较低（表6-11）。

2010 年至 2016 年，乡镇卫生院医师与床位之比由 2010 年的 1:2.35 提高到 2016 年的 1:2.69，护士与床位之比则由 2010 年的 1:4.57 下降到 2016 年的 1:3.84，医师负担的床位数有所增加。

2010 年至 2016 年，社区卫生服务中心医师与床位之比由 2010 年的 1:1.34 下降到 2016 年的

1∶1.27，护士与床位之比则由 2010 年的 1∶1.83 下降到 2015 年的 1∶1.48，医师和护士负担的床位数有所减少。

表 6-10　医院人员配置情况

	医护比		医师与床位之比		护士与床位之比	
	2010	2016	2010	2016	2010	2016
医院	1∶1.16	1∶1.45	1∶2.69	1∶3.15	1∶2.31	1∶2.18
#公立医院	1∶1.18	1∶1.47	1∶2.66	1∶2.98	1∶2.26	1∶2.04
#三级医院	1∶1.12	1∶1.54	1∶2.62	1∶2.74	1∶2.33	1∶1.77
二级医院	1∶0.87	1∶1.42	1∶2.78	1∶3.21	1∶3.19	1∶2.25
一级医院	1∶1.19	1∶1.01	1∶2.65	1∶3.29	1∶2.22	1∶3.27
公立医院中：政府办	1∶1.36	1∶1.48	1∶2.62	1∶2.97	1∶1.93	1∶2.01

注：本表医师包括执业医师及执业助理医师，护士指在岗的注册护士，床位指实有床位。

表 6-11　乡镇卫生院和社区卫生服务中心医务人员配置比例情况

	2010	2011	2012	2013	2014	2015	2016
乡镇卫生院							
医护比	1∶0.52	1∶0.56	1∶0.58	1∶0.62	1∶0.65	1∶0.68	1∶0.70
医师与床位之比	1∶2.35	1∶2.51	1∶2.60	1∶2.62	1∶2.70	1∶2.71	1∶2.69
护士与床位之比	1∶4.57	1∶4.46	1∶4.44	1∶4.21	1∶4.14	1∶4.00	1∶3.84
社区卫生服务中心							
医护比	1∶0.73	1∶0.75	1∶0.76	1∶0.80	1∶0.82	1∶0.84	1∶0.86
医师与床位之比	1∶1.34	1∶1.34	1∶1.31	1∶1.28	1∶1.28	1∶1.29	1∶1.27
护士与床位之比	1∶1.83	1∶1.79	1∶1.72	1∶1.61	1∶1.56	1∶1.53	1∶1.48

注：本表医师包括执业医师及执业助理医师，护士指在岗的注册护士，床位指实有床位。

本章小结：

1. 2010~2016 年期间，每千人口卫生技术人员由 2010 年的 4.39 人提高到 2016 年的 6.12 人，每千人口执业（助理）医师由 1.80 人提高到 2.31 人，每千人口注册护士由 1.53 人提高到 2.54 人。我国卫生技术人员总量增长速度（年均增长 6.3%）明显快于人口增长速度（年均增长 0.5%）。

2. 2010~2016 年期间，卫生人力城乡分布差距扩大，优质卫生资源主要集中集中在大城市。2010 年城市每千人口卫生技术人员数是农村的 2.51 倍，2010 年扩大到 2.67 倍。但农村基层卫生人力资源的配置得到加强，尤其是作为网底的村卫生室。每千农业人口村卫生室人员数由 2010 年的 1.35 人提高到 2016 年的 1.49 人，平均每个村卫生室人员数由 2.17 人增加到 2.26 人；每千农业人口乡镇卫生院人员数由 1.30 人提高到 1.36 人。

3. 东部地区卫生人力资源配置高于中西部地区，中西部差距缩小。2016 年东部地区每千人口卫生技术人员达 6.47 人，中部 5.67 人，西部 6.10 人。最近 6 年，西部每千人口卫生技术人员增加

2.34 人，高于东部（增加 1.25 人）和中部（增加 1.74 人）。

4. 医务人员配置比例发生变化。医院医护比由 2010 年的 1:1.16 提高到 2016 年的 1:1.45，医师与床位之比由 1:2.69 提高 1:3.15，护士与床位之比由 1:2.31 下降到 1:2.18，医护比更加趋于合理。医务人员配置比例发生的原因是医院注册护士增长速度（71.2%）快于床位（增长 54.8%）和执业（助理）医师（增长 32.2%）。

第 二 部 分

卫生人力培养与准入

第七章 卫生人力教育

本章主要介绍 2010~2016 年期间我国卫生人力培养情况，包括医学学历教育、毕业后教育和继续医学教育情况。

医学教育承担着培养高素质卫生人才的重要使命，其根本任务就是要以卫生服务需求为导向，培养和造就一支具有职业素质、实践能力和创新精神的卫生人才队伍，促进我国卫生事业发展和社会全面进步。

近年来，随着教育管理体制改革和教学改革的深入，我国医学教育发生变化。学历教育发展迅速，毕业后教育逐步规范，继续教育体系初步建立，培养的医药卫生人才对我国卫生事业发展起到了至关重要的作用。

7.1 医学学历教育

在我国，高等院校是培养医药卫生人才的主要机构，承担培养高级医学专业人才的重任。2010~2016 年期间，医学学历教育发展迅速，医学专业大专及以上学历共毕业 394.6 万人，其中，本科及以上占 45.0%。

2009 年，教育部、原卫生部出台了《关于加强医学教育工作提高医学教育质量的若干意见》，提出医学教育要以卫生服务需求和区域卫生规划为引导，严格控制医学专业招生规模，统筹规划各学科专业和各层次医学教育，加强农村和社区卫生人才培养。

2014 年，教育部、国家卫生计生委等六部门出台了《关于医教协同深化临床医学人才培养改革的意见》，提出加快构建以"5+3"（5 年临床医学本科教育+3 年住院医师规范化培训或 3 年临床医学硕士专业学位研究生教育）为主体、以"3+2"（3 年临床医学专科教育+2 年助理全科医生培训）为补充的临床医学人才培养体系。

2017 年 7 月，国务院办公厅发布关于深化医教协同进一步推进医学教育改革与发展的意见，提出本科临床医学类、中医学类专业逐步实现一本招生，严格控制医学院校本科临床医学类专业单点招生规模，提高生源质量。

7.1.1 高等医学教育

7.1.1.1 招生

1. 招生规模逐年扩大，扩招速度有所下降。2010~2016 年期间，全国高校医学专业继续扩大招生，每年平均增长 6.4%。除 2012 年外，最近 5 年医学专业招生速度明显高于同期高校总招生速度，医学专业所占比例有所提高（表 7-1）。2016 年全国高校医学专业招生数达 77.2 万人，比 2010 年增加 23.9 万人，每年扩招 4 万人左右。

2. 招生层次发生变化，大专比例提高。2010 年，全国医学专业研究生、本科、大专比例为 1:4:5，到 2016 年，这一比例变为 1:3:5。2016 年全国招收医学专业研究生 7.9 万人、本科 27.0 万人、大专 42.4 万人（表 7-2）。

表 7-1 全国普通高等学校医学专业招生数

	2010	2011	2012	2013	2014	2015	2016	6年增加数
招生总数（人）	7280599	7294190	7478009	7609711	7835310	7984249	8122494	841895
#医学专业	533618	589559	591683	630203	667367	706088	772408	238790
所占%	7.3	8.1	7.9	8.3	8.5	8.8	9.5	28.4
招生增长%	3.7	0.2	2.5	1.8	3.0	1.9	1.7	11.6
#医学专业	6.8	10.5	0.4	6.5	5.9	5.8	9.4	44.7

注：①本表数据由教育部提供；②招生数包括博士和硕士研究生、本科生及大专生，不含成人本专科生。

表 7-2 全国普通高等学校各层次医学专业招生数及构成

	2010	2011	2012	2013	2014	2015	2016
招生数（人）	544439	589559	591683	630203	668485	706088	772408
博士	7884	8110	8798	9090	9575	9600	10321
硕士	50551	52721	56070	57435	52735	65056	68322
本科	219549	217290	228294	238919	240758	247158	270173
大专	266455	311438	298521	324759	365417	384274	423592
构成（%）	100.0	100.0	100.0	100.0	100.0	100.0	100.0
博士	1.4	1.4	1.5	1.4	1.4	1.4	1.3
硕士	9.3	8.9	9.5	9.1	7.9	9.2	8.8
本科	40.3	36.9	38.6	37.9	36.0	35.0	35.0
大专	48.9	52.8	50.5	51.5	54.7	54.4	54.8
增长%	8.3	8.3	0.4	6.5	6.1	5.6	9.4
博士	2.6	2.9	8.5	3.3	5.3	0.3	7.5
硕士	5.7	4.3	6.4	2.4	-8.2	23.4	5.0
本科	8.2	-1.0	5.1	4.7	0.8	2.7	9.3
大专	9.1	16.9	-4.1	8.8	12.5	5.2	10.2

注：①本表数据由教育部提供，与表7-1不完全一致；②招生数不含成人本专科生。

2010 年以来，医学专业招生数总体以每年 6%~9% 的速度扩招，2012 年扩招 0.4% 为近 6 年最低，主要是大专生减招 4.1% 造成。其余各年份，大专生均以每年 5%~15% 的速度扩招；本科招生数 2015 年之前呈下降趋势，2015、2016 年又开始上升；硕士招生在 2015 年达到扩招高峰，扩招 23.4%；博士扩招速度较为平稳，年均增长 3% 左右。

3. 专业结构进一步调整，医学技术及护理学所占比例继续提高。《卫生事业发展"十二五"规划》提出，大力培养护理、药师、卫生应急、卫生监督、精神卫生、儿科医师等急需紧缺专门人才。

2016 年医学专业学科结构中，护理学占 34.9%，临床医学占 28.6%，医学技术和药学各占 11.8% 和 12.4%。与 2010 年相比，医学技术、护理学所占比例分别提高 1.4 个百分点、1.9 个百分点，临床医学和中医学所占比例分别下降 4.5 个百分点、2.0 个百分点，药学所占比例基本不变（表 7-3）。

从 2016 年各层次招生看，研究生仍维持以临床医学、药学、中医学专业为主；本科结构较为均衡，临床医学占 33.4%，中医学、药学、护理学、医学技术均在 10% 以上；护理学仍以专科为主（占 50.7%），专科学历中，临床医学占 19.2%，医学技术占 14.3%。2010 年以来未招收基础医学、中医学、口腔医学专科生。

表 7-3　普通高等学校各类医学专业招生数及构成

	合计		博士		硕士		本科		高职（专科）	
	2010	2016	2010	2016	2010	2016	2010	2016	2010	2016
招生数（人）	544439	772408	7884	10321	50551	68322	219549	270173	266455	423592
基础医学	3723	4581	836	1008	2519	2953	368	620	–	–
临床医学	179945	221255	4141	5973	28432	43822	84059	90255	63313	81205
医学技术	56793	91489	193	9	1298	11	17096	30877	38206	60592
口腔医学	7991	11432	218	301	1653	2308	6120	8823	–	–
公共卫生	10660	16301	307	430	2123	2948	8230	10567	–	2356
中医学	36695	36470	1063	955	4968	2881	30664	32634	–	–
药学	66098	95806	1108	1582	8442	11509	34020	42628	22528	40081
护理学	179500	269213	17	49	746	1848	37845	52561	140892	214755
其他	3034	25861	1	8	370	42	1147	1208	1516	24603
构成（%）	100.0	100.0	100.0	100.0	100.0	100.0	100.0	100.0	100.0	100.0
基础医学	0.7	0.6	10.6	9.8	5.0	4.3	0.2	0.2	–	–
临床医学	33.1	28.6	52.5	57.9	56.2	64.1	38.3	33.4	23.8	19.2
医学技术	10.4	11.8	2.4	0.1	2.6	0.0	7.8	11.4	14.3	14.3
口腔医学	1.5	1.5	2.8	2.9	3.3	3.4	2.8	3.3	–	–
公共卫生	2.0	2.1	3.9	4.2	4.2	4.3	3.7	3.9	–	3.9
中医学	6.7	4.7	13.5	9.3	9.8	4.2	14.0	12.1	–	–
药学	12.1	12.4	14.1	15.3	16.7	16.8	15.5	15.8	8.5	9.5
护理学	33.0	34.9	0.2	0.5	1.5	2.7	17.2	19.5	52.9	50.7
其他	0.6	3.3	0.0	0.1	0.7	0.1	0.5	0.4	0.6	5.8

注：①本表数字由教育部提供；②公共卫生包括预防医学，中医学包括中西医结合学，药学包括中药学，护理学包括中医护理学，其他包括法医学和卫生管理。

7.1.1.2　毕业生

1. 毕业生增长速度低于同期招生速度。2016 年，全国高校医学专业毕业人数达 67.2 万人，比 2010 年增加 18.8 万人，平均每年递增 3.1 万人。2010~2016 年全国医学毕业生以年均 5.6% 的速度递增，低于同期医学专业招生增长速度（6.4%），但高于同期高校毕业生总增长速度（3.6%）。高等医学专业毕业生占高校毕业生总数比重由 2010 年的 7.9% 提高到 2016 年的 8.9%，增加 1.0 个百分点（表 7-4）。

表7-4 全国普通高等学校医学专业毕业人数

	2010	2011	2012	2013	2014	2015	2016	6年增加数
毕业人数（人）	6137845	6511559	6733793	6900836	7129534	7321808	7569429	1431584
#医学专业	483611	493860	513676	559060	597998	626861	671910	188299
所占%	7.9	7.6	7.6	8.1	8.4	8.6	8.9	13.2
增长%	8.0	6.1	3.4	2.5	3.3	2.7	3.4	23.3
#医学专业	13.7	2.1	4.0	8.8	7.0	4.8	7.2	38.9

注：①本表由教育部提供；②招生数包括博士和硕士研究生、本科生及大专生，不含成人本专科生。

2. 层次结构发生变化，本科以上占比提高。2016年高校医学毕业生中，本科占34.9%，研究生以上占9.7%，大专占55.4%。与2010年比较，本科和研究生以上毕业生所占比例分别提高1.4个百分点和0.5个百分点，大专生所占比例下降1.8个百分点（表7-5）。

2010~2016年期间，全国医学博士生共毕业56054人，医学硕士生毕业人348760，占这期间内医学专业毕业生总数的10.3%。

表7-5 全国普通高等学校各层次医学专业毕业人数及构成

	2010	2011	2012	2013	2014	2015	2016
毕业人数（人）	484319	493860	513376	559000	596880	626861	671910
博士	6886	6991	7813	8228	8457	8586	9093
硕士	37833	42048	48188	50322	60891	53391	56087
本科	162401	168582	178085	192344	209748	223917	234751
大专	277199	276239	279290	308106	317784	340967	371979
构成（%）	100.0	100.0	100.0	100.0	100.0	100.0	100.0
博士	1.4	1.4	1.5	1.5	1.4	1.4	1.4
硕士	7.8	8.5	9.4	9.0	10.2	8.5	8.3
本科	33.5	34.1	34.7	34.4	35.1	35.7	34.9
大专	57.2	55.9	54.4	55.1	53.2	54.4	55.4
增长%	–	2.0	4.0	8.9	6.8	5.0	7.2
博士	–	1.5	11.8	5.3	2.8	-1.5	5.9
硕士	–	11.1	14.6	4.4	21.0	-12.3	5.0
本科	–	3.8	5.6	8.0	9.0	6.8	4.8
大专	–	-0.3	1.1	10.3	3.1	7.3	9.1

注：①本表数据由教育部提供，总计数与表7-4不完全一致；②招生数不含成人本专科生。

3. 毕业生专业结构变化不大。2010~2016年期间，各学科医学毕业生均有不同程度的增长，护理学、口腔医学和公共卫生专业增长速度略高于临床医学和中医学。2010~2016年期间，各学科医学毕业生占比变化不大。

各层次专业结构发生变化。高层次毕业生中，临床医学和药学比例增加；大专及本科生中，护理和医技占比提高。主要体现在：研究生中，临床医学所占比例提高21.3个百分点，中医学、医学技术分别下降了 16.1 和 4.7 个百分点；本科生中，护理学所占比例提高了 3.7 个百分点，药学占比下降 2.2 个百分点；大专毕业生中，医学技术提高 0.9 个百分点，临床医学占比下降 3.9 个百分点（表 7-6）。

表 7-6　普通高等学校各类医学专业毕业人数及构成

	合计		博士		硕士		本科		大专	
	2010	2016	2010	2016	2010	2016	2010	2016	2010	2016
毕业人数（人）	484319	671910	6886	9093	37833	56087	162401	234751	277199	371979
基础医学	2973	3233	664	772	2044	2156	265	305	–	–
临床医学	155396	208749	3605	5617	20038	36377	65777	92702	65976	74053
医学技术	43487	60713	145	13	1025	5	11998	16947	30319	43748
口腔医学	6159	9083	208	278	1228	2130	4723	6675	–	–
公共卫生	7385	11969	248	312	1448	2318	5689	7626	–	1713
中医学	28350	34679	1016	888	6093	2827	21241	30964	–	–
药学	56801	75176	982	1183	5652	9117	28214	35642	21953	29234
护理学	181191	252836	18	28	305	1122	23660	42847	157208	208839
其他	2577	15472	0	2	0	35	834	1043	1743	14392
构成（%）	100.0	100.0	100.0	100.0	100.0	100.0	100.0	100.0	100.0	100.0
基础医学	0.6	0.5	9.6	8.5	5.4	3.8	0.2	0.1	–	–
临床医学	32.1	31.1	52.4	61.8	53.0	64.9	40.5	39.5	23.8	19.9
医学技术	9.0	9.0	2.1	0.1	2.7	0.0	7.4	7.2	10.9	11.8
口腔医学	1.3	1.4	3.0	3.1	3.2	3.8	2.9	2.8	–	–
公共卫生	1.5	1.8	3.6	3.4	3.8	4.1	3.5	3.2	–	0.5
中医学	5.9	5.2	14.8	9.8	16.1	5.0	13.1	13.2	–	–
药学	11.7	11.2	14.3	13.0	14.9	16.3	17.4	15.2	7.9	7.9
护理学	37.4	37.6	0.3	0.3	0.8	2.0	14.6	18.3	56.7	56.1
其他	0.5	2.3	0.0	0.0	0.0	0.1	0.5	0.4	0.6	3.9

注：①本表数字由教育部提供；②公共卫生包括预防医学，中医学包括中西医结合学，药学包括中药学，护理学包括中医护理学，其他包括法医学和卫生管理等。

7.1.2　中等医学教育

7.1.2.1　招生

1. 医学中专招生规模逐年下降。统计数据显示，2010~2016 年期间，全国中等专业学校持续缩减招生规模，6 年共减招了 118.0 万人，年均减招 5.5%。医学中专招生数 6 年来共缩减 33.5 万人，年均减招 15.3%，其中 2016 年减招幅度最大。医学专业中专招生数占中专招生总数的比例由 2010 年的 13.5% 降低到 2016 年的 7.9%（表 7-7）。

表 7-7 中等职业学校医学专业招生及毕业人数

	2010	2011	2012	2013	2014	2015	2016	6 年增加数
中专招生数（人）	4327210	4035364	3831753	3577307	3338195	3246214	3147092	-1180118
#医学专业	582799	530467	513420	519612	488066	414322	248178	-334621
所占%	13.5	13.1	13.4	14.5	14.6	12.8	7.9	12.9
招生增长%	-	-6.7	-5.0	-6.6	-6.7	-2.8	-2.8	-25.0
#医学专业	-	-9.0	-3.2	1.2	-6.1	-15.1	-15.1	-28.9
中专毕业人数	3134495	3233244	3369442	3530405	3377791	3172560	2986864	-147631
#医学专业	435870	504644	534092	500063	452132	421711	259817	-176053
所占%	13.9	15.6	15.9	14.2	13.4	13.3	8.7	13.6
毕业生增长%	-	3.2	4.2	4.8	-4.3	6.1	-6.1	-4.7
#医学专业	-	15.8	5.8	-6.4	-9.6	-6.7	-38.4	-40.4

注：①本表数字由教育部提供；②中等职业学校包括普通中专和成人中专，不含职高和技校学生。

2. 医学中专以招收护理及助产专业为主。从 2016 年医学专业结构看，护理及助产占 67.4%，药剂及中药占 13.6%，医学技术占 8.8%，农村医学占 4.2%，中医及民族医占 4.2%。与 2010 年比较，医学技术所占比例提高 2.7 个百分点、药剂及中医药提高 1.4 个百分点、中医及民族医提高 0.4 个百分点、卫生信息管理提高 0.1 个百分点，其他专业所占比例均在下降（表 7-8）。

表 7-8 中等职业学校医学专业各学科招生、毕业人数及构成

	招生数		构成（%）		毕业人数		构成（%）	
	2010	2016	2010	2016	2010	2016	2010	2016
总计	582799	403283	100.0	100.0	435870	404121	100.0	100.0
医药卫生类	1505	-	0.3	-	4846	-	1.1	-
护理及助产	396266	271977	68.0	67.4	281651	281661	64.6	69.7
农村医学	29946	16746	5.1	4.2	14702	21820	3.4	5.4
卫生保健	4810	673	0.8	0.2	2586	1129	0.6	0.3
医学技术	35500	35648	6.1	8.8	28651	27790	6.6	6.9
#医学影像技术	6414	7021	1.1	1.7	3893	7021	0.9	1.7
医学检验技术	11117	10232	1.9	2.5	9135	10232	2.1	2.5
口腔工艺技术	8973	5186	1.5	1.3	10524	5186	2.4	1.3
药剂及中药	71126	54978	12.2	13.6	53963	51739	12.4	12.8
中医及民族医	22308	16836	3.8	4.2	19548	13185	4.5	3.3
人口与计划生育管理	4897	116	0.8	0.0	5939	455	1.4	0.1
卫生信息管理	283	293	0.0	0.1	702	400	0.2	0.1
医药卫生财会	378	149	0.1	0.0	487	0	0.1	0.0
其他	15780	5867	2.7	1.5	22795	5942	5.2	1.5

注：护理包括助产士及中医护理，其他主要指医药卫生新专业。

7.1.2.2　毕业生

1. 毕业人数增速回落，2013 年后逐年递减。受"十一五"和"十二五"中专减招的影响，2010~2016 年全国医学中专毕业生增速回落，从 2011 年的增长 15.8%降至 2012 年的 5.8%，2013 年开始毕业生人数逐年递减。医学中专毕业生占中专毕业总数的比例同样下降。按 4 年学制推算，2016 年毕业人数应为 51.3 万人（2012 年招生数），实际毕业 26.0 万人，考虑到深造原因外，还有一部分中专生未毕业。

2. 毕业生学科结构发生变化，护理及助产专业占比近 70%。从 2016 年医学毕业生专业结构看，护理及助产占 69.7%，药剂及中药占 12.8%，医学技术占 6.9%，农村医学占 5.4%，中医及民族医占 3.3%。与 2010 年比较，护理所占比例提高了 5.1 个百分点，农村医学提高了 2.0 个百分点，中医及民族医下降 1.2 个百分点，医学技术上升 0.3 个百分点，药剂及中药比例上升 0.4 个百分点（表 7-8）。

7.2　毕业后医学教育

7.2.1　住院医师规范化培训

住院医师规范化培训是指高等院校医学类（含临床医学、口腔医学、中医学和中西医结合等）专业本科及以上学历毕业生，在完成院校医学教育之后，以住院医师的身份在认定的培训基地接受以提高临床能力为主的系统性、规范化培训。其目的是为各级医疗机构培养具有良好的职业道德、扎实的医学理论知识和临床技能，能独立、规范地承担本专业常见多发疾病诊疗工作的临床医师。住院医师规范化培训是毕业后医学教育的重要组成部分，是培养合格临床医师的必由之路。

我国医药卫生人才队伍相对年轻，卫生人力总体水平不高，毕业后教育与继续医学教育尤为重要。我国住院医师培训始于 1921 年，当时借鉴美国等发达国家和地区的住院医师培训模式，进行了将近一个世纪的探索和实践，积累了宝贵的经验。住院医师规范化培训分为面向社区卫生服务机构和乡镇卫生院的全科医师规范化培训和面向县级医院的专科方向住院医师规范化培训。

2007 年起，原卫生部先后公布了全国 12 个省（自治区、直辖市）100 家医院 34 个试点专科共 1099 个基地作为全国开展专科医师培训工作的试点基地。

全科医师规范化培训对象为高等院校医学专业本科毕业后拟从事社区卫生服务工作的医师，培训时间为 4 年，考试合格者发给全科医师规范化培训合格证书。2010 年 3 月，原卫生部会同国家发展改革委等 6 部委印发了《以全科医生为重点的基层医疗卫生队伍建设规划》，提出要逐步建立有中国特色的基层医疗卫生队伍建设制度，在三年内培养 6 万名全科医生，基本实现城市每万名居民有 1~2 名全科医生，农村每个乡镇卫生院有 1 名全科医生。

根据医药卫生体制五项重点改革年度主要工作安排，2010 年启动首批全科方向的住院医师规范化培训，安排 1.5 万名基层医疗卫生机构在岗人员进行全科医生转岗培训。各省实际安排 1.66 万人参加全科医生转岗培训。2013 年，国家卫生计生委等 7 部门印发《关于建立住院医师规范化培训制度的指导意见》，提出要全面实施住院医师规范化培训，建立专科医师规范化培训制度，开展助理全科医生培训，积极开展面向农村基层的订单定向免费医学教育。2014 年，国家卫生计生委先后印发《住院医师规范化培训管理办法（试行）》《住院医师规范化培训基地认定标准（试行）》和《住院医师规范化培训内容与标准（试行）》等系列配套文件，初步构建起住院医师规范化培训政策体系。通过分级分层、各负其责、上下联动，基本形成了"政府主导、部门协同、行业牵头、多方参与"的管理格局。2015 年，制定《关于开展专科医师规范化培训制度试点的指导意见》（国卫科教发〔2015〕97 号），提出开展专科医师规范化培训制度试点，对培训对象、培训基地、培训模式、考核、试点地区人事管理、待遇保障等作出规定。

2014 年以来，我国累计招收住院医师接近 20 万名，并计划在"十三五"期间招收超过 40 万名参加规范化培训。2016 年近 80% 的本科临床医学毕业生已进入住院医师规范化培训渠道，与制度实施前的 20% 相比大幅提升。开展住院医师规范化培训的省份由 2013 年的 27 个增加到全覆盖。

目前，各省（区、市）全面启动住院医师规范化培训，鼓励有条件的地区在确保培训质量的基础上加快推进。近两年来，中央财政在住院医师规范化培训工作共投入 126 亿元，每人每年补贴 3 万元，每家住培基地补贴 500 万元。2014 年第一批已经认定了 559 家基地，涉及临床医学、口腔医学和中医学的 36 个专业；到 2020 年，将在全国范围内基本建立住院医师规范化培训制度，所有未取得《住院医师规范化培训合格证书》的新进医疗岗位的本科及以上学历临床医师均须接受住院医师规范化培训。

7.2.2 全科医师规范化培训

为了解决基层医疗人才匮乏，国家特别针对全科医生培养出台了系列政策举措，先行推动全科医生制度建设，我国在 20 世纪 80 年代后期才从国外引入全科医学的概念，主要承担基层的预防保健、常见病多发病的诊疗和转诊、病人康复、慢病管理和健康管理等一体化服务。1988 年，原卫生部颁发《全科医师规范化培训试行办法》和《全科医师规范化培训大纲》；2006 年，全科成为原卫生部专科医师培训试点的一个专科；2011 年，国务院印发《关于建立全科医师制度的指导意见》，提出将全科医生培养逐渐规范为"5+3"模式，即先接受 5 年的临床医学（含中医学）本科教育，再接受 3 年的全科医生规范化培训；2012 年，原卫生部颁布针对医学本科毕业生的全科医生规范化培训标准等配套文件；2010~2013 年，国家发改委累计投入 60 多亿元支持全国 398 家医院的全科专业基地基础设施建设，2013 年财政投入 10 亿元支持部分全科专业基地开展培训能力建设。2010~2013 年，全国全科专业住院医师规范化培训总计招收 1.3 万人，年均 3250 人。住院医师规范化培训制度实施后，全科专业招收数量逐年增长，2015 年较 2014 年增长 78%。2016 年招收了 8000 多人，占招收总数比例达到 12.1%（表 7-9）。

近几年，国家加强对中西部地区城市社区卫生人员的培训，通过对全科医生骨干、全科医生、社区护士以及其他卫生技术人员的岗位培训，提高城市社区卫生服务能力。至 2016 年，政府认定全科医生规范化培训基地 393 个，利用中央专项资金开展全科医生转岗培训、全科规范化培训和社区卫生人员全科医学岗位培训。

我国近些年来通过多种渠道加大全科医生培养力度。全科医生转岗培训自 2010 年来，已培训全科医生 10 万人以上。农村订单定向免费培养自 2010 年来，已为中西部地区农村乡镇卫生院招收近 3.8 万名拟从事全科医疗工作的本科临床医学生。助理全科医生培训自 2016 年启动实施，为经济欠发达地区农村基层培训助理全科医生 5000 人。自 2013 年来，共培训全科师资 1.7 万名。

截至 2016 年底，取得全科医生培训合格证的人数达 209083 人，其中：医院 34654 人，社区卫生服务中心（站）78337 人，乡镇卫生院 92791 人。

表 7-9　2014~2016 年住院医师招收人数

	2014 年	2015 年	2016 年
住院医师规范化培训招生人数（人）	53738	70484	71447
其中：全科医师规范化培训人数（人）	4440	8071	8637
全科医师培训招收占住院医师规范化培训招收比重（%）	8.3	11.5	12.1

注：本表数字由科教司提供。

7.3 继续医学教育

继续医学教育是为适应医学技术发展和实际需要的，以学习新理论、新知识、新技术、新方法为主的终身职业教育，培训对象是完成毕业后医学教育培训或具有中级以上专业技术职务的卫生技术人员。继续医学教育实行学分制，继续医学教育对象每年都应参加本专业相关的继续医学教育活动，学分数不低于 25 学分其中 I 类学分 5～10 学分，II 类学分不低于 15～20 学分。省、自治区、直辖市级医疗卫生单位、三级医院和一级防保机构的继续医学教育对象，五年内必须通过参加国家级继续医学教育项目获得 10 学分。两类学分不可相互替代。

《卫生部关于加强"十二五"期间继续医学教育工作的指导意见》要求，"十二五"期间，各地卫生行政部门应打破行政隶属关系和所有制界限，将村卫生室、非公立医疗机构等各级各类医疗卫生机构全部纳入继续医学教育实施范围。各级卫生行政部门、各级各类医疗卫生机构要面向全员开展包含医学伦理、人际沟通等内容在内的职业综合素质教育，推行以岗位胜任能力为核心分专业分层次专业培训，初级人员着重培养独立正确处理本专业常见问题的能力，规范履职行为，中级及以上人员着重巩固和提高正确处理复杂疑难问题的专业技术能力。教育和培训内容作为卫生技术人员继教学分达标考核的必备内容。

7.3.1 农村基层卫生人员培训

为提高农村卫生服务队伍技能水平，原卫生部制定了《关于加强农村卫生人才培养和队伍建设的意见》、《乡镇卫生院卫生技术人员培训暂行规定》、《乡村医生在岗培训基本要求》等政策文件。要求乡镇卫生院卫生技术人员每 5 年至少到上级医疗卫生机构进修 1 次时间不少于 3 个月，乡村医生每 2 年参加集中培训时间不得少于 100 学时。

根据医药卫生体制五项重点改革年度主要工作安排，2010～2016 年期间共安排乡镇卫生院人员在岗培训 255 万人次。若按照每人培训 1 次计算，乡镇卫生院人员在岗培训比例达 30% 左右，社区卫生机构人员培训比例达 50% 左右。各地实际培训人次数大大超过国家安排任务数。

根据卫生统计年报，2010～2016 年期间，全国县级医院、乡镇卫生院分别派出 21.6 万人、19.5 万人到上级医院进修，脱产学习半年以上（表 7-10）。

表 7-10 2010~2016 年全国基层医疗卫生机构培训进修情况

	2010	2011	2012	2013	2014	2015	2016	6 年累计
当年在岗培训人次数（人次）								
社区卫生服务机构人员	165640	210034	233203	284421	299297	324220	320442	1837257
乡镇卫生院人员	271440	320557	374149	381675	406183	395905	401873	2551782
进修半年人数（人次）								
县级医院	23000	26220	29232	31091	34419	35414	36663	216039
乡镇卫生院	24450	29273	28852	28506	29479	28500	26290	195350
社区卫生服务中心（站）	6825	6987	6824	6883	11707	7257	5821	52304

注：当年在岗培训人次数、进修半年人数系卫生统计年报数。

7.3.2 社区卫生人才培训

2010 年，卫生部印发《关于加强卫生人才队伍建设的意见》，其中指出，要大力开展社区卫生人员岗位培训，用 3 年时间，培训城市社区卫生服务机构医疗卫生人员 16 万人次。实施以全科医生为重点的基层医疗卫生队伍建设规划。同时，鼓励公立医院高中级医疗卫生技术人员定期到社区卫生服务机构提供技术指导和服务。鼓励非全科医学专业的主治医师、副主任医师经过全科医师培训转为社区全科医师。凡到城市社区卫生服务机构工作的医师和护师，可提前一年参加全国卫生专业技术中级资格考试。

卫生统计年报数据显示，2010~2016 年期间共安排城市社区卫生服务机构人员在岗培训 183.7 万人次，社区卫生服务中心（站）共派出 5.2 万人到上级医院接受半年以上进修学习。

本章小结：

1. 2010~2016 年期间，我国医学学历教育持续高速发展。主要体现在：

（1）医学专业毕业生增长速度高于同期毕业生总增长速度。2010~2016 年期间，全国高校医学专业毕业生年均增长 5.6%（3.1 万人），高于同期高校毕业生总增长速度（3.6%）。高等医学专业毕业生占高校毕业生总数比重由 2010 年的 7.9% 提高到 2016 年的 8.9%。

（2）高校医学毕业生专业结构变化不大，各层次毕业生专业结构发生调整。研究生中，临床医学所占比例提高 21.3 个百分点，中医学、医学技术分别下降了 16.1 和 4.7 个百分点；本科生中，护理学所占比例提高了 3.7 个百分点，药学占比下降 2.2 个百分点；大专毕业生中，医学技术提高 0.9 个百分点，临床医学占比下降 3.9 个百分点。

（3）中等医学教育招生规模逐年下降。2010~2016 年期间，全国中等专业学校医学专业持续缩减招生规模，医学中专 6 年共减招了 33.5 万人，年均减招 15.3%。

（4）中等职业学校招生专业结构得到微调，但仍以护理和助产为主。医学专业结构中，除医学技术所占比例提高 2.7 个百分点、中医及民族医提高 0.4 个百分点外，其他专业所占比例均在下降。

2. 着力加强继续医学教育，基层卫生服务能力得到提升。安排乡镇卫生院人员在岗培训 255 万人次；全国县级医院、乡镇卫生院分别派出 21.6 万人、19.5 万人到上级医院进修，脱产学习半年以上；安排城市社区卫生服务机构人员在岗培训 183.7 万人次。社区卫生服务中心（站）共派出 5.2 万人到上级医院接受半年以上进修学习。

第八章 卫生人力准入

为提高卫生队伍业务素质，杜绝非卫生专业人员进入卫生队伍，我国从 90 年代开始对医师、护士和乡村医生实行执业准入制度。国家先后颁布了《中华人民共和国执业医师法》、《乡村医生从业管理条例》、《护士条例》，提出要建立医师、护士执业资格准入考试和注册制度，鼓励乡村医生申请参加国家医师资格考试。医师和护士通过资格考试后，可以申请注册并按照注册的执业地点、执业类别、执业范围执业。未经注册不得从事执业活动。通过二十几年的努力，我国医务人员已基本实现专业化和规范化。

8.1 医师准入

《中华人民共和国执业医师法》规定，国家实行医师资格考试制度和执业注册制度。1999 年原卫生部颁布了《医师资格考试暂行办法》，明确医师资格考试实行国家统一考试，每年举行 1 次，考试合格者颁发医师资格证书。

医师资格考试分为执业医师资格考试和执业助理医师资格考试。申请执业医师资格考试的条件主要有三项：第一，具有高等学校医学专业本科以上学历，在执业医师指导下，在医疗、预防、保健机构中试用期满一年；第二，取得执业助理医师执业证书后，具有高等学校医学专科学历，在医疗、预防、保健机构中工作满二年；第三，取得执业助理医师执业证书后，具有中等专业学校医学专业学历，在医疗、预防、保健机构中工作满五年。

2010~2016 年期间累计 173.7 万名考生通过医师资格考试，其中：执业医师占 67.4%，执业助理医师占 32.6%（表 8-1）。

表 8-1 医师资格考试通过人数（人）

	2010	2011	2012	2013	2014	2015	2016	6 年累计
合计	217813	247598	235602	227703	264102	275164	269068	1737050
执业医师	141051	151436	157046	152721	185772	186924	196657	1171607
执业助理医师	76762	96162	78556	74982	78334	88240	72411	565447

《执业医师法》规定，取得医师资格者可向县级以上卫生行政部门申请注册、获得医师执业证书方可从事医疗活动，未取得执业证书不得从事医师执业活动。

2000 年起，对医疗卫生机构申请执业的医师发放《医师执业证书》，截至 2016 年底，全国累计 417.0 万人取得了医师执业证书，其中：执业医师 339.4 万人，占 81.4%；执业助理医师 77.6 万人，占 18.6%。登记注册的执业医师中，临床类别 243.5 万人，占 71.8%；口腔类别 17.3 万人，占 5.1%；公共卫类别 15.6 万人，占 4.6%；中医类别 62.9 万人，占 18.5%。执业助理医师构成差异不大，临床、公卫类别所占比例略有下降，口腔类别占比略有上升（表 8-2）。

需要指出的是，执业注册医师数系历年累计证书发放数，并未对不再执业的医师（退休、退职或调离等）进行注销登记。

表 8-2　各地区登记注册的执业（助理）医师数及构成

	合计	临床	口腔	公共卫生	中医
合计（人）	4169667	2979962	231212	186612	771861
执业医师	3393518	2435390	173036	155857	629233
执业助理医师	776149	544572	58176	30755	142628
构成（%）	100.0	71.5	5.5	4.5	18.5
执业医师	100.0	71.8	5.1	4.6	18.5
执业助理医师	100.0	70.2	7.5	4.0	18.4

从各地区执业医师的登记注册构成看，东部、中部、西部地区分别占 45.4%、29.0%、25.6%（表 8-3），与医疗卫生机构在岗执业医师的地区分布构成基本一致。

表 8-3　各地区登记注册的执业（助理）医师数及构成

	合计	临床	口腔	公共卫生	中医
执业医师（人）	3393518	2435390	173036	155857	629233
东部	1540881	1121159	89861	72891	256970
中部	982875	714568	45017	39567	183721
西部	869762	599663	38158	43399	188542
构成（%）	100.0	100.0	100.0	100.0	100.0
东部	45.4	46.0	51.9	46.8	40.8
中部	29.0	29.3	26.0	25.4	29.2
西部	25.6	24.6	22.1	27.8	30.0
执业助理医师（人）	776149	544572	58176	30755	142628
东部	293243	203925	27674	14047	47596
中部	270284	196154	19989	8652	45489
西部	212622	144493	10513	8056	49543
构成（%）	100.0	100.0	100.0	100.0	100.0
东部	37.8	37.4	47.6	45.7	33.4
中部	34.8	36.0	34.4	28.1	31.9
西部	27.4	26.5	18.1	26.2	34.7

8.2 护士准入

1994 年，原卫生部颁布实施《中华人民共和国护士管理办法》，建立了护士准入制度。2003 年起，护士执业考试与护理专业初级（护士）资格考试并轨，考试合格者在取得护士职称的同时获得执业资格。

2008 年 1 月，国务院颁布实施《护士条例》。同年 5 月原卫生部颁布《护士执业注册管理办法》，规定护士经执业注册取得《护士执业证书》后，方可按照注册的执业地点从事护理工作，未取得证书者不得从事诊疗技术规范规定的护理活动。省级卫生行政部门负责本行政区域的护士执业注册管理工作。

截至 2016 年底，卫生计生行政部门累计登记注册的护士 482.3 万人，其中：从事临床护理工作占 94.5%，从事行政管理工作占 1.1%，从事预防保健工作占 1.1%。

登记注册护士数的地区分布与医师登记注册的地区分布基本一致，41.6% 集中在东部（表8-4）。

表 8-4 卫生行政部门登记注册护士数

	人数（万人）	构成（%）
合计	482.3	100.0
临床护理	455.9	94.5
护理行政管理	5.1	1.1
护理教育	0.4	0.1
预防保健	5.5	1.1
其他	15.4	3.2
按地区分	482.3	100.0
东部	200.7	41.6
中部	148.8	30.9
西部	132.8	27.5

注：本表数据截至 2016 年底。下表同。

8.3 乡村医生准入

为加强乡村医生从业管理，2003 年国务院颁布《乡村医生从业管理条例》，2004 年起实行乡村医生执业注册制度。取得"乡村医生证书"和中等以上医学专业学历、或在村卫生室连续工作 20 年以上、或接受培训取得合格证书的人员，可向县级卫生局申请乡村医生执业注册，取得"乡村医生执业证书"后，方可继续在村卫生室行医。2011 年国务院印发《关于进一步加强乡村医生队伍建设的指导意见》，严格乡村医生执业资格，加强准入管理，规定乡村医生必须具有乡村医生执业证书或执业（助理）医师证书，并在卫生行政部门注册并获得相关执业许可。在村卫生室从事护理等其他服务的人员也应具备相应的合法执业资格。县级卫生行政部门要严格按照执业医师法和《乡村医生从业管理条例》等有关法律法规，进行乡村医生的准入管理。

通过职业培训和学历教育，我国乡村医生的业务素质得到提高。2016 年底，全国乡村医生和卫生员共有 100.03 万人，其中：取得执业证书的乡村医生 93.3 万人，占 93.3%；卫生员（未取得乡村医生执业证书）6.7 万人，占 6.7%。与 2010 年比较，获得证书的乡村医生减少 9.9 万人，一个原因是部分乡村医生通过参加医师资格考试转为执业（助理）医师（表 8-5）。

从 20 世纪 90 年代后期开始，一些地区提高村卫生室人员准入门槛，鼓励执业（助理）医师到村卫生室工作。同时，鼓励符合条件的乡村医生申请参加医师资格考试，考试合格者发放医师执业证书。截至 2016 年底，全国共有 32.0 万执业（助理）医师在村卫生室工作，占村卫生室人员总数的占 22.3%；注册护士 11.6 万人，占 8.1%。与 2010 年相比，分别提高 8.9 个百分点、6 个百分点。

表 8-5　全国乡村医生和卫生员数及构成

	2010	2011	2012	2013	2014	2015	2016
乡村医生与卫生员	1091863	1126443	1094419	1081063	1058182	1031525	1000324
乡村医生	1031828	1060548	1022869	1004502	985692	962514	932936
卫生员	60035	65895	71550	76561	72490	69011	67388
构成（%）	100.0	100.0	100.0	100.0	100.0	100.0	100.0
乡村医生数	94.5	94.2	93.5	92.9	93.1	93.3	93.3
卫生员	5.5	5.8	6.5	7.1	6.9	6.7	6.7

2010~2016 年期间，村卫生室队伍中，乡村医生数从 2011 年起逐年下降，执业（助理）医师和注册护士一直在增加，主要是一部分乡村医生通过考试转为执业（助理）医师或注册护士（图 8-1）。

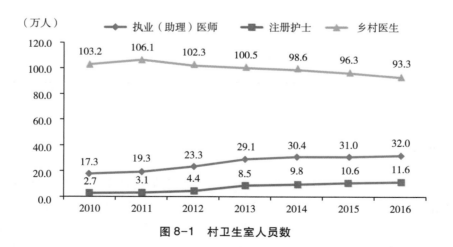

图 8-1　村卫生室人员数

本章小结：

1. 医师严格实行资格考试和执业准入制度。2010~2016 年期间，全国累计 173.7 万人通过医师资格考试。2016年，通过执业医师考试者19.7万人，通过执业助理医师考试者7.2万人。2016年登记注册的执业医师339.4万人、执业助理医师77.6万人。

2. 实施护士执业注册登记制度，进一步规范护理行为。2008年，国家颁布了《护士条例》和《护士执业注册管理办法》，2009年起统一实行护士执业注册登记制度。截至2016年底，累计登记注册的护士数为482.3万。

3. 加强村卫生室从业人员准入管理。截至2016年底，全国取得"乡村医生"证书者93.3万人。同时，国家鼓励符合条件的乡村医生申请参加医师资格考试，鼓励执业（助理）医师到村卫生室工作。2016年底，在村卫生室工作的执业（助理）医师已达32.0万人。通过准入管理，提高了村卫生室人员的服务能力和水平。

第 三 部 分

卫生人力政策回顾

第九章　卫生人力政策回顾

本章围绕卫生人力资源管理的主要环节，总结分析中国卫生人力教育培养、编制管理、岗位管理、聘用制、职称制度、绩效考核、卫生人员流动以及法制化建设等方面的政策与改革进展。

9.1　卫生人力培养

9.1.1　医学院校教育

改革开放以来，医学教育较好地遵循了教育规律和医学教育特点，得到快速发展。20 世纪 90 年代末期，加快了以高校联合、合并、合作为主要形式的高等教育体制改革步伐，医学院校与综合大学合并是重要内容。到 2002 年底，有 50 余所医学院校并入综合大学，到 2003 年底，共有医学院校 144 所，其中综合大学医学院 57 所，独立设置的普通高等医学院校 87 所。中国高等医学教育的专业设置经历了一个从少到多，又从多到逐步减少的过程。

新中国成立初期，医药类专业只有几种，到 1986 年，医药本科专业达到 48 种。随着专业数量越来越多，专业面越来越窄，学生过早分科化培养，知识面较窄，毕业后的临床工作适应性差。为了拓宽专业面，增强医学生的适应能力，国家 1993 年和 1998 年进行了两次较大规模的专业设置调整，较大幅度地减少和合并了医学类专业，现在国家正式颁布培养临床医师的专业有：临床医学、麻醉学、医学影像学、口腔学、放射医学、医学检验学等。

1988 年，国家教育委员会决定将我国高等医学教育的学制逐步规范为 3、5、7 年制，即修业 3 年，不授予学位的医学专科教育；修业 5 年，授予医学学士学位的医学本科教育；修业 7 年，授予医学硕士学位的医学研究生教育。

2014 年，教育部会同国家卫生计生委、国家中医药管理局、国家发展改革委、财政部、人社部联合印发了《关于医教协同深化临床医学人才培养改革的意见》，提出 2015 年起，将七年制临床医学专业招生调整为"5+3"一体化临床医学人才培养模式，加快构建以"5+3"（5 年临床医学本科教育+3 年住院医师规范化培训或 3 年临床医学硕士专业学位研究生教育）为主体、以"3+2"（3 年临床医学专科教育+2 年助理全科医生培训）为补充的临床医学人才培养体系。

2017 年 7 月，国务院办公厅发布关于深化医教协同进一步推进医学教育改革与发展的意见，提出本科临床医学类、中医学类专业逐步实现一本招生，严格控制医学院校本科临床医学类专业单点招生规模，提高生源质量。同时，中职层次农村医学、中医专业要逐步缩减初中毕业生招生规模，根据行业需求，严格控制高职（专科）临床医学专业招生规模，稳步发展医学类本科教育，提升医学专业学历教育层次。深化院校医学教育改革，推动基础与临床融合、临床与预防融合，提升医学生解决临床实际问题的能力。

9.1.2　毕业后医学教育

毕业后医学教育是医学教育体系的专业能力培养阶段，要完成医学人才的专业能力培训。中国的毕业后医学教育主要包括住院医师规范化培训和专科医师规范化培训。

为加强临床住院医师规范化培训，培养合格的临床医学人才，1993 年，原卫生部制定临床住院医师规范化培训试行办法，规定培训对象是医学本科毕业后从事临床工作的住院医师。凡具有原卫生部《综合医院分级管理标准》（试行草案）规定的二级甲等以上（含二级甲等）条件的医院可以二级学科为单位，申请作为临床住院医师的培训基地。培训时间为 4~6 年，分两阶段进行。1995年 10 月，原卫生部下发了《临床住院医师规范化培训大纲》，包括内科、外科、妇产科、儿科、传染科、眼科、耳鼻喉科、口腔科、皮肤科、麻醉科等 10 个临床学科的培训实施细则。

在总结各地经验的基础上，2013 年，国家建立了全国统一的住院医师规范化培训制度，对医学专业毕业生在完成医学院校教育之后，在认定的培训基地接受以提高临床能力为主的系统性、规范化培训，并对招收对象、培训模式、培训招收、培训基地、培训内容和考核认证等方面的政策性安排，"5+3"是住院医师规范化培训的主要模式。到 2020 年，基本建立住院医师规范化培训制度，所有新进医疗岗位的本科及以上学历临床医师均接受住院医师规范化培训。

2014 年，国家卫生计生委印发《住院医师规范化培训管理办法（试行）》、《住院医师规范化培训基地认定标准（试行）》和《住院医师规范化培训内容与标准（试行）》，对我国住院医师规范化培训基地资质、培训内容、培训方法等做出明确规定。

根据 2017 年国务院办公厅关于深化医教协同进一步推进医学教育改革与发展的意见，落实并加快完善住院医师规范化培训制度，健全临床带教激励机制，加强师资队伍建设，严格培训过程管理和结业考核，持续加强培训质量。同时，增补建设一批住院医师规范化培训基地，2020 年前基本满足行业需求和人才培养需要。

9.1.3 继续医学教育

为了适应日新月异的新技术的挑战和社会发展的需要，针对国家继续医学教育和卫生技术队伍的现状，原卫生部从 1988 年起开始继续医学教育制度化建设工作，其目的是通过强有力的制度和措施，促进卫生技术人员学习，提高卫生技术人员的素质。1991 年，原卫生部颁布了我国第一部继续医学教育法规——《继续医学教育暂行规定》，明确提出我国继续医学教育实行学分制。2000 年原卫生部制定了《继续医学教育规定（试行）》，规定继续医学教育对象是完成毕业后医学教育培训或具有中级及以上专业技术职务从事卫生技术工作的人员，明确了继续医学教育的组织管理、内容与形式、考核登记和评估办法。原卫生部和省级卫生行政部门定期将认可的继续医学教育项目按学科专业分类提前公布，供各地卫生技术人员选择参加。继续医学教育实行学分制，继续医学教育对象每年都应参加与本专业相关的继续医学教育活动，学分数不低于 25 学分。

2006 年 9 月，原卫生部印发《继续医学教育"十一五"规划》，提出"十一五"期间，县级以上医疗卫生单位开展继续医学教育的覆盖率达到 90%，乡镇卫生院达到 60%；开展继续医学教育项目活动学科专业覆盖全部二级学科；继续医学教育对象获取学分的达标率达到 90%（西部、边远地区达 60% 以上）；全国至少有 60% 的省（市）全面实施计算机网络管理，并采用远程教育手段开展继续医学教育活动。

按照原卫生部《关于加强"十二五"期间继续医学教育工作的指导意见》要求，国家修订了《国家级继续医学教育项目申报、认可办法》、《继续医学教育学分授予与管理办法》、《国家级继续医学教育基地认可标准及管理试行办法》等管理规定，全面加强继续医学教育质量监控，完善继续医学教育申报、评审、项目公布和电子学分证书管理系统。至 2013 年底，继续医学教育二级学科覆盖率和卫生技术人员继续医学教育覆盖率均达到或超过 100%。

2017 年国务院办公厅关于深化医教协同进一步推进医学教育改革与发展的意见提出，强化全员继续医学教育，健全终身教育学习体系。以基层为重点，以岗位胜任能力为核心，围绕各类人才执业发展需求，分层分类制定继续医学教育指南，遴选开发优质教材，健全继续教育基地网络，开展有针对性的教育培训活动。

9.1.4 其他卫生人才培训

在院校医学教育、毕业后医学教育、继续医学教育这三个主要卫生专业技术人才培养环节之外，还存在各种形式的卫生人才培训，如全科医师规范化培训、乡镇卫生院卫生技术人员培训、乡村医生培训等，这些培训是卫生人才培养的重要方式和有益补充。①全科医师规范化培训。培训对象为高等院校医学专业本科毕业后拟从事社区卫生服务工作的医师。培训时间为 4 年（共 48 个月），培训内容按《全科医师规范化培训大纲（试行）》要求，分理论学习、医院轮转、社区实践三阶段进行。培训对象完成三个阶段的培训任务，考试考核合格者，经省级卫生行政部门审核后，发给原卫生部统一印制的全科医师规范化培训合格证书。1999 年，原卫生部制定了《全科医师规范化培训大纲（试行）》和《全科医师岗位培训大纲（试行）》，对培训目标、培训方法、培训考核等提出了明确要求。②乡镇卫生院卫生技术人员培训。2004 年原卫生部制定《乡镇卫生院卫生技术人员培训暂行规定》，要求乡镇卫生院卫生技术人员每 5 年至少到上级医疗卫生机构进修一次，时间不少于 3 个月。2010 年，国家发改委、原卫生部等 6 部门联合印发《以全科医生为重点的基层医疗卫生队伍建设规划》，提出三年内乡镇卫生院培训医疗卫生（含中医）人员 36 万人次。③乡村医生培训。2004 年，原卫生部制定《乡村医生在岗培训基本要求》，对乡村医生的医德医风、业务等方面提出了培训要求，并且规定乡村医生在岗培训实行登记考核制度，乡村医生每 2 年参加集中培训时间不得少于 100 学时。2010 年《以全科医生为重点的基层医疗卫生队伍建设规划》提出三年内培养乡村医生（含中医）137 万人次。④全科医生转岗培训。2010 年，原卫生部印发《关于开展基层医疗卫生机构全科医生转岗培训工作的指导意见（试行）》，对全科医生转岗培训的指导思想、基本原则、工作目标和内容，以及保障措施做了规定。2011 年《医药卫生中长期人才发展规划（2011—2020 年）》提出到 2020 年完成 10 万名社区卫生人员全科医学岗位培训的目标。⑤社区卫生人员服务能力建设培训。2012 年，原卫生部妇社司印发《社区卫生人员服务能力建设项目实施指导方案》，在 5 年内累计培训 20 万人次，包括社区卫生服务管理人员培训、社区卫生服务团队培训（包括医生、预防保健人员及注册护士等）、七类卫生专业技术人员（社区专业康复、药学、检验、B 超、口腔、X 线、心电图）培训。⑥公共卫生人员培训。《医药卫生中长期人才发展规划（2011—2020 年）》提出，对卫生行政部门和医疗卫生机构中应急处置和医疗救援相关人员进行培训，到 2020 年培训 10 万人。开展公共卫生人员培训及临床执业医师的公共卫生知识培训，到 2020 年培训 5 万人。加强卫生监督人才队伍建设，到 2020 年培训 6.5 万人。据此，2011 年，原卫生部印发《2011—2015 年全国卫生应急工作培训规划》《2011—2015 年全国卫生监督员培训规划》。

9.2 卫生人力配置与使用

9.2.1 编制管理

编制通常是指组织机构的设置及其人员数量的定额和职务的分配，由财政拨款的编制数额由各级机构编制管理部门确定，各级组织人事部门根据编制调配人员，财政部门据此拨款。事业编制就是为国家创造或改善生产条件、增进社会福利，满足人民文化、教育、卫生等需要，其经费一般由国家事业费开支的单位所使用的人员编制。事业单位编制管理是一项中国特色的制度安排，涵盖职能管理、机构管理、人员管理等内容。

国家事业单位编制标准的制定工作始于 20 世纪 50 年代。在卫生行业，1956 年，国务院编制工作委员会与原卫生部联合颁发《医院、门诊部组织编制原则》。此后，国家逐步健全了卫生事业单位编制体系，各类医院、乡镇卫生院、社区卫生服务中心、疾病预防控制中心、卫生监督机构的人员编制标准均已制定。在国家标准的基础上，各省结合地方特点制定了相应的地方性编制标准。

1. 公立医院编制标准：国家对公立医院的人员编制测算，基本是按床位来配备。按照1978年《综合医院组织编制原则试行草案》，300床位以下的按1:(1.30~1.40)计算，300~500床位的按1:(1.40~1.50)计算，500床位以上的按1:(1.60~1.70)计算。行政管理和工勤人员占总编的28%~30%，其中行政管理人员占总编的8%~10%；卫生技术人员占总编的70%~72%，在卫生技术人员中，医师、中医师占25%，护理人员占50%，药剂人员占8%，检验人员占4.6%，放射人员占4.4%，其他卫技人员占8%。

2. 乡镇卫生院编制标准：乡镇卫生院人员编制按照总量控制、分类核定、统筹使用的办法进行配备。原则上，乡镇卫生院人员编制按照服务人口1‰左右的比例核定，具体由各省根据本地区乡镇卫生院服务人口、交通状况以及财政承受能力等实际情况确定具体标准。在人员结构上，乡镇卫生院专业技术人员所占编制不得低于编制总额的90%，其中公共卫生人员所占编制不得低于专业技术人员编制数的25%。在核定的编制内首先要保证全科医师的配备，乡镇卫生院管理工作尽可能由医务人员兼职，乡镇卫生院领导职数由各地根据实际情况核定。

3. 社区卫生服务机构编制标准：社区卫生服务机构按每万名居民配备2~3名全科医师、1名公共卫生医师，每个社区卫生服务中心在总编制内配备一定比例的中医类别执业医师。全科医师与护士的比例按1:1的标准配备，其他人员不超过社区卫生服务中心编制总数的5%。具体某一社区卫生服务中心的编制，可根据所承担的职责任务、服务人口、服务半径等因素核定。服务人口在5万居民以上的社区卫生服务中心，核编标准可适当降低。

4. 疾病预防控制中心编制标准：疾病预防控制中心人员编制以省（自治区、直辖市）为单位，按照总量控制、分级核定、统筹使用的办法进行配备，原则上按照各省（自治区、直辖市）常住人口万分之1.75的比例核定，地域面积在50万平方公里以上且人口密度小于25人/平方公里的省（自治区），可按照不高于本地区常住人口万分之3的比例核定。疾病预防控制中心以省为单位实行人员编制总量控制、统筹安排、动态调整。在人员结构上，疾病预防控制中心专业技术人员所占编制不低于编制总额的85%，其中卫生技术人员不得低于70%。疾病预防控制中心综合管理工作尽可能由专业技术人员兼任，后勤服务工作逐步实行社会化。

5. 村卫生室人员配备：虽然不属于事业单位，但国家对村卫生室人员也制定了配备依据。根据辖区服务人口、农村居民医疗卫生服务现状和预期需求以及地理条件等因素，原则上按照每千服务人口不低于1名的比例配备村卫生室人员。具体标准由省级卫生计生行政部门制订。

随着社会对医疗卫生服务需求的日益提高，对医疗卫生机构的服务内容和服务要求越来越高，医疗卫生事业处于快速的发展变化中。但是国家编制标准的核定往往滞后于医疗服务发展的需求，各类医院、妇幼保健机构自二十世纪七八十年代制定编制标准后，没有根据形势和任务的变化重新核定。编制标准多年未变，而随着经济社会变化和医疗卫生事业的发展，医院、妇幼保健机构承担的医疗与公共卫生服务职能、工作量等都出现了不同程度的变化，原定的编制标准、经费等不适应医疗卫生机构的发展需要[①]。各类医疗卫生机构中，有的人员属于事业人员的编制，有的人员属于编制外聘用，两者人事管理上身份截然不同，相应的工资标准/福利标准都执行不同的规定，导致"同岗不同酬"、对所在单位的"人身依附关系"等问题，不利于人员的流动和积极性的发挥。

---

① 曾湘泉，史珍珍，宋洪峰. 我国事业单位机构编制标准制定中的问题［J］. 中国行政管理，2015，3.

表 9-1 医疗卫生机构人员编制要求

适用范围	出台日期	政策文件	编制要求
城市综合医院/医学院校的综合性附属医院/县医院，专科医院/门诊部参照执行	1978.12	《综合医院组织编制原则试行草案》	根据医院病床数确定人员编制标准。其中，300床位以下的按1:（1.30~1.40）计算，300~500床位的按1:（1.40~1.50）计算，500床位以上的按1:（1.60~1.70）计算。对各类人员的结构，要求行政管理和工勤人员占总编的28%~30%，其中行政管理人员占总编的8%~10%；卫生技术人员占总编的70%~72%，在卫生技术人员中，医师、中医师占25%，护理人员占50%，药剂人员占8%，检验人员占4.6%，放射人员占4.4%，其他卫技人员占8%
中医院、中医学院附属医院和中医科研单位附属医院	1986	《全国中医医院组织机构及人员编制标准》（试行）	人员编制按病床与工作人员1:1.3~1:1.7计算。其中，行政管理、其他技术人员和工勤人员占总编的28%~30%，其中行政管理人员占总编的6%~8%，其他技术人员占总编的2%；卫生技术人员占总编的70%~72%。在医药人员中，中医药人员要逐步达到70%以上
乡镇卫生院	2011.5	《关于乡镇卫生院机构编制标准的指导意见》	人员编制按照总量控制、分类核定、统筹使用的办法进行配备。原则上，乡镇卫生院人员编制按照服务人员1‰左右的比例核定，具体由各省、自治区、直辖市根据本地区乡镇卫生院服务人口、交通状况以及财政承受能力等实际情况确定具体核编标准，并核定编制总量。在人员结构上，乡镇卫生院专业技术人员所占编制不得低于编制总额的90%，其中公共卫生人员所占编制不得低于专业技术人员编制数的25%。在核定的编制内首先要保证全科医师的配备。乡镇卫生院管理工作尽可能由医务人员兼职，乡镇卫生院领导职数由各地根据实际情况核定
社区卫生服务中心	2006.8	《城市社区卫生服务机构设置和编制标准指导意见》	按每万名居民配备2~3名全科医师，1名公共卫生医师。每个社区卫生服务中心在医师总编制内配备一定比例的中医类别执业医师。全科医师与护士的比例按1:1的标准配备。其他人员不超过社区卫生服务中心编制总数的5%。具体某一社区卫生服务中心的编制，可根据该中心所承担的职责任务、服务人口、服务半径等因素核定。服务人口在5万居民以上的社区卫生服务中心，核编标准可适当降低
疾病预防控制中心	2014.1	《关于印发疾病预防控制中心机构编制标准指导意见的通知》	人员编制以省、自治区、直辖市为单位，按照总量控制、分级核定、统筹使用的办法进行配备，原则上按照各省、自治区、直辖市常住人口（以第六次全国人口普查数据为准）万分之1.75的比例核定，地域面积在50万平方公里以上且人口密度小于25人/平方公里的省、自治区，可按照不高于本地区常住人口万分之3的比例核定。疾病预防控制中心以省为单位实行人员编制总量控制、统筹安排、动态调整。在人员结构上，疾病预防控制中心专业技术人员所占编制不低于编制总额的85%，其中卫生技术人员不得低于70%。疾病预防控制中心综合管理工作尽可能由专业技术人员兼任，后勤服务工作逐步实行社会化
卫生监督机构	2010	《关于切实落实监管职责进一步加强食品安全与卫生监督工作的意见》	按照"权责一致、编随责增、人事相宜、保障履职"的原则，综合考虑辖区人口、工作量、服务范围和经济水平等因素，参照辖区每万名常住人口配备1~1.5名卫生监督员的标准设定
妇幼保健机构	1986.1	《各级妇幼保健机构编制标准》（试行）	县以上（含县）妇幼保健机构的人员编制总额，一般按人口的1:10000配备；地广人稀、交通不便的地区和大城市按人口的1:5000配备；人口稠密的省按1:15000配备。妇幼保健院卫生技术人员占总人数的75%~80%。妇幼保健所卫生技术人员占总人数的80%~85%。各级妇幼保健机构领导职数，可根据实际情况和不同规模分别确定：市（州、盟）以上妇幼保健院为2~4人，妇幼保健所为1~3人（包括专职支部书记、副书记在内）
村卫生室	2014	村卫生室管理办法（试行）	根据辖区服务人口、农村居民医疗卫生服务现状和预期需求以及地理条件等因素，原则上按照每千服务人口不低于1名的比例配备村卫生室人员。具体标准由省级卫生计生行政部门制订

2011 年出台的《国务院办公厅关于印发分类推进事业单位改革配套文件的通知》（国办发〔2011〕37 号），作为配套文件之一的《关于创新事业单位机构编制管理的意见》提出，对事业单位机构编制实行分类管理："对公益二类事业单位，在制定和完善相关编制标准的前提下，逐步实行机构编制备案制，建立并规范备案程序。可先在中央部门所属高等院校、公立医院进行备案制试点"。2014 年末，经中央编委批准，中央编办出台《关于印发创新事业单位机构编制管理方式意见的通知》（中编办发〔2014〕73 号）中对备案制进行了进一步阐述：一是对申请设立面向社会提供公益服务、已制定编制标准的高等院校、公立医院等公益二类事业单位，实行备案制管理。二是机构编制部门根据标准核定编制总量，主管部门根据工作需要在总量内动态调整，优化机构编制结构，报机构编制部门备案。同时，中编办发〔2014〕73 号提出：对高等院校、公立医院等，逐步创造条件，保留其事业单位性质，探索不再纳入编制管理。涉及与编制管理相关的财政经费、养老保险、户籍管理、出国交流、住房补贴等，由相关部门按符合改革方向的有关规定实施管理。

2012 年，国务院《关于县级公立医院综合改革试点的意见》提出创新编制和岗位管理，根据县级医院功能、工作量和现有编制使用情况等因素，科学合理确定人员编制。鼓励有条件的地方在制订和完善编制标准的基础上，探索实行县级医院编制备案制，建立动态调整机制。

2015 年 5 月，国务院办公厅分别印发《关于全面推开县级公立医院综合改革的实施意见》（国办发〔2015〕33 号）和《关于城市公立医院综合改革试点的指导意见》（国办发〔2015〕38 号），对县级和城市公立医院深化编制人事制度改革提出要求：一是要在地方现有编制总量内，合理核定公立医院编制总量；二是创新公立医院机构编制管理方式，逐步实行编制备案制，建立动态调整机制；三是在岗位聘用、收入分配、职称评定、管理使用等方面，对编制内外人员统筹考虑，按照国家规定推进养老保险制度改革。

9.2.2　岗位管理

岗位管理是卫生事业单位人事制度改革的主要内容之一，科学合理的岗位设置，明确岗位职责、任职条件、聘用期限，实行聘用制，实现由身份管理向岗位管理转变。

我国事业单位现有岗位设置大部分采用的是机构岗位模式，即传统的科层模式，岗位类别主要分为专业技术岗、管理岗、工勤岗三大类，卫生事业单位同样按此划分。其中：

管理岗位指担负领导职责或管理任务的工作岗位，卫生事业单位管理岗位的最高等级和结构比例，根据卫生事业单位的规格、规模和隶属关系，按照干部人事管理权限设置事业单位各等级管理岗位的职员数量。

专业技术岗位指从事专业技术工作，具有相应的专业技术水平和能力要求的工作岗位。卫生事业单位专业技术岗位高级、中级、初级岗位之间，以及高级、中级、初级岗位内部不同等级岗位之间的结构比例，根据地区经济、卫生事业发展水平以及卫生事业单位的功能、规格、隶属关系和专业技术水平，实行不同的结构比例控制，其中专业技术高级、中级、初级岗位之间的结构比例全国总体控制目标为 1:3:6。二级、三级、四级岗位之间的结构比例为 1:3:6；五级、六级、七级岗位之间的结构比例为 2:4:4；八级、九级、十级岗位之间的结构比例为 3:4:3；十一级、十二级岗位之间的结构比例为 5:5。

工勤技能岗位指承担技能操作和维护、后勤保障、服务等职责的工作岗位。工勤技能岗位的最高等级和结构比例按照岗位等级规范、技能水平和工作需要确定。卫生事业单位工勤技能岗位结构比例，一级、二级、三级岗位的总量占工勤技能岗位总量的比例全国控制目标为 25% 左右，一级、二级岗位的总量占工勤技能岗位总量的比例全国总体控制目标为 5% 左右。

卫生事业单位各类岗位的岗位名称、设置原则、岗位等级、岗位等级设置等内容具体见表9-2。

表9-2　卫生事业单位岗位设置情况一览表

岗位类别（大类）	岗位类别（小类）	岗位名称/等级	任职条件	岗位设置原则
管理岗位		厅级正职（三级） 厅级副职（四级） 处级正职（五级） 处级副职（六级） 科级正职（七级） 科级副职（八级） 科员（九级） 办事员（十级）	学历要求：一般应具有中专以上文化程度，其中六级以上职员岗位，一般应具有大学专科以上文化程度，四级以上职员岗位一般应具有大学本科以上文化程度 工作年限要求： 三级、五级职员岗位，须分别在四级、六级职员岗位上工作两年以上 四级、六级职员岗位，须分别在五级、七级职员岗位上工作三年以上 七级、八级职员岗位，须分别在八级、九级职员岗位上工作三年以上	符合增强单位运转效能、提高工作效率、提升管理水平的需要
专业技术岗位	卫生专业技术岗位	特级主任医（药、护、技）师岗（一级） 一级主任医（药、护、技）师岗（二级） 二级主任医（药、护、技）师岗（三级） 三级主任医（药、护、技）师岗（四级） 一级副主任医（药、护、技）师岗（五级） 二级副主任医（药、护、技）师岗（六级） 三级副主任医（药、护、技）师岗（七级） 一级主治（主管）医（药、护、技）师岗（八级） 二级主治（主管）医（药、护、技）师岗（九级） 三级主治（主管）医（药、护、技）师岗（十级） 一级医（药、护、技）师岗（十一级） 二级医（药、护、技）师岗（十二级） 医（药、护、技）士岗（十三级）	按照现行卫生专业技术职务评聘的有关规定执行 各省（自治区、直辖市）、国务院各有关部门以及卫生事业单位在国家规定的专业技术高级、中级、初级岗位基本条件基础上，根据本指导意见，结合实际情况，综合考虑各岗位的知识、技能、责任、风险等因素，制定本地区、本部门以及本单位卫生专业技术岗位的具体条件	符合卫生工作和人才成长的规律和特点，适应发展社会公益卫生事业与提高专业水平的需要
	非卫生专业技术岗位	参照相关行业指导意见和标准执行	按现行专业技术职务评聘有关规定和其相应的行业指导意见执行	
工勤技能岗位	技术工	高级技师（一级） 技师（二级）	一级、二级工勤技能岗位，须在本工种下一级岗位工作满5年，并分别通过高级技师、技师技术等级考评	适应提高操作维护技能，提升服务水平的要求，满足卫生事业单位业务工作的实际需要
		高级工（三级） 中级工（四级）	三级、四级工勤技能岗位，须在本工种下一级岗位工作满5年，并分别通过高级工、中级工技术等级考核	
		初级工（五级）	学徒（培训生）学习期满和工人见习、试用期满，通过初级工技术等级考核后，可确定为五级工勤技能岗位	
	普通工	不分等级		

科学的岗位管理，应该在对机构职能及岗位进行分析的基础上，科学设置岗位职责、岗位数量及岗位结构比例。卫生事业单位要进行科学合理的岗位设置，要坚持按需要设岗、精简高效的原则，充分考虑社会的需求、单位的发展、人才结构和人才培养等多种因素，明确岗位责任、任职条件、聘用期限，做到职责明确，权限清晰，条件合理。

2014 年 2 月，国务院公布《事业单位人事管理条例》并于 2014 年 7 月 1 日起施行，国家建立事业单位岗位管理制度，明确岗位类别和等级。事业单位根据职责任务和工作需要，按照国家有关规定设置岗位。岗位应当具有明确的名称、职责任务、工作标准和任职条件。

2015 年，国务院办公厅《关于全面推开县级公立医院综合改革的实施意见》（国办发〔2015〕33 号）和《关于城市公立医院综合改革试点的指导意见》（国办发〔2015〕38 号），提出公立医院深化编制人事制度改革，实行聘用制度和岗位管理制度，人员由身份管理向岗位管理转变，定编定岗不固定人员，形成能进能出、能上能下的灵活用人机制。

9.2.3　聘用制

按照国家的有关规定和事业单位用人制度改革的方向，卫生系统积极稳妥地推进卫生事业单位人事制度改革，大力推行聘用制。2000 年 3 月，中共中央组织部、原人事部、原卫生部印发了《关于深化卫生事业单位人事制度改革的实施意见》，强调要改革卫生事业单位的用人制度，大力推行聘用制。按照公开招聘、择优聘用、平等自愿、协商一致的原则，单位与职工通过签订聘用合同，明确单位与被聘人员的责、权、利，保证双方的合法权益。根据各类不同人员的特点实行相应的聘用办法，打破行政职务、专业技术职务终身制，实行由身份管理向岗位管理的转变。在聘用人员中，对优秀人才和技术骨干可采用不同的聘用办法，实行不同的聘期，给予较高的聘用待遇，相对稳定一批技术骨干。还可根据工作需要采取专职与兼职相结合的方式，聘用部分兼职技术骨干。

2006 年起，按照事业单位公开招聘的要求，医疗卫生机构专业技术人员、管理人员和工勤人员等需实行公开招聘。公开招聘坚持政府宏观管理与落实用人单位自主权相结合的原则，采取考试考核的方法进行。考试由卫生事业单位自行组织，也可以由政府人事行政部门、卫生事业单位上级主管部门统一组织。

2014 年，国务院《事业单位人事管理条例》明确事业单位新聘用工作人员，应当面向社会公开招聘，并对公开招聘程序提出要求，包括制定招聘方案、公布招聘信息、审查应聘人员资格、考试、考察、体检、公示、订立聘用合同、办理聘用手续等环节，要求事业单位需与工作人员订立聘用合同。

2015 年国务院办公厅《关于全面推开县级公立医院综合改革的实施意见》（国办发〔2015〕33 号）和《关于城市公立医院综合改革试点的指导意见》（国办发〔2015〕38 号）均提出，落实公立医院用人自主权，对医院紧缺、高层次人才，可按规定由医院采取考察的方式予以招聘，结果公开。

2017 年，国务院办公厅印发《关于建立现代医院管理制度的指导意见》（国办发〔2017〕67 号），提出要健全人力资源管理制度，建立健全人员聘用管理、岗位管理、职称管理、执业医师管理、护理人员管理、收入分配管理等制度。

9.3　卫生专业技术人员职称制度

9.3.1　历史沿革

新中国的职称工作可以说已经走过了 50 多年的历史，它在不同的历史时期有不同的重点和特色，以不同的形式和手段，在专业技术人才队伍建设中发挥了特殊重要的作用。我国职称制度产生和发展经过了三个历史时期，卫生专业技术人员职称制度也大致经历了三个历史阶段：

中华人民共和国成立初期和 20 世纪五六十年代的职称制度。中华人民共和国成立初期我国的职称制度基本上是实行技术职务任命制和职务等级工资制。对在旧中国获得的技术职务基本上予以保留，由各单位领导和组织部门考核任命。1952 年当时的政务院公布的技术职务暂行工资表中技术职务名称就包括了卫生技术人员。原卫生部于 1963 年拟订了《卫生技术人员职务名称及晋升暂行条例》（修订草案），并经国务院同意发各省、市、自治区卫生局和部分医药院校参照试行。但是由于受到"文革"的影响，这个《条例》没有很好地贯彻执行。

职称制度的恢复和重新建立（1978~1983 年）。1979 年邓小平同志指出：要建立学位制度，也要搞学术和技术职称。在学术技术领域实行技术职称评定制度，充分体现了党和国家尊重知识、尊重人才的知识分子政策，一时间成为广大卫生技术人员最为关注、热情最为高涨的一项工作，受到广大卫生技术人员的热烈欢迎。当时职称评定的特点和做法是，一是只按专业技术人员的学术、技术水平和成果，经评委会评审，政府主管部门授予职称，是学术技术水平的标志；二是评职称没有岗位要求和数量限制；三是不与工资待遇挂钩；四是没有任期，一次获得，终身享有。职称评定与工作岗位、职责完全脱钩，在评定中暴露出许多问题，群众意见很大，因此，1983 年中央决定暂停职称评定工作。这个时期，原卫生部于 1979 年颁发了《卫生技术人员职称及晋升条例（试行）》，确定了卫生技术人员根据业务性质，分为四类：包括医疗防疫人员、药剂人员、护理人员以及其他技术人员，根据业务水平分为高级（主任、副主任级）、中级（主治或主管级，当时未设主管护师）、初级（师、士级）、员级（卫生防疫员、药剂员、护理员、见习员）。同年还印发了《卫生技术人员技术考核标准》，确定了各类别各专业各级别职称所需具备的条件。

职称制度改革和建立专业技术职务聘任制（1986 年至今）。1986 年国务院发布了《关于实行专业技术职务聘任制度的规定》，要求建立专业技术职务聘任制度，指出实行专业技术职务聘任制的基本内容是：专业技术职务是根据实际工作需要设置的有明确职责、任职条件和任期，并需要具备专门的业务知识和技术水平才能担负的工作岗位，不同于一次获得后而终身拥有的学位、学衔等各种学术、技术称号。并要求在定编定员基础上确定高、中、初专业技术职务结构比例。受聘者有一定的任期，在任职期间领取专业技术职务工资。其改革方向和基本原则，都是符合社会主义市场经济体制需要的，并取得了很大成绩。职称工作成为专业技术人员队伍建设中的一项基础性、导向性工作。人事部 1990 年下发了《企事业单位评聘专业技术职务若干问题暂行规定》等一批经常化工作的政策文件，每年下达各地各部门一定数量的微调指标，使职称评聘工作转入经常化轨道。

这一时期，卫生职称工作全面推进。根据评聘模式分为两个阶段。

第一阶段（1986~1999 年）：在这一阶段，各单位各级职称人员数量严格受到指标控制，因此卫生职称采取的是评聘结合的单轨制，也就是说，只有在指标和岗位空缺的情况下，才能评定相应数量和级别的职称，评上职称基本上就担任相应的专业技术职务，兑现工资待遇。原卫生部在国家职称综合管理部门指导下，就卫生职称工作出台了一系列的文件规定。最重要的是，1986 年中央职称改革工作领导小组转发了原卫生部《卫生技术人员职务试行条例》。《条例》明确卫生技术职务分为医、药、护、技四类，主任、副主任医（药、护、技）师为高级技术职务，主治（主管）医（药、护、技）师为中级技术职务，医（药、护、技）师（士）为初级技术职务，技术职务不再包括员级。此《条例》至今仍然对卫生职称工作发挥着重要作用。此后，原人事部出台了专业技术资格评定、聘任以及职务结构比例管理等文件，各地人事部门向各单位下达指标，各用人单位根据人事部门下达的指标数进行评聘。各省级卫生行政部门在省级人事部门的指导下，都按要求成立了卫生专业技术职务评审委员会。

　　第二阶段（2000年至今）：在这一阶段卫生职称采取的是评聘分开的双轨制。2000年，原卫生部与中组部、人事部联合印发的《关于深化卫生事业单位人事制度改革的实施意见》中明确提出"要按照评聘分开、强化聘任的原则，实行专业技术职务聘任制。在政府人事部门的政策指导下，由卫生行政部门根据专业技术职务聘任工作的需要，负责组织实施卫生行业专业技术资格的评价和认证工作，逐步建立符合卫生行业特点的社会化卫生人才评价体系。"同年，原卫生部人事部联合印发了《关于加强卫生专业技术职务评聘工作的通知》，要求完善卫生专业技术职务评聘工作，逐步建立专业技术职务能上能下、人员能进能出、待遇能高能低、人员合理流动、充满活力的用人机制，逐步建立政府宏观管理、个人自主申请、社会合理评价，单位自主聘任的管理体制。此后，卫生系统按照评聘分开的模式不断推进职称改革。

9.3.2　卫生专业技术资格评审条件

　　卫生专业技术资格评审条件是评定卫生专业技术资格的标准，卫生专业技术资格是卫生专业技术人员学识、技术水平、业务能力的标志和担任卫生专业技术职务的依据，评价卫生专业技术人才的基础。制定卫生专业技术资格评审条件的背景是卫生专业技术职务聘任制经过多年实施后，逐步暴露出了一些问题，特别是评审标准弹性较大，导致人才评价结果出现了失真的现象，虽然1986年的《卫生技术人员职务试行条例》对各级卫生专业技术职务的学历、资历等任职基本条件做出了规定，但由于细化、量化不够，实际操作难以掌握。

　　为了使卫生人才评价更加科学、客观、公正，经过组织专家多次论证、修改，并经过测评，1999年原卫生部、人事部制定了《临床医学中高级专业技术资格评审条件（试行）》，根据医疗机构专业设置的实际情况，适用于按二级学科设置的临床医学专业岗位，共分为十四个专业：全科/家庭医学、内科、外科、妇产科、儿科、口腔、眼科、耳鼻咽喉科、皮肤病与性病、精神病、肿瘤、病理、医学影像、计划生育。适用于三级学科设置的临床医学专业岗位，共分32个子专业：心血管内科、呼吸内科、消化内科、肾内科、神经内科、内分泌、血液病、结核病、传染病、风湿与临床免疫、老年医学、急诊医学、普通外科、骨外科、胸心外科、神经外科、泌尿外科、小儿外科、烧伤外科、整形外科、麻醉、运动医学、康复医学、妇科、产科、口腔内科、口腔颌面外科、口腔修复、口腔整形、核医学、放射治疗、医学检验。《评审条件》对申报临床医学高、中级专业技术资格的学历和资力条件以及破格条件做出了明确规定，各专业评审条件均从专业理论知识和工作经历与能力作出了明确要求，其中工作经历与能力又从医疗保健、教学和科研三方面提出了细化、量化的要求。

　　2005年原卫生部人事部又制定下发了《预防医学专业高级专业技术资格标准条件（试行）》、《药学专业高级专业技术资格标准条件（试行）》和《护理学专业高级专业技术资格标准条件（试行）》。2001年起，卫生专业中、初级资格实行以考代评，通过考试的方式取得，因此，只制定了预防医学、药学和护理学高级资格的评审条件。根据医疗卫生机构专业设置的实际情况，预防医学适用于按二级学科设置的专业岗位共为2个专业，包括职业卫生、健康教育与健康促进；适用于按三级学科设置的预防医学专业岗位为11个专业，包括环境卫生、营养与食品卫生、学校卫生与少儿卫生、放射卫生、卫生毒理、传染性疾病控制、慢性非传染性疾病控制、地方病控制、寄生虫病控制、儿童保健、妇幼保健。根据药学专业的实际情况，药学专业标准条件按三级学科分为医院药学和临床药学2个专业。根据实际情况，护理学未再划分亚专业。在评审条件上，预防医学、药学和护理学各专业与临床医学各专业保持一致，对专业理论知识、工作经历与能力提出了明确要求。

目前，卫生系列（含医、药、护、技 4 类）除其他卫生技术专业没有出台评审条件外，都有了评审条件。标准条件的制定为科学、客观、公正地评价卫生专业技术人才奠定了基础，也为推动社会化卫生人才评价体系建设创造了条件。

9.3.3　卫生专业技术资格评审和考试制度

2000 年以前，卫生专业技术初级资格采取转正定职方式确定，中、高级资格主要采取评审方式评定。原人事部制定了一系列的文件规定规范专业技术资格评审工作，其中，1994 年的《专业技术资格评定试行办法》是有关专业技术资格评定程序的一个重要法规文件，对评定机构的设置、评定组织的建立、评审方法的确定、评审过程的实施、管理和监督等做出了明确规定。按照文件要求，各省级卫生行政部门在人事行政部门的指导下均成立了卫生专业技术资格评审委员会。

随着经济发展和社会进步，职称工作的内涵发生深刻变化，在职称工作的内容、职称评定的方式等方面都有了很大发展。2000 年 12 月原人事部、原卫生部下发《关于加强卫生专业技术职务评聘工作的通知》（人发 ［2000］ 114 号），文件中规定：要积极采取科学、先进的评价手段，本着公平、公开、公正的原则，开展行政部门指导下的社会化评价。卫生中初级专业技术资格逐步实行以考代评和与执业准入制度并轨的考试制度，即参加国家医师资格考试，取得执业助理医师资格，可聘任医士职务；取得执业医师资格，可聘任医师职务。高级专业技术资格采取考试和评审结合的办法取得。按照以上卫生职称改革的方向，2001 年原卫生部、人事部又印发了《临床医学专业技术资格考试暂行规定》、《预防医学、全科医学、药学、护理、其他卫生技术等专业技术资格考试暂行规定》及《临床医学、预防医学、全科医学、药学、护理、其他卫生技术等专业技术资格考试实施办法》等文件，建立了初、中级卫生专业技术资格考试制度，初、中级卫生专业技术资格实行以考代评，通过参加全国统一考试取得。

2001 年全国卫生专业技术资格考试正式实施。考试实行"五统一"：全国统一组织、统一考试时间、统一考试大纲、统一考试命题、统一合格标准。考试科目分基础知识、相关专业知识、专业知识、专业实践能力等 4 个科目进行。考试合格者颁发原人事部和原卫生部用印的卫生专业技术资格证书。2003 年，根据《卫生部办公厅关于护士执业考试与护理专业技术资格考试并轨的通知》，执业护士资格考试与护理初级（士）资格考试并轨，参加卫生专业技术资格护理初级（士）考试合格者，同时取得从事护理专业技术工作的准入资格。实行全国卫生专业技术资格考试，能够较为客观公正地选拔评价卫生专业技术人才，不但促进了人才的合理流动，还有利于引导广大卫生技术人才加强学习，不断提高业务水平，有力地促进了卫生专业技术人才队伍建设。

根据卫生人才队伍建设要求和人才评价工作发展的方向，卫生人才评价方式不断改革完善。近几年来，部分省份的卫生专业高级职称采取考评结合的方式进行，2004 年开始，原卫生部直属单位卫生系列副高级职称也开始实行考评结合方式。从 2007 年开始，全国中初级卫生专业技术资格考试临床专业的专业知识和实践技能科目考试采取人机对话方式进行。从 2010 年开始，在部直属单位开展了临床类专业申报人提供病案参评的试点，要求申报人提供 3 份任职期间不同年度能反映本人专业技术水平的病案，作为评价临床能力的重要依据。

为了加强考试安全和突出对临床实践能力的考查，卫生专业技术资格考试不断改进评价方式，应用信息化技术，组织开发了考试管理的软件系统，实现了基于信息化技术应用的考试运行模式。自 2007 年起，全科医学、普通内科学等 58 个专业的专业知识和专业实践能力科目采用了人机对话考试。到目前，65 个开考专业实现了人机对话考试，用模拟临床情景题型突出对临床能力的考查，对卫生人员的专业技术能力评价起到了积极作用。

9.3.4　职称制度的主要问题与改革探索

一是职称功能定位调整不到位。现行集评价、使用、待遇于一体的职称制度是计划经济下形成的，随着社会主义市场经济体制逐步完善，通过落实单位用人自主权、推行职业资格制度、建立事业单位聘用制，职称制度在改革思路上形成了"两个重要转变"：从单一制度模式向分类管理制度转变；从承担单位人事管理功能向为单位用人提供评价服务的功能转变①②。二是职称结构关系不明晰。任职资格（职称）、水平评价和准入资格共同构成了国家职称制度新的框架体系。但是由于缺乏统筹协调，这个框架不仅概念体系混乱，而且三者之间的联系和区别也不够明确。此外，对职称与行业资格、社会资格以及国外资格关系的处理，也缺乏准确的定位和科学的判定标准。三是职称评价机制不健全。职称序列设置、职务职级和评价方式缺乏分类管理，没有体现不同类别专业技术人员的职业特点和发展规律。在高评委设置和评审专家推荐选拔方面，政府统得过死或干预过多。四是职称配套改革不同步。政府主导职称评价的模式没有改变，学会协会等社会组织的作用没有充分发挥，职称评价的社会化、专业化程度低，且独立性较差③。五是职称评价标准不合理。各类卫生人员岗位职责不同、工作特性不一，应使用不同的评价标准。但目前，对各类卫生人员的评价，使用"大一统"的评价标准，评审指标没有反映不同层级医疗机构特点。不同层级医疗机构使用相同的评价指标，难以真实、全面地反映基层医护人员的工作性质，从而挫伤了基层卫生人才队伍的积极性。同时，在评价指标的设置上，普遍存在重资历、学历、职称、论文和课题等粗放型的内容，而对实践能力、工作业绩、创新能力等深层次的指标反映较少④。

健全以岗位职责要求为基础，以品德、能力、业绩为导向，符合卫生人才特点的社会化评价是卫生人才评价发现机制创新的核心要求。需要健全科学的卫生人力资源分类体系，建立完善各类卫生人员的能力素质标准，克服唯学历、唯论文倾向，注重以实践和贡献评价人才。拓宽卫生人才评价渠道，探索第三方评价，鼓励社会化的卫生人才评价机构为政府、用人单位和卫生人才提供服务。改进卫生人才评价方式，完善现行的考试与考核相结合的卫生人力资源评价机制，开展对卫生机构和人员的综合素质评价。近年来，各地在卫生专业技术职称方面做了一些探索，主要包括：一是探索开展卫生专业高级职称评审行业管理。为解决因条块分割造成的职称评审不统一的问题，江苏、上海等省市卫生系列高级职称评审中推行全行业管理。2012 年上海市率先对教育部所属、卫生部门所属医疗卫生机构纳入统一的评审平台，统一评审标准、评审流程和评审方法，并发放统一的卫生系列高级职称证书。二是注重对临床实践的评价。为了突出对临床实践能力的评价，引入病历或类似材料进行评审，弱化对科研论文的要求。目前，已有 13 个省引入病历或相关材料作为评价申报人业务水平的重要依据⑤。如江苏省要求设病床的临床类专业申报人员，须提交本人主治的能反映本人专业技术水平的原始病案复印件 3 份。不设病床的临床类和非临床类专业申报人员须提交反映实际工作中解决本专业复杂疑难问题的专题报告 2 份等。三是对基层医疗卫生机构高级职称评审实行倾斜政策。目前，各省（区市）对基层医疗卫生机构人员申报职称均有不同程度的倾斜。或者制定单独的基层评价标准，证书一定范围有效。或者设立基层医学评审组，职称证书无区别。或者在一些指标要求上予以倾斜，放宽学历、计算机、外语或论文篇数等

---

①　中国人事科学研究院课题组. 科技工作者专业技术职称状况调查研究报告. 2014 年.

②　吴江，蔡学军. 中国职称制度改革. 中国人事出版社，2011 年.

③　王柯亮，张蕾，张光鹏. 我国卫生人才评价现状与对策. 中国卫生政策研究，2011，（4）：12.

④　国家卫生计生委卫生发展研究中心. 卫生计生人才规划监测评估报告（2013~2014 年度）. 2014.

⑤　国家卫生计生委人事司. 临床医护人员高级职称评审现状调研报告. 2012 年.

申报条件。

为进一步解决基层卫生人员职称晋升问题，2015 年底，人力资源社会保障部和国家卫生计生委联合印发《关于进一步改革完善基层卫生专业技术人员职称评审工作的指导意见》，明确从健全评审体系、优化评审条件、完善评审标准和建立长效机制等方面完善基层卫生专业技术人员职称评聘工作，不再将论文、外语等作为申报的"硬杠杠"。提出要遵循卫生专业技术人员成长规律和基层卫生工作实际，建立以医疗服务水平、质量和业绩为导向，以社会和业内认可为核心的人才评价机制，坚持德才兼备、服务发展、分层分类、科学评价、注重实际、业绩导向。

2017 年 1 月，中共中央办公厅、国务院办公厅印发《关于深化职称制度改革的意见》，提出以职业分类为基础，以科学评价为核心，以促进人才开发使用为目的，建立科学化、规范化、社会化的职称制度，完善职称系列、健全层级设置、促进职称制度与职业资格制度有效衔接；完善评价标准，以职业属性和岗位需求为基础，分系列修订职称评价标准，实行国家标准、地区标准和单位标准相结合，突出评价专业技术人才的业绩水平和实际贡献；丰富职称评价方式，建立以同行专家评审为基础的业内评价机制，注重引入市场评价和社会评价；对专业性强、社会通用范围广、标准化程度高的职称系列，推进职称评审社会化，下放职称评审权限，进一步推进简政放权、放管结合、优化服务。

9.4　卫生人员的薪酬激励与绩效考核

9.4.1　卫生事业单位工资制度的演变

中华人民共和国成立以来，医务人员的薪酬制度，随着事业单位工资制度改革先后经历了四次变化。

1. 职务等级工资制（1956~1985）

1956 年，国家建立了全国统一的工资制度。国家机关和国有企事业单位的工作人员均实行职务等级工资制，确定了行政管理和专业技术两个等级系列，并根据各地物价指数和生活水平的差异，将全国划分为 11 类工资区，每类工资区的工资标准相差 2.67%。医务人员作为机关事业单位职工，工资实行的是以级别定工资的职务等级工资制。它按职务大小，采取多等级、中低等级、小级差的形式，经常升级是等级制的特点。

2. 结构工资制（1985~1993）

针对职务等级工资制存在的弊端，1985 年进行了第二次工资制度改革。改革的主要内容是，建立以职务工资为主的结构工资制，依据机关事业单位工作人员的特点，将工资分为基础工资、职务工资、工龄工资和奖励工资 4 个部分。通过这次工资制度改革，改变了大一统的等级工资制，解决了困扰多年的职级不符以及长期不加工资等问题，同时实行专业技术人员聘任制度并兑现工资，职工平均工资增长了 20%，脑体倒挂问题有所改善。

3. 专业技术职务等级工资制（1993~2006）

1993 年，在总结前两次工资制度改革经验的基础上，国家进行了第三次工资制度改革。主要内容是：在科学分类的基础上，实行以专业技术职务等级工资制为主的工资制度。其中专业技术人员实行专业技术职务等级工资制，包括专业技术职务工资和津贴两部分；管理人员实行职员职务等级工资制，包括职员职务工资和目标管理津贴两部分；工人分为技术工人和普通工人两大类管理，其中技术工人实行技术等级工资制度，包括技术等级工资和岗位津贴两部分。上述人员的工资结构，均分固定部分和活的部分。固定部分主要体现工作人员水平高低和职责及贡献的大小，津贴的部分主要体现工作人员工作质的高低和量的多少，固定部分和活的部分（即津贴）的比例按拨款渠道的不同分别为 7:3、6:4、5:5。

4. 岗位绩效工资制度（2006 年至今）

2006 年，全国事业单位进行收入分配制度改革，实行岗位绩效工资制度，目的是建立符合事业单位特点、体现岗位绩效和分级分类管理的收入分配制度，完善工资正常调整机制，健全宏观调控机制，逐步实现事业单位收入分配的科学化和规范化。人员工资由岗位工资、薪级工资、绩效工资和国家规定的津贴补贴四部分组成，其中岗位工资和薪级工资为基本工资，执行国家统一的工资政策和标准。绩效工资主要体现实绩和贡献，是收入分配中活的部分。国家规定的津贴补贴分为艰苦边远地区津贴和特殊岗位津贴补贴。

根据国家总体部署，事业单位实施绩效工资分三步进行。第一步从 2009 年 1 月 1 日起，先在义务教育学校实施。第二步从 2009 年 10 月 1 日起，在专业公共卫生机构和基层医疗卫生机构（乡镇卫生院、城市社区卫生服务机构）实施。第三步按照分类指导、分步实施、因地制宜、稳慎推进的原则，在包括公立医院在内的其他事业单位实施。

2009 年 12 月，人力资源社会保障部、财政部、原卫生部印发《公共卫生与基层医疗卫生事业单位实施绩效工资的指导意见》，对按国家规定执行事业单位岗位绩效工资制度的公共卫生与基层医疗卫生事业单位正式工作人员，从 2009 年 10 月 1 日起实施绩效工资。《指导意见》提出，绩效工资分为基础性绩效工资和奖励性绩效工资两部分。基础性绩效工资主要体现地区经济发展、物价水平、岗位职责等因素。奖励性绩效工资主要体现工作量和实际贡献等因素，根据考核结果发放，可采取灵活多样的分配方式和办法。

9.4.2　医疗卫生津贴补贴政策

1. 卫生防疫津贴

国家自 1980 年 1 月 1 日起对卫生防疫站从事有毒、害，有传染危险长年外勤的现场卫生防疫人员实行卫生防疫津贴，防疫津贴标准按从事不同类别工作分为一类、二类、三类和四类。一类每人每月 15 元，二类每人每月 12 元，三类每人每月 9 元，四类每人每月 6 元。

2004 年，卫生防疫津贴标准进行了调整和补充。一是卫生防疫津贴由按月发放改为按工作日发放，标准分别为：一类每人每工作日 9 元，二类每人每工作日 7 元，三类每人每工作日 5 元，四类每人每工作日 3 元。二是在麻风病院及专职从事传染病、结核病、血吸虫等寄生虫病防治的卫生工作人员，执行卫生防疫津贴。

2. 医疗卫生津贴

为了切实做好医疗卫生人员的保健工作，更好地完成疾病治疗、医学科研等任务，1979 年，国家对医疗卫生工作单位专职从事或直接接触有毒、有害、有传染危险的人员试行医疗卫生津贴，凡从事影响身体健康工作的职工，均应根据工作量大小、时间长短、条件好坏、防护难易以及危害身体健康程度等情况，分别享受一、二、三、四类医疗卫生津贴。一类每人每月 13 ~ 15 元、二类每人每月 10 ~ 12 元、三类每人每月 7 ~ 9 元、四类每人每月 4 ~ 6 元。

2004 年起，对医疗卫生津贴标准国家不再统一调整，各级医疗卫生单位可通过深化内部收入分配改革，对专职从事或接触有毒、有害、有传染危险的人员制定适当的倾斜政策。

3. 护龄津贴

1985 年，国家对各级卫生部门所属的医疗卫生机构中直接护理病人、从事护理技术操作和营养配制的护士（含公共卫生护士）、助产士、护师、主管护师、正副护士长、正副助产士长、护理部正副主任或正副总护士长，除按规定发给工龄津贴外，另外发给护士工龄津贴：从事护理工作满 5 年不满 10 年，每月 3 元；满 10 年不满 15 年，每月 5 元；满 15 年不满 20 年，每月 7 元；满 20 年以上，每月 10 元。从事护理工作满 20 年，因工作需要调离护理工作岗位、仍在医疗卫生事业单位从事其他工作的，也可以实行护士工龄津贴。时至今日仍执行此标准。

此外，国家还有对麻风病、精神病、传染病医院浮动工资的政策，以及对血防、鼠防人员提高津贴比例的相关政策。

9.4.3　边远地区基层倾斜政策

1. 事业单位津贴补贴，分为艰苦边远地区津贴和特殊岗位津贴补贴。艰苦边远地区津贴主要是根据自然地理环境、社会发展等方面的差异，对在艰苦边远地区工作生活的工作人员给予适当补偿。特殊岗位津贴主要体现对事业单位苦、脏、累、险及其他特殊岗位工作人员的政策倾斜。国家对特殊岗位津贴补贴实行统一管理。艰苦边远地区的卫生事业单位工作人员，按不同区域、不同职务和岗位等级，艰苦边远地区津贴从 65～1400 元/月不等，同一地区不同职务和岗位等级最大相差 450 元左右，同一职务等级不同地区津贴最大差距为 1300 元左右。

2. 到艰苦边远地区、国家扶贫开发工作重点县以及乡（含乡）以下卫生事业单位工作的大中专及以上毕业生，可提前转正定级，转正定级时薪级工资高定 1～2 级。按此标准，刚毕业的学生其薪级水平每级相差约 11 元/月，两级相差 20 元/月左右。

3. 长期在乡以下工作的卫生技术人员，由所在省、自治区、直辖市根据其他农村一线工作人员的工资待遇情况给予政策倾斜。

9.4.4　卫生法律法规有关医务人员薪酬的规定

1. 《传染病防治法》：对从事传染病预防、医疗、科研、教学、现场处理疫情的人员，以及在生产、工作中接触传染病病原体的其他人员，有关单位应当按照国家规定，采取有效的卫生防护措施和医疗保健措施，并给予适当的津贴。

2. 《执业医师法》：长期在边远贫困地区、少数民族地区条件艰苦的基层单位努力工作的医师，县级以上人民政府卫生行政部门应当给予表彰或者奖励。

3. 《精神卫生法》：精神卫生工作人员的人格尊严、人身安全不受侵犯，精神卫生工作人员依法履行职责受法律保护。全社会应当尊重精神卫生工作人员。县级以上人民政府及其有关部门、医疗机构、康复机构应当采取措施，加强对精神卫生工作人员的职业保护，提高精神卫生工作人员的待遇水平，并按照规定给予适当的津贴。精神卫生工作人员因工致伤、致残、死亡的，其工伤待遇以及抚恤按照国家有关规定执行。

4. 《护士条例》提出医疗卫生机构应当执行国家有关工资、福利待遇等规定，按照国家有关规定为在本机构从事护理工作的护士足额缴纳社会保险费用，保障护士的合法权益。对在艰苦边远地区工作，或者从事直接接触有毒有害物质、有感染传染病危险工作的护士，所在医疗卫生机构应当按照国家有关规定给予津贴。

5. 《中国遏制与防治艾滋病十二五行动计划》提出卫生、人力资源社会保障、财政等部门要落实国家对艾滋病防治工作人员的工资倾斜政策，完善收入分配激励机制，调动防治人员的工作积极性，稳定防治队伍。

2017 年 1 月，国家人社部、财政部、卫生计生委以及中医药局等四部门着手启动公立医院薪酬制度改革，探索建立适应我国医疗行业特点的公立医院薪酬制度，完善正常调整机制，健全激励约束机制，以增加知识价值为导向进行分配，着力体现医务人员技术劳务价值，规范收入分配秩序，逐步实现公立医院收入分配的科学化和规范化，增强公立医院公益性，调动医务人员积极性，不断提高医疗服务质量和水平。

2017年7月，国务院办公厅印发《关于建立现代医院管理制度的指导意见》【国办发〔2017〕67号】，提出公立医院在核定的薪酬总量内进行自主分配，体现岗位差异，兼顾学科平衡，做到多劳多得、优绩优酬。按照有关规定，医院可以探索实行目标年薪制和协议薪酬。医务人员薪酬不得与药品、卫生材料、检查、化验等业务收入挂钩。

9.4.5   选拔表彰激励

1. 国家院士激励制度：中国科学院和工程院院士（简称院士），是国家设立的科学技术方面的最高学术称号，为终身荣誉。增选院士每2年进行1次。新中国成立之后，中国科学院第一批学部委员共有233名。1993年，经过国务院第十一次常务会议批准，于1994年初决定成立中国工程院，并在当年选举产生了首批中国工程院院士96名。两院院士评选是我国最高层次的人才选拔机制和荣誉称号，卫生系统通过遴选推荐两院院士，有力地推动了高层次卫生人才队伍建设。

2. 有突出贡献的中青年专家制度：为激励有突出贡献的中青年专家，从1986年开始，原卫生部每2年在部直属单位进行1次卫生部有突出贡献中青年科学、技术、管理专家评选工作。为使这项工作在新世纪发挥更大的激励作用，从2001年开始，卫生部有突出贡献中青年专家的选拔范围扩大到整个卫生行业，每2年选拔一次，每次不超过80人。从2009年开始，选拔工作由原卫生部、国家食品药品监督管理局和国家中医药管理局共同组织实施。

3. 国务院政府特殊津贴制度：为了充分体现党和国家对我国高级专家的关心和爱护，弘扬尊重知识、尊重人才的社会风气，党中央国务院决定从1990年开始，给部分高级知识分子发放特殊津贴。津贴额为每人每月100元，逐月发放，免征个人所得税。2004年，中共中央办公厅、国务院办公厅转发《中央组织部、中央宣传部、中央统战部、人事部、财政部关于改革和完善政府特殊津贴制度的意见》，要求进一步完善政府特殊津贴制度，确保选拔人员的质量，为充分体现党和政府对高层次人才的关心和爱护，新选拔人员享受的政府特殊津贴额标准提高到一次性发放20000元，每2年评选1次，每次人数不超过4000人。政府特殊津贴制度实施20多年来，选拔出了一大批优秀的专家，对促进我国高层次人才队伍建设，激励广大技术人才积极投身祖国现代化建设，起到了重要的推动作用。

4. 为调动广大卫生工作人员的积极性，对卫生系统中做出突出贡献的集体和个人进行表彰：1991年，原卫生部制定了《全国卫生系统荣誉称号暂行规定》，规定集体荣誉称号为全国卫生系统先进集体，全国卫生系统个人荣誉称号有全国卫生系统模范工作者、全国卫生系统劳动模范、白求恩奖章，并明确了评选条件和评选程序等。1994年，根据人事部人核培发〔1994〕4号的精神，卫生系统个人荣誉称号规范为：全国卫生系统先进工作者、白求恩奖章。

9.4.6   绩效考核

绩效考核作为一种管理手段，目的是更好地调动广大医护人员的积极性、创造性，为患者提供良好的医疗卫生服务。2009年，《中共中央国务院关于深化医药卫生体制改革的意见》明确提出，建立高效规范的医药卫生机构运行机制，加强基层医疗卫生机构、公共卫生机构和公立医院的绩效考核。

为配合公共卫生与基层医疗卫生机构实施绩效工资政策，2010年，原卫生部制定出台《关于卫生事业单位实施绩效考核的指导意见》以及乡镇卫生院、社区卫生服务机构、妇幼保健机构、卫生监督、院前急救、采供血机构等各类机构的绩效考核文件，各地相继出台实施办法、工作细则，进行了大量的探索和实践，初步建立了各类医疗卫生机构的绩效考核机制。

1. 绩效考核原则和内容：建立以服务质量、服务数量和服务对象满意度为核心，以岗位职责和绩效为基础的激励机制，调动广大医疗卫生人员的积极性，提高医疗卫生服务质量和效率。①绩效考核应当突出公益性，强调公益目标和社会效益，防止单纯追求经济利益的倾向，保证单位和工作人员全面履行职责；②应当坚持客观公正，确保考核工作公开透明，提高考核结果的公信度；③应当体现激励导向，通过考核结果引导多劳多得，优绩优酬，调动单位和工作人员的积极性；④应当注重实效，分类实施，科学合理，简便易行。

2. 公立医院绩效考核：对公立医院绩效考核主要体现履行医疗服务、科研教学、相应的公共卫生服务、基本医疗保障结算服务等职能，承担支农支边、支援基层、援外、突发公共卫生事件应急医疗救治、惠民等公益性任务和社会责任，以及服务对象满意度等方面情况。医疗服务职能具体考核医疗服务数量、质量和安全、服务效率、医疗费用控制等。

3. 基层医疗卫生机构绩效考核：对基层医疗卫生机构绩效考核主要体现履行基本公共卫生服务与基本医疗服务职能、综合管理和服务对象满意度等方面情况。基本公共卫生服务职能具体考核国家基本公共卫生服务项目开展的数量、质量等。基本医疗服务职能具体考核医疗工作效率、医疗质量、合理用药、医疗费用控制等。

《"十二五"期间深化医药卫生体制改革规划暨实施方案》进一步强调，建立科学的医疗机构分类评价体系。2013年，《中共中央关于全面深化改革若干重大问题的决定》提出，加快公立医院改革，落实政府责任，建立科学的医疗绩效评价机制。绩效考核内容方式都应是动态的、发展的，并且绩效考核需要系统考虑，持续改进。《国务院办公厅关于印发深化医药卫生体制改革2014年重点工作任务》提出建立健全考核评估机制，研究制订医疗卫生机构绩效评价的指导性文件。

2015年12月，国家卫生计生委、人社部、财政部、中医药管理局联合印发《关于加强公立医疗卫生机构绩效评价的指导意见》，提出绩效考核以维护健康的公益性为宗旨，对机构和人员两个层面进行评价，重点突出对医疗卫生机构的评价。评价内容以社会效益、服务提供、综合管理、可持续发展为一级指标，分别下设二级指标和三级参考指标，分公立医院、基层医疗卫生机构、专业公共卫生机构和卫生计生监督执法机构分别进行。

9.5　卫生人力流动

卫生人力流动是指卫生人力资源在不同国家、地区、城乡或行业、机构间进行的流入或流出，可分为宏观卫生人力资源流动和微观卫生人力资源流动两类。其中，宏观人力资源流动主要是卫生人力资源在国家间、地区间、城乡间的流动；微观人力资源流动是卫生人力资源在不同行业间、机构间或机构内部的流动。

卫生系统人才比较密集，卫生人才流动也逐步呈现出活跃的态势。特别是近几年来，随着卫生事业单位人事制度改革不断推进，人才流动更加活跃，人才市场健康发展，人才交流服务机构发展壮大，人才交流的社会化服务不断完善。在国家的一些吸引鼓励政策、硬性调控政策（如"城市医生在晋升主治医师或副主任医师职称前到农村累计服务一年"）和人才支持项目（如"万名医师支援农村卫生工程"）的影响下，有一部分卫生人才定期地到农村基层进行服务。但是，人才流动的宏观调控仍然需要加强，亟需强有力的政策措施进行引导，使卫生人才资源配置趋于合理。

9.5.1　医疗卫生机构、城乡之间的人才流动

2000年，中组部、人事部、卫生部下发的《关于深化卫生事业单位人事制度改革的实施意见》

提出运用市场机制，调整卫生人才结构，促进卫生人才合理流动。有条件的省、自治区、直辖市、计划单列市卫生厅局可根据实际情况，按规定申请建立卫生人才交流服务中心。卫生人才交流服务中心要积极配合卫生事业单位人事制度改革，为卫生专业人员和其他卫生工作人员在行业内或行业间流动提供服务。

为了引导卫生人才合理流动，优化卫生人力资源配置，缓解农村、社区、西部地区以及坚苦边远地区卫生人才匮乏的矛盾，国家也相继出台了一系列的政策规定，引导人才向上述地区流动。

1997年，《中共中央国务院关于卫生改革与发展的决定》提出：制定优惠政策，鼓励大专以上毕业生到县、乡卫生机构工作。建立城市卫生机构对口支援农村的制度，卫生技术人员在晋升主治医师和主任医师之前，必须分别到县、乡卫生机构工作半年至一年。

2002年，《中共中央国务院关于进一步加强农村卫生工作的决定》规定"城市医生在晋升主治医师或副主任医师职称前到农村累计服务一年"。

2002年，原卫生部、教育部、财政部、人事部、农业部五部委下发了《关于加强农村卫生人才培养和队伍建设的意见》，制定了一系列鼓励、促进卫生人才向农村流动的政策，如志愿到坚苦、边远地区以及乡（含乡）以下卫生机构工作的各类大、中专学校毕业生，可以提前定级，定级工资标准可高于同类人员1~2档；对长期在乡以下工作的卫生专业技术人员，各省、自治区、直辖市应根据农林一线科技工作人员的工资待遇情况给予政策倾斜；对长期在农村基层工作的卫生技术人员职称晋升，要给予适当倾斜；鼓励高等医学院校毕业升到农村和边远地区、贫困地区服务等。

2004年，原卫生部、人事部印发了《关于城市医疗卫生机构新聘人员取得医师执业证书后定期到农村服务的规定》，要求政府举办的城市二、三级医院（不含军队）和疾病预防控制机构中取得医师执业证书的新聘人员要定期到农村从事医疗卫生服务，服务期1年，可作为城市医师在晋升主治医师前必须到农村服务的时间。

2005年，原卫生部与财政部、国家中医药管理局印发了《关于实施"万名医生支援农村卫生工程"的通知》，决定组织实施"万名医生支援农村卫生工程"。计划在3年内选派城市万余名医师到县医院和乡镇卫生院开展医疗卫生服务和技术培训工作，3年后形成一项制度。逐步加强农村卫生人才培训，提高基层医院管理水平，努力做到派出一支队伍、带好一所医院、服务一方群众、培训一批人才。项目按照先试点、后总结、再扩大的原则，先在国家级扶贫开发工作重点县和甘肃省部分乡镇卫生院进行试点，逐步向中西部地区和东部贫困地区扩展。

2006年，原卫生部、人事部、教育部、财政部和国家中医药管理局制定的《关于加强城市社区卫生人才队伍建设的指导意见》（国人部发〔2006〕69号）提出，凡到社区卫生服务机构工作的医师和护师，可提前一年参加全国卫生专业技术中级资格考试，各地也可根据实际情况对在社区工作的卫生技术人员职称晋升，给予适当倾斜。在社区卫生服务机构工作满5年的卫生专业技术人员，可优先参加相应的培训或业务进修。要采取多种形式鼓励和组织大中型医院、预防保健机构的高、中级卫生专业技术人员，按照卫生部有关规定，定期到社区卫生服务机构提供技术指导和服务。要鼓励城市业务水平较高、身体状况较好的退休卫生专业技术人员到社区卫生服务机构开展医疗卫生服务，社区卫生服务机构要为他们开展服务提供便利，享受相应待遇。

2006年2月，为贯彻落实《中共中央办公厅国务院办公厅关于引导和鼓励高效毕业生面向基层就业的意见》，原卫生部与人事部等八部门印发了《关于组织开展高效毕业生到农村基层从事支教、支农、支医和扶贫工作的通知》，从2006年开始连续5年，每年招募2万名高效毕业生，主要安排到乡镇从事支教、支农、支医和扶贫工作。

9.5.2 卫生人才流动的特点与趋势

长期以来，卫生人力资源流动"马太效应"严重。东部地区、城市医院人才聚集效应显著，而西部地区、基层机构人员数量不足、流失严重。如何引导卫生人员向基层流动仍是难题。与国际上医生一般是"社会人"不同，我国绝大部分医务人员属于"单位人"，在经济关系、社会关系、人事管理等方面往往依附于单位，同时还有一些体制性、制度性障碍均影响了卫生人力资源的合理流动。

十八届三中全会提出：要建立集聚人才体制机制，打破体制壁垒，扫除身份障碍，完善党政机关、企事业单位、社会各方面人才顺畅流动的制度体系。健全人才向基层流动、向艰苦地区和岗位流动、在一线创业的激励机制。

1. 医师多点执业：2009 年，国家《关于深化医药卫生体制改革的意见》中提到："稳步推动医务人员的合理流动，促进不同医疗机构之间人才的纵向和横向交流，研究探索注册医师的多点执业"。国家开始探索医师多点执业问题，并在部分省市推行试点。2011 年，医师多点执业试点地区扩大至全国，符合条件的医师可以申请增加 2 个执业地点，并将申请多点执业医师的资格由副高降为中级以上。

2. 区域卫生人才一体化：目前，各地探索区域卫生人才一体化的模式主要有以下几类：一是"县管乡用"模式。即岗位或人事关系设置在县级医疗卫生机构，派驻到乡镇卫生院工作，并给予一定的优惠和福利。二是县乡人才一体化模式。将县乡两级卫生人员在人员编制、福利待遇、职称评审、选拔使用等方面实施统一管理。三是医疗联合体模式。将大中型医疗机构和基层医疗卫生机构进行优化整合，形成统一规范管理的服务模式，达到集预防保健、卫生服务、医疗救治全程服务一体化。即以二三级医院为龙头，联络基层医疗机构共同构成的横向或纵向联合体，以快速提升基层医疗卫生机构的服务水平、建立分级医疗和控制费用的服务链。

3. 国际卫生人力资源流动以及公立医疗机构卫生人员流向私立或外资医疗机构增加：随着世界全球化时代的进程，卫生人力资源在全世界范围内进行着新一轮的配置。卫生人力资源国际流动主要有外籍医护人员来华就业和医护人员出国劳务两种方式。其中，外籍医护人员来华执业日渐增多，外籍医护人员在华的执业活动也随着交流的深入日趋融合。同时，随着我国人力流动政策的不断完善，卫生人力资源流动加速。一些私立或者合资医疗机构用较高的薪酬及较好的岗位任职将国内公立医院中的年轻骨干吸引走。也有不少地区、不同等级医院的骨干专家被猎头公司及私立机构"挖走"。

9.6 卫生人才管理法制化建设

一直以来，国家卫生计生委与国家有关部门致力于卫生专业技术人才管理的法制化建设，研究制定了一系列法律法规。

9.6.1 卫生专业技术职务管理的法制化建设

1986 年，中央职称改革工作领导小组转发了原卫生部《卫生技术人员职务试行条例》。《条例》明确卫生技术职务分为医、药、护、技四类，主任（副主任）医（药、护、技）师为高级技术职务，主治（主管）医（药、护、技）师为中级技术职务，医（药、护、技）师（士）为初级技术职务，从学历、工作年限、专业水平等方面提出了各级别任职基本条件，同时也明确了取得卫生专业技术职务的渠道和方式，对组建评审委员会提出了要求。此《条例》至今仍然对卫生职称工作发挥着重要的指导作用。

9.6.2 医师队伍管理的法制化建设

为了加强医师队伍的建设，提高医师的职业道德和业务素质，保障医师的合法权益，保护人民健康，原卫生部等部门经过几年的努力，1998 年 6 月 26 日，国家颁布了《中华人民共和国执业医师法》，1999 年 5 月 1 日正式实施。《执业医师法》建立了医师执业资格准入制度，将医师执业资格分为执业医师资格和执业助理医师资格。

《执业医师法》规定国家实行医师资格考试制度，医师资格考试分为执业医师资格考试和执业助理医师资格考试。据此，1999 年原卫生部颁布了《医师资格考试暂行办法》，明确医师资格考试实行国家统一考试，每年举行一次，考试包括实践技能考试和医学综合笔试。考试合格者取得执业医师资格和执业助理医师资格，由省级卫生行政部门颁发卫生部统一印制的《医师资格证书》。

《执业医师法》规定国家实行医师执业注册制度，取得医师资格者，可向所在地县级以上人民政府卫生行政部门申请注册获得国务院卫生行政部门统一印制的《医师执业证书》，未经注册取得执业证书，不得从事医师执业活动。据此，1999 年原卫生部颁布了《医师执业注册暂行办法》，明确了医师执业注册条件、注册程序、注销注册及变更注册等事宜。

《执业医师法》还就医师执业规则、医师考核培训等进行了明确规定。《执业医师法》颁布之日前按照国家有关规定取得医学专业技术职称和医学专业技术职务的人员，由所在机构报请县级以上卫生行政部门认定，取得相应的医师资格。原卫生部、人事部制定印发了《具有医学专业技术职务任职资格人员认定医师资格及执业注册办法》（卫医发〔1999〕第 319 号），明确了"老人老办法"医师资格认定条件、认定程序等。在 1998 年 6 月 26 日之前，已经取得医师以上专业技术职务任职资格的，可以申请认定执业医师资格；已经取得医士专业技术职务任职资格的，以及 1995 年、1996 年大学专科毕业生已经转正但未正式取得医师专业技术职务任职资格的，可以申请执业助理医师资格。县级以上卫生行政部门负责受理医师资格认定申请并进行初审，初审合格的，经地或设区的市级卫生行政部门审核后，报省级卫生行政部门认定，省级卫生行政部门对审核合格的，授予执业医师资格或执业助理医师资格，并颁发原卫生部统一印制的《医师资格证书》。

为解决部分地区乡镇卫生院缺乏执业助理医师的问题，自 2010 年起，国家开始在江西、贵州、云南和甘肃等四个中西部省份推行乡镇执业助理医师资格考试试点工作。该考试是在现行执业助理医师资格考试中增设，针对乡镇卫生院在岗行医但无执业助理医师资格人员的单独考试。考试内容主要突出乡镇卫生院基本医疗为主的工作特点，加大了疾病预防、健康促进等公共卫生考试内容比例[①]。该考试与国家医师资格考试统一组织，单独命题，单独划定合格线，考试合格发给执业助理医师资格证书，执业地点限定在乡镇卫生院。在报名乡镇卫生院执业满 5 年后，可以变更到本县其他乡镇卫生院执业。2011 年，乡镇执业助理医师资格考试扩大到包括四川、重庆、新疆在内的 20 个省份。

9.6.3 护理队伍管理的法制化建设

为加强护士管理，提高护理质量，保障医疗和护理安全，保护护士的合法权益，1993 年原卫生部颁布了《护士管理办法》，建立了护士执业资格准入制度，自 1994 年 1 月 1 日施行。《办法》规

---

① 韩春梅，赵源，等. 临床乡镇执业助理医师和执业助理医师考试大纲和考试方案的对比研究. 中国临床医生，2012，7.

定，凡申请护士执业者必须通过卫生部统一执业考试，取得《中华人民共和国护士执业证书》，护士执业考试每年举行一次。护士经过执业注册方可从事护士工作，护士注册机关为执业所在地的县级卫生行政部门，注册有效期为2年。《办法》还对护士执业提出了明确要求，并且规定在《办法》实施前已经取得护士以上技术职称者，经省、自治区、直辖市卫生行政部门审核合格，发给《中华人民共和国护士执业证书》。

《护士条例》经2008年1月23日国务院第206次常务会议通过，自2008年5月12日施行。《护士条例》规定，护士执业应当经执业注册取得护士执业证书，申请护士执业注册的，应当向拟执业地省、自治区、直辖市人民政府卫生主管部门提出申请。据此，2008年，原卫生部颁布了《护士执业注册管理办法》，明确了护士执业注册条件、注册程序、注销注册及变更注册等事宜。

《护士条例》规定，护士执业资格考试办法由国务院卫生主管部门会同国务院人事部门制定。据此，2010年，原卫生部会同人力资源社会保障部颁布《护士执业资格考试办法》，明确规定原卫生部负责组织实施护士执业资格考试。考试成绩合格者，可申请护士执业注册。护士执业资格考试实行国家统一考试制度。统一考试大纲，统一命题，统一合格标准。考试包括专业实物和实践能力两个科目，一次考试通过两个科目为考试成绩合格。

2001年，原卫生部与人事部建立了中初级卫生专业技术资格考试制度，其中包含了护理专业初级（士）资格考试，为了避免新进入护士队伍的人员既要参加护士执业考试，又要参加护理专业初级（士）资格考试，从2003年起，护士执业考试与护理专业初级（士）资格考试并轨，参加护理专业初级（士）资格考试合格者，取得护士职称的同时获得从事护理专业技术工作的准入资格。根据《护士执业资格考试办法》，护士执业资格考试自2011年开始正式实施，参加护士执业资格考试并成绩合格，可取得护理初级（士）专业技术资格证书。

9.6.4　药师队伍管理的法制化建设

国家在药品生产、流通领域实施执业药师资格制度，凡从事药品生产、经营、使用的单位均应配备相应的执业药师。1994年人事部、国家医药管理局颁布了《执业药师资格制度暂行规定》；1999年4月，人事部、国家药品监督管理局下发了《人事部、国家药品监督管理局关于修订印发〈执业药师资格制度暂行规定〉和〈执业药师资格考试实施办法〉的通知》，明确执业药师、中药师统称为执业药师。执业药师资格实行全国统一的考试制度，一般每年举行一次，由国务院人力资源和社会保障部门、国家食品药品监督管理局共同负责。执业药师资格考试合格者，须按规定向所在省（区、市）药品监督管理局申请注册。注册后，方可按照注册的执业类别、执业范围从事相应的执业活动。未经注册者，不得以执业药师身份执业。

9.6.5　乡村医生队伍管理的法制化建设

为了提高乡村医生的职业道德和业务素质，加强乡村医生从业管理，保护乡村医生的合法权益，保障村民获得初级卫生保健服务，2003年制定出台了《乡村医生从业管理条例》，自2004年1月1日起实施。《条例》规定国家实行乡村医生执业注册制度，县级卫生行政部门负责乡村医生执业注册工作。乡村医生执业证书有效期为5年，有效期满需要继续执业的，应当申请再注册。国家鼓励乡村医生通过医学教育取得医学专业学历，鼓励符合条件的乡村医生申请参加国家医师资格考试。《条例》明确了乡村医生执业规则，并且要求有关部门要保证乡村医生接受培训和继续教育，使乡村医师不断更新医学知识，提高业务水平。

2015 年，国务院办公厅印发《进一步加强乡村医生队伍建设的实施意见》，提出建立乡村全科执业助理医师制度，在现行的执业助理医师资格考试中增设乡村全科执业助理医师资格考试。乡村全科执业助理医师资格考试按照国家医师资格考试相关规定，由国家行业主管部门制定考试大纲，统一组织，单独命题，考试合格的发放乡村全科执业助理医师资格证书，限定在乡镇卫生院或村卫生室执业。取得乡村全科执业助理医师资格的人员可以按规定参加医师资格考试。

第四部分

卫生人力发展面临的
挑战与政策建议

第十章　卫生人力发展的成效及存在的问题

本章主要描述 2010~2016 年期间我国卫生人力发展的特点及存在的问题。

2010~2016 年期间，为贯彻落实深化医改精神，加快实施人才强卫战略，我国大力推进医药卫生人才制度完善和机制创新，加强以全科医生为重点的基层医疗卫生队伍建设，建立以临床培养基地和基层实践基地为主体、以规范与提升临床诊疗能力和公共卫生服务能力为重点的培训网络。卫生人力总量持续增加，基层卫生人力素质得到提升，资源配置不断优化，医学教育培养规模显著扩大，培养层次不断提高。但同时，卫生人力发展也存在人力结构和分布不均衡、专业公共卫生人员近年出现下降趋势等问题。

10.1　2010~2016 年期间我国卫生人力发展的成效

10.1.1　卫生人力总量持续增长，注册护士增长较快

1. 卫生人员总数增加 296.5 万人

2016 年底全国卫生人员总数达 1117.3 万人，比 2010 年增加 296.5 万人。主要是卫生技术人员增加 257.8 万人，占总增量的 86.9%。2010~2016 年期间卫生技术人员年均增长 6.3%，高于"十一五"增长速度（5.1%），也高于同期人口年均增长速度（0.5%）。医疗服务量大幅度增加和加强医疗卫生服务体系建设是卫生人员增加的主要原因。

2. 执业（助理）医师数量平稳增长

2016 年底全国执业（助理）医师达 319.1 万人，比 2010 年增加 77.8 万人，占卫生技术人员总增量的 30.2%。2010~2016 年期间，医师年均增长（4.8%）略高于"十一五"增速（4.3%），处于平稳增长阶段。

3. 注册护士增速约为医师的 2 倍

2016 年底全国注册护士达 350.7 万人，比 2010 年增加 145.9 万人，占卫生技术人员总增量的 59.6%。2010~2016 年期间注册护士年均增长速度（9.4%）明显快于卫生技术人员（6.3%）和执业（助理）医师的年均增长速度（4.8%），护理人员短缺现象有所缓解。

4. 非公医疗机构人员占比明显提高

2010~2016 年期间，非公医疗机构卫生技术人员增加了 77.3 万人，其增长速度（94.2%）快于公立医疗机构增长速度（43.1%），占医疗机构人员比例提高 4.3 个百分点。

10.1.2　卫生人力素质不断提高，基层卫生人力学历水平显著提升

1. 卫生技术人员学历水平持续提高

卫生技术人员中本科及以上学历所占比例由 2010 年的 24.9% 提高到 2016 年的 32.2%，医师中本科及以上学历所占比例由 2010 年的 43.0% 提高到 2016 年的 51.2%，护士以中专（34.0%）和大专（48.7%）为主，本科及以上学历所占比例由 2010 年的 8.7% 提高到 2016 年的 16.2%。

2. 医师高级职称占比提高 1.6 个百分点

2016 年医师高级职称占 17.4%，比 2010 年提高 1.6 个百分点，初级职称占比下降 0.5 个百分

点；医院医师高级职称占比提高 0.8 个百分点，初级职称下降 1.0 个百分点。

3. 基层卫生人力学历水平显著提升

2010~2016 年期间，乡镇卫生院卫生技术人员大专及以上学历所占比例提高 11.7 个百分点，高中及以下学历占比下降 4.0 个百分点，医师从以中专为主转到以大专为主。社区卫生服务机构卫生技术人员从以大专和中专为主转向以大专为主，本科及以上所占比例提高 8.8 个百分点，医师本科及以上学历所占比例提高了 9.6 个百分点。村卫生室执业（助理）医师达 32.0 万人，占村卫生室人员比例由 13.4% 提高至 22.3%，乡村医生中大专及中专学历（水平）由 79.6% 提高至 85.1%。

4. 全科医生年均增长 17.5%

2016 年，全国全科医生数量达到 20.9 万人，比 2012 年增加了 9.9 万人，年均增长 17.5%。每万人口全科医生数达到 1.51 人，比 2012 年增加了 0.7 人。全科医生占执业（助理）医师的比重则由 2012 年的 4.2% 上升至 2016 年的 6.6%。全科医生主要分布于社区卫生服务机构和乡镇卫生院，2016 年，两类机构的全科医生占全科医生总量的 83.4%。

10.1.3 卫生人力资源配置优化，医师工作效率提高

1. 千人口卫生技术人员数不断上升

2010~2016 年期间，卫生技术人员增长速度（6.3%）快于同期人口增长速度（0.5%）。每千人口卫生技术人员由 2010 年的 4.37 人提高到 2016 年的 6.12 人，每千人口执业（助理）医师由 1.79 人提高到 2.31 人，每千人口注册护士由 1.53 人提高到 2.54 人，完成"十二五"规划千人口医师 1.88 人、护士 2.07 人的目标。

2. 资源配置结构得到调整

2010~2016 年期间，医疗卫生机构医护比例由 2010 年的 1:0.85 增加到 2016 年的 1:1.10，医护比倒置现象得到改善。医院医护比由 2010 年的 1:1.16 提高到 2016 年的 1:1.45，医师与床位之比由 2010 年的 1:2.69 增加到 2016 年的 1:3.15，护士与床位之比由 2010 年的 1:2.31 下降到 2016 年的 1:2.18。城乡、区域医护结构均有所改善，城市医护比由 2010 年的 1:1.04 提高至 2016 年的 1:1.25，农村地区医护比由 2010 年的 1:0.67 提高至 2016 年的 1:0.94，医院、乡镇卫生院护床比小于 1:2.5，达到护士条例推荐的标准（1:2.5）。

3. 东、中、西部卫生人力配置差异逐步缩小

2016 年，东、中、西部地区每千人口卫生技术人员分别为 6.5 人、5.7 人、6.1 人，与 2010 年相比，分别增加 1.3 人、1.9 人、2.2 人，西部地区千人口卫生技术人员增长快于东部和中部地区。

4. 医师工作效率提高

2010~2016 年期间，卫生服务利用增长速度快于医师增长速度，门诊总量增长 35.9%，住院总量增长 60.3%。医院医师担负门诊增加 0.9 人次，住院增加 0.3 个床日；乡镇卫生院医师日均担负诊疗增加 1.3 人次、住院增加 0.3 个床日。医师工作效率提高。

10.1.4 符合行业特点的卫生人才培养制度基本建立

1. 医学教育体系基本建立，医学模式创新持续推进

医、药、护、技、管多学科并进，"中、高、本、硕、博"多层次办学，医学教育规模不断扩大。截至 2016 年，全国举办医学教育的高等医学院校 922 所、中等学校 1564 所、硕士授予单位 238 个、博士授予单位 92 个，在校学生总数达到 395 万人，其中临床类专业 114 万人、护理类专业 180 万人，构建了全世界规模最大的医学教育体系。

医学教育模式创新持续推进。推动 7 年制医学教育调整为"5+3"一体化培养，促进硕士专业学位研究生教育与住院医师规范化培训有机衔接，以"5+3"（5 年临床医学本科教育+3 年住院医师规范化培训或 3 年临床医学硕士专业学位研究生教育）为主体、"3+2"（3 年临床医学专科教育+2 年助理全科医生培训）为补充的临床医学人才培养路径基本形成，中国特色标准化、规范化医学教育体系基本建立。

2. 医学教育规模显著扩大，高学历专业人才占比有所提高

2010~2016 年期间，我国普通高等院校和中等职业学校医学专业累计招生分别为 450.2 万人和 255.0 万人，毕业生累计分别为 394.8 万人和 228.0 万人，年均毕业生分别为 56.4 万人和 38.0 万人。自 2011 年起，高等院校医学专业招生数开始超过中等卫生学校招生数，且招生数量差距逐年扩大。2011 年，高等院校医学专业招生数占招生总数的 52.8%，2016 年该比例增至 65.7%。

在培养规模显著扩大的同时，卫生计生人才的培养层次不断提高。2016 年，医学专业研究生毕业生达到 6.5 万人，比 2010 年（4.5 万人）增长 45.8%。本科以上的毕业生所占的比例呈现逐年上升趋势。研究生以上学历毕业生由 2010 年 9.2% 上升到 2016 年的 10.3%。

3. 住院医师规范化培训制度基本建立，医师培训不断完善

2013 年 12 月 31 日，国家卫生计生委等七部门联合出台了《关于建立住院医师规范化培训制度的指导意见》，要求到 2015 年，各省（区、市）须全面启动住院医师规范化培训工作，会同相关部门，陆续出台了系列配套文件，加强医教协同，基本形成我国住院医师规范化培训政策制度框架。各地将住院医师规范化培训工作纳入医改重点，全国 31 省（区、市）均成立了部门协调工作机制。2014 年从全国 1000 多家三甲医院中，遴选出 559 家作为首批培训基地和 8937 个专业基地，涉及临床医学、口腔医学和中医学的 36 个专业。2014 年以来，我国累计招收住院医师培训人数 19.6 万名，其中专科医师培训人数 2.1 万人，2016 年近 80% 的本科临床医学毕业生已进入住院医师规范化培训渠道。

4. 农村订单定向医学生免费培养有序进展，基层人才队伍不断夯实

从 2010 年起，国家实施"农村订单定向医学生免费培养项目"，在高等医学院校开展免费医学生培养工作，重点为乡镇卫生院等基层医疗卫生机构培养从事全科医疗的卫生人才。2010~2016 年，通过中央专项资金累计定向招收 385499 名免费医学生。毕业后经全科专业的住院医师规范化培训合格，成为农村基层医疗卫生机构高素质的医疗卫生人才。

10.2　2010~2016 年期间我国卫生人力发展存在的问题

10.2.1　高级人才占比仍然偏低

2016 年，我国卫生技术人员中，具有高级职称的仅占 7.6%，高、中、初级职称比例为 1∶3∶6 呈宝塔形，世界银行推荐的比例为 1∶3∶1 呈橄榄形，职称结构的不合理不利于人才队伍的建设，高级卫生技术人员急需增加。

院校医学教育质量参差不齐，部分地方院校单点招生规模过大，毕业生质量偏低。执业医师中本科及以上学历仅占 58.3%，且相当一部分未接受过严格、规范的住院医师培训，专科医师培训仅在极小的范围探索，尚未形成严格、规范的制度。100 余万乡村医生上岗前大多未接受过正规的医学院校学历教育。

卫生人力质量不高的原因是多方面的。一是院校医学教育质量参差不齐，部分地方院校单点招生规模过大，毕业生质量偏低。临床医师中执业助理医师占比过大，执业医师中本科及以上学历占比不高。二是住院医师规范化培训建立制度较晚。虽然我国住院医师规范化培训自 20 世纪 90 年代开始探索与实践，但 2013 年我国才出台了住院医师规范化培训制度指导意见，2014 年出台住院医师规范化培训管理办法，严格、规范的住院医师培训，专科医师培训仅在初步探索过程中，尚未形成严格、规范的制度。

10.2.2 卫生人力结构性问题较为突出，急需紧缺人才不足

卫生人力资源结构主要指人力的年龄、学历、专业等结构。就目前来看，我国卫生人力资源结构还存在以下问题：

1. 全科医生数量缺口较大

截至 2016 年底，我国有 20.9 万名全科医生，每万人口全科医生数达到 1.51 人，全科医生占执业（助理）医师的比重仅为 6.6%，远低于国际上 30%~60% 的平均水平。在农村地区，合格的医疗卫生人才更为短缺，仍有部分乡镇卫生院无执业医师，40% 多的乡镇卫生院没有全科医生。中西部地区全科医生配置比例较低，每万人口全科医生数分别为 1.16 人和 1.14 人，低于东部地区（2.03 人）。目前全科医生的配置现状，与"到 2015 年为基层医疗卫生机构培养全科医生 15 万名以上，使每万名城市居民拥有 2 名以上全科医生，每个乡镇卫生院都有全科医生"的发展目标相比，尚存在一定差距。

全科医生不足的主要原因：第一，我国全科医生规范化培训制度建立较晚，2011 年 6 月国务院常委会议决定建立全科医生制度，而西方发达国家很早就建立了全科医生制度，英国建立于 20 世纪 40 年代，美国建立于 20 世纪 60 年代。第二，由于全科医生在收入、职称评定等方面与专科医生相比存在一定差距，影响全科医生的从业意愿。第三，基层医生通过转岗培训成为全科医生，需要至少脱产 1 年参加培训时间，时间长、工学矛盾等因素阻碍了此类培训的广泛开展。

2. 儿科、妇产科医师缺乏

2016 年底，我国 0~14 岁儿童总人数 2.3 亿人，占全国总人口数的 16.7%。儿科执业（助理）医师只有 11.5 万人，仅占医师总数的 4.0%，每千名 0~14 岁儿童仅有 0.5 名儿科医师，低于 WHO 规定的每千名儿童拥有 1.5 名儿科医师。妇产科医师 25.9 万，占医师总数的 9.3%，每千育龄妇女妇产科医师 1.5 人。2010~2016 年期间，儿科、妇产科医师年均增长分别为 1.1% 和 2.3%，大大低于医师年均增速（4.8%）。

造成儿科、妇产科医师的不足的原因主要是儿科、妇产科医师具有职业风险高、医患矛盾多、薪酬待遇低，工作时间长，工作负荷重的特点。儿科医师日均担负诊疗人次是医疗机构其他科室医师诊疗人次的 2.4 倍，年均担负出院人数是其他执业医师的 2.5 倍。长期以来儿科医疗服务价格和薪酬待遇与其职业特点不相符，儿科医务人员流失较多。全面二孩政策放开后，妇产科医师的短缺问题进一步加剧。据国家卫生计生委发布的相关数据，预计"十三五"期间每年出生人口将在 1750 万~2100 万之间，且现阶段符合条件的夫妇约有 9000 万对，其中 60% 的妇女在 35 岁以上，高龄孕产妇明显增加，发生孕产期合并症、并发症的风险增大，也对妇产科医师的专业技能提出更高的要求。

3. 精神科医师不足

我国现有精神科医师 2.87 万人，占医师总数的 1.0%，平均每十万人口精神科医师 2.1 人，据世界卫生组织数据显示，俄罗斯和美国每十万人口精神科医师分别为 11 名和 12 名。我国精神科医师明显不足，且能力素质相对较低（大专及以下学历占 75.6%）。

精神科医生是研究世界上生命复杂现象的专业技术人员。除了医学专业知识外，还需要良好的人际沟通能力、出色的应急处置能力、良好的人文素养等条件。精神科医生紧缺的背后，是职业特殊性与收入水平反差强烈的现实，精神科医生风险高、工作压力大、工作环境特殊、社会认可度差，这些因素更直接导致了高校内精神卫生专业"遇冷"。

4. 康复医学人才短缺

我国现有康复医学 2.58 万人，占医师总数的 0.9%，平均每十万人口康复医学科医师 1.9 人，按国际标准的每 10 万人口拥有 8 名康复治疗师估算，我国康复医学人才缺口较大。我国人口众多，老龄人口、慢性病患者数量逐年递增，交通、生产安全事故时有发生，康复医疗的需求越来越大。目前我国康复医疗服务体系三级网络处于初步建设阶段，相关部门在康复医疗对于促进健康、提高资源利用效率、节约医疗成本的重要性上，认识还不统一，支持康复医学发展的配套政策和环境还未形成，造成了康复医学人才的短缺。

10.2.3 基层人才队伍建设需要进一步加强，城乡、区域分布有待优化

1. 基层卫生技术人员增长速度低于医院

2010~2016 年期间，我国基层卫生技术人员总量由 191.4 万增加至 235.4 万人，增长 23.0%。其中：其中：乡镇卫生院 14.7%、社区卫生服务中心 34.7%。基层卫生技术人员增长速度低于同期医院卫生技术人员速度（57.5%），也低于全国卫生技术人员增长速度（43.9%）。

2. 基层卫生人员总体学历水平不高

尽管近年来基层医疗卫生机构人员学历水平有较大提高，但与医院相比仍然差距较大，学历水平相对较低。2016 年底，医院卫生技术人员本科及以上学历占 39.2%，而乡镇卫生院大中专学历占 85.6%，本科及以上学历占 10.1%；社区卫生服务中心大中专学历占 69.1%，本科及以上学历占 27.9%。乡村医生大专及以上学历不到 5%。

3. 卫生人力配置水平和学历水平差距有所拉大

2010 年每千人口卫生技术人员数城市是农村的 2.51 倍，2016 年扩大到 2.67 倍。城乡医院卫生技术人员学历水平差距仍然较大。2010 年，城市、农村医院卫生技术人员本科及以上学历分别占 38.9% 和 22.4%，相差 16.5 个百分点。2016 年这一差距有所拉大，分别占 46.0% 和 28.0%，相差 18.0 个百分点。

4. 区域间不平衡现象依然存在

东、中、西部地区间卫生人力差距尽管有所缩小，但区域间不平衡现象依然存在。2016 年底，东部地区每千人口卫生技术人员数为 6.47 人，高于中部、西部地区的 5.67 人和 6.10 人。从人员学历水平看，东部地区卫生技术人员中本科及以上学历占 37.5%，中部地区占 28.5%，西部地区占 27.4%。中西部地区人员学历水平尚未达到东部地区 5 年前的水平。

经济水平、教育水平、区位优势、卫生投入等是造成卫生人力配置城市高于农村、东部优于中西部、优质人力资源向大城市、大医院集中的主要原因。城市地区、东部地区经济发达、优质教育资源集中、人才吸引力强、卫生服务需求大，政府卫生投入多，卫生事业发展迅速，卫生人力优势明显。农村和西部地区的基层医疗卫生机构工作环境、生活待遇较差，影响了优秀人才的流入。

10.2.4 专业公共卫生机构人员近年呈下降趋势

2016 年底，我国专业公共卫生机构人员 87.1 万人，尚未达到 2015 年规划目标（95 万）。从 2010 年起，疾控中心和卫生监督机构人员数均呈下降趋势。截至 2016 年，疾控中心人员较 2010 年减少 3840 人，卫生监督机构减少 12090 人，分别下降 2.0% 和 12.9%。公共卫生执业（助理）医师减少 1.5 万人，降低 11.8%，每万人口公共卫生医师数总体呈下降趋势。随着公共卫生问题的全球化发展和我国卫生领域面临的新问题，公共卫生人员的短缺现象会更加明显。

据人才规划监测抽样调查显示：近年来公共卫生人员流失率逐年上升，主要原因为薪酬待遇低

（2015 年医院职工年均收入 9.4 万元，而公共卫生机构为 7.7 万元）、社会地位不高、工作成就感不强以及职业发展前景不明朗等因素。

10.2.5　中医药人才发展还存在一些亟待解决的问题

　　一是中医药人才队伍规模数量有待提升。我国现有中医类别执业（助理）医师 48.2 万人，距"十三五"中医药人才发展规划还有一定的差距（69.5 万人），"十三五"期间需要每年增加 5.3 万人才能完成目标。二是中医药人才结构层次有待优化，高层次中医药人才匮乏。中医科执业（助理）医师占比由 2010 年的 15.4%下降到 2016 年的 11.8%，下降 3.6 个百分点。中医类高学历毕业人数减少，2016 年中医药博士和硕士毕业人数均比 2010 年有所下降，博士减少 12.6%，硕士减少 53.6%。三是中医药教育资源和空间有待进一步拓展，人才培养的开放协同效应有待提高，终身教育体系有待进一步完善。

第十一章　卫生人力发展面临的形势和政策建议

　　卫生人力资源是卫生计生事业发展的基础和关键，是深化医药卫生体制改革和健康中国建设的重要支撑和保障。在深入推进医药卫生体制改革、全面建成小康社会的关键时期，工业化、信息化、城镇化、市场化、国际化的深入发展，以及人口快速老龄化，将带来新的挑战；一些传染病和慢性非传染性疾病还严重威胁人民群众健康；环境污染、职业危害、食品与药品安全等公共卫生问题进一步凸显，使我国发展医疗卫生事业的任务更加艰巨，加强医药卫生人才队伍建设迫在眉睫。根据全面建成小康社会和人才强国战略的要求，针对卫生人才发展中存在的总量不足、结构不合理、基层薄弱、管理制度和机制需要完善等问题，以及人民群众不断增长的卫生服务需求，对卫生人力发展面临的形势进行分析并提出政策建议。

11.1　卫生人力发展面临的形势

11.1.1　人才是推进健康中国建设的重要保障

　　健康是人全面发展和实现幸福生活的基础，是国家富强和人民幸福的重要标志。习近平总书记指出，没有全民健康，就没有全面小康。医疗卫生服务直接关系人民身体健康。党的十八届五中全会从维护全民健康和实现长远发展出发，提出"推进健康中国建设"的新目标，对更好地满足人民群众的健康需求做出制度性安排，是为实现"两个一百年"宏伟目标提供健康支撑的必然要求。党的十九大报告在此基础上进一步提出了"人民健康是民族昌盛和国家富强的重要标志"的论断，提出"实施健康中国战略，完善国民健康政策，为人民群众提供全方位全周期健康服务"。意味着健康中国战略是我国国之大计。

　　推进健康中国建设，须紧紧围绕"四个全面"的战略布局，坚持把基本医疗卫生制度作为公共产品向全民提供，进一步完善医疗卫生服务体系，不断提高医疗技术和服务水平，增强群众获得感。人才是卫生战线的中坚力量，是人民的健康卫士，是全面建成小康社会、推进健康中国建设战略、实现人人享有基本医疗卫生服务的重要保障。

11.1.2　健康需求的变化对卫生人才队伍提出了更高的要求

　　改革开放以来我国经济总量快速增长，促使社会模式由生存型向发展型转变，从追求物质向追求人的自身发展升级。群众对健康的期待、对卫生服务的需求越来越高，对服务水平和质量越来越关注。城镇化、工业化、人口老龄化和经济全球化，使我国经济社会各方面都发生了深刻变化，同时也带来疾病谱、生态环境等不断变化，对医疗卫生服务提出了更高的要求。习近平总书记在党的十九大报告中指出："我国社会主要矛盾已经转化为人民日益增长的美好生活需要和不平衡不充分的发展之间的矛盾"。面对我国医疗卫生事业发展的新形势，满足人民群众日益增长的多元化健康服务需求，必须加快推进卫生人才队伍建设，完善卫生人才发展政策，推进卫生人才全面协调发展。

11.1.2.1　卫生服务需要需求日益增加

　　一方面，社会经济发展和工业化、城镇化及老龄化进程的加快，人群疾病负担和居民医疗卫生服务需要增加。居民两周患病率由 2008 年的 18.9% 上升到 2013 年的 24.1%，慢性病患病率由 20.0% 上升到 33.0%。慢性病患者超过 2.6 亿，慢性病负担已占疾病总负担的 70%。

另一方面，城乡居民收入水平提高、医疗保障制度的完善与卫生服务能力的提高，卫生服务需求进一步释放，城乡居民门诊及住院医疗服务的利用量呈上升趋势。2016 年门诊总量达到 79.3 亿人次，比 2010 年增加 20.9 亿人次；住院总量达到 22728 万人，比 2010 年增加 8554 万人。医疗服务需要需求的快速增长，更加凸显卫生服务体系供给能力和水平的重要性。

11.1.2.2　公共卫生服务需求快速增长

随着经济社会的发展和工业化、城镇化、老龄化进程的加快，慢性非传染性疾病、传染病、生物安全、食品药品安全、不良行为和生活方式成为我国面临的主要健康问题，公共卫生服务需求快速增加。据统计，我国平均每年新发传染病 1~2 种，艾滋病、耐多药肺结核等传染病流行规律不断发生变化，对监测网络敏感性和实验室检验诊断能力提出了更高要求；大气污染、水污染、土壤污染等环境危害因素对人群健康的影响面越来越大，程度日益加剧；职业健康和食品安全事故的新问题不断出现，我国每年发生的食源性疾病人数达到 2 亿人以上，全国每年新报告职业病病例近 3 万例；国际卫生安全保障任务日益繁重，防范国际突发公共卫生事件对我国的威胁。以上公共卫生问题的解决，有赖于专业公共卫生队伍的培养和发展。

11.1.2.3　老年妇幼等重点人群的卫生服务需求明显增加

随着老龄化程度的加剧，老年人口数量增长和老年人口患病例数快速增加。根据国家卫生服务调查资料，65 岁以上老人两周患病率由 2008 年的 46.6% 增加到 2013 年的 62.2%，两周患病率随年龄则增加呈上升趋势。妇幼保健覆盖面逐年扩大。产前检查率由 2010 年的 94.1% 提高到 2016 年的 96.6%；产后访视率由 90.8% 增加至 94.5%；住院分娩率由 97.8% 提高到为 99.7%。新生儿访视率由 2010 年的 89.6% 提高到 2016 年的 94.6%，3 岁以下儿童系统管理率由 81.5% 提高至 84.0%。这对未来我国卫生服务体系及卫生人才队伍提出了新的要求，即围绕老年群体、慢性病人群、妇幼等重点人群提供适宜的卫生服务。

11.2　卫生人力供需预测

卫生人才需求预测综合考虑了供给能力、人口变化情况，预测了 2020、2030 年卫生人才的变化。

11.2.1　基础数据

全国人口数采用《国家人口规划（2016—2030 年）》，2020 年为 14.2 亿人，2030 年 14.5 亿人。其他卫生人力数据来自于《卫生计生统计年鉴》。

11.2.2　预测方法

医师和护士的供给采用趋势外推法。医师需求采用卫生服务需求法；护士需求采用人力人口比值法；技师需求采用结构比值法。全科医生、儿科医生、产科医生、药师、专业公共卫生人员主要根据相关规划目标测算平均每年的供给能力。

11.2.3　预测结果

1. 医师、护士供给分析：根据目前卫生技术人员的数量及增长趋势，到 2020 年全国将拥有 358.4 万执业（助理）医师，每千人口执业（助理）医师 2.5 人；到 2030 年全国将拥有 506.1 万执业（助理）医师，每千人口执业（助理）医师达到 3.5 人，能够实现"健康中国 2030"规划纲要目标（3.0 人）。

按照目前护理人员的数量及增长趋势，到 2020 年，注册护士将达到 454.1 万人，每千人口注册护士达 3.2 人，到 2030 年，注册护士数量将有大幅增长，达到 755.4 万人，相当于每千人口拥有 5.2 名护士，能够实现"健康中国 2030"规划纲要目标（4.7 人）。届时，卫生人才队伍中的医护比上升为 1:1.5，医护配置更加合理化。

2. 医师、护士需求预测分析：通过需要、需求法预测出的就诊、住院率及人口数计算实际需要的医生数。

公式为：医生需求量 = 门诊医生需求量 + 住院医生需求量

$$门诊医生需求量 = \frac{人口数 \times 两周就诊率 \times 26 \times (1 + 非日常医生比)}{每个全时门诊医生平均处理门诊人次数}$$

$$住院医生需求量 = \frac{人口数 \times 住院率 \times 平均住院日 \times (1 + 非日常医生比) \times k}{每个住院医师平均负责病床日}$$

两周就诊率、住院率根据时间序列模型进行预测，平均住院日按照 2016 年的水平计算，每个全时门诊医生处理门诊人次按照 14 计算，每个住院医生年均负责病床日数按 2975 计算，非日常医生比按照 13% 计算，k 为调整系数，主治及以上医生与住院医生之比为 7:8，则主治及以上医生的需求 = 住院医生 × 7/8，因此，k 取 15/8。

根据卫生服务需求法，预测到 2020 年，全国对执业（助理）医师的需求量将达到 372.1 万，相当于每千人口需要 2.6 名执业（助理）医师。到 2030 年，全国对执业（助理）医师的需求量将达到 510.3 万，相当于每千人口需要 3.5 名执业（助理）医师。

根据人力结构比值法，预测到 2020 年全国对注册护士的需求量为 502.7 万，相当于每千人口注册护士需求量为 3.5 人。2030 年全国对注册护士的需求量为 780.1 万，相当于每千人口注册护士需求量为 5.4 人。

由此可见，2020 年全国执业（助理）医师总量的供给仍小于需求。2030 年全国执业（助理）医师总量的供给和需求接近或达到平衡，护士供给略低于需求。

3. 全科医生供需分析：2016 年我国每万人全科医生数目为 1.51 人，较 2012 年的 0.81 人增加 0.7 人，占医生群体的比例也从 2012 年的 4.2% 上升至 2016 年的 6.6%，虽然与政策提出的 2020 年达到每万名居民有 2~3 名合格的全科医生目标（按照 2020 年我国人口 14.2 亿人估算，我国需要约 30 万名全科医生）相比，还有 10 万人的差距每年需保持 10% 的增速可以实现这一目标。随着"5+3"培养模式效果的逐步显现，全科医生的人数有望稳步提升。

4. 儿科医师供需分析：按照我国儿科医师发展目标，到 2020 年，力争使儿科医师达到 14 万人以上，每千名儿童拥有的儿科医师数达到 0.6 人以上。目前我国儿科医师数量 11.5 万人左右，每年需要增加 6000 多名儿科医师，才能达到目标。

5. 产科医生供需分析：根据人口预测，普遍两孩政策实施后，出生人口峰值将达到 2188.5 万，比 2015 年增加 400 万左右。按目前产科平均住院天数 4.9 天，床位使用率 75% 计算，每年每张产科床位可满足约 56 名新生儿需求。应对出生人口高峰共需产科床位 39.1 万张，扣除目前各级医疗机构产科床位，产科床位缺口 8.9 万张。同时，由于符合政策人群中高龄孕产妇比例较高，发生孕产期合并症、并发症的风险明显增加，危重孕产妇、新生儿救治以及出生缺陷防治任务进一步加重。

依据《世界助产报告》计算方法，每千分娩量需要 6 名助产士。根据人口预测，出生人口峰值将达到 2188.5 万，需要助产士 2188.5 万/1000×6＝13.1 万人。根据 2008 年助产人力资源调查报告，我国现有助产士 4.4 万人。共需新增助产士 8.7 万人。按照每 10 张产床需 6 名产科医生的标准，新增 8.9 万张产科床位需新增产科医生培训 5.3 万人。

6. 药师供需分析：根据目前药师的增长趋势，到 2020 年药师将达到 50 万，2030 年达到 65 万人。药师的需求采用人力人口比值法，参照 WHO 平均水平（0.4 人/千人口）配置，2020 年药师需求量为 56.8 万，2030 年药师需求量为 58 万；参照"金砖国家"平均水平（0.6 人/千人口），2020 年药师需求量为 85.2 万，2030 年药师的需求量为 87 万人。

7. 技师（士）供需分析：根据目前技师的增长趋势，到 2020 年技师将达到 54.8 万。技师的需求采用结构比值法，按照 2016 年医师与技师（士）的比例（1∶0.142），2020 年技师（士）的需求量为 51 万，供需达到平衡。

8. 公共卫生人员供需分析：《医药卫生中长期人才发展规划（2011—2020 年）》要求到 2020 年，专业公共卫生机构人员达到 118 万人，各级各类公共卫生人才满足工作需要，目前专业公共卫生机构人员只有 87.1 人，未来 4 年，每年需要净增加 8 万人才能达到规划目标。

表 11-1 2020、2030 年全国卫生人员供给量预测

	2016	2020	2030
执业（助理）医师	319.1	358.4	513.3
注册护士	350.7	454.1	755.4
药师（士）	43.9	50	65
技师（士）	45.3	54.8	–
每千人口执业（助理）医师数	2.3	2.5	3.5
每千人口注册护士数	2.5	3.2	5.2

注：药师（士）不含零售药店执业的人员。

表 11-2 2020、2030 年全国卫生人员需求量预测

	2020	2030
执业（助理）医师	372.1	510.3
注册护士	502.7	780.1
药师（士）	56.8~85.2	58.0~87.0
技师（士）	54.8	–
每千人口执业（助理）医师数	2.6	3.5
每千人口注册护士数	3.5	5.4

注：药师（士）不含零售药店执业的人员，预测分别按照 0.4 人/千人口和 0.6 人/千人口计算。

11.3 医学教育和卫生人力发展的政策建议

2010~2016 期间，我国卫生计生事业取得了一系列成就，居民健康状况得到了明显改善，平均预期寿命从 2010 年的 74.8 岁上升到 2016 年的 76.5 岁（根据生命登记及人口普查数据估算），婴儿死亡率从 2010 年的 13.1‰降至 2016 年的 7.5‰，实现了千年发展目标。但依然面临着人口老龄

化加速、慢性非传染性疾病负担加重等一系列挑战。随着医改的进一步深化，全面二孩政策的实施，居民卫生服务需求也将显著增加，医疗卫生工作任务更加艰巨。习近平总书记在党的十九大报告中指出"人民健康是民族昌盛和国家富强的重要标志"，高素质的卫生人才是实现全民健康的重要保障。因此，加强医疗卫生人才队伍建设迫在眉睫。

11.3.1　稳步增加卫生人力总量

随着人口数量增加、老龄化加速、疾病谱变化，居民对医疗卫生服务的需求将不断增长，目前我国卫生人力的发展存在不平衡、不充分，因此，应坚持需求导向，按照"十三五"卫生计生人才发展规划要求，人才资源总量稳步增长。根据需求预测 2020 年所需要千人口执业（助理）医师数 2.6 人、千人口注册护士数 3.5 人，按照供给预测 2020 年千人口执业（助理）医师数、千人口注册护士数分别达到 2.5 人、3.2 人。无论是执业（助理）医师、还是注册护士数，仅仅按照现有速度增长，将难以满足医疗卫生服务和居民的需求。未来几年，需要深化医学教育改革，持续加大卫生人才培养数量，不断提高人才质量，满足居民日益增长的医疗卫生服务需求。

11.3.2　以全科医生为重点加强基层卫生人才队伍建设

1. 加强全科医生培养和队伍建设

提高基层医疗健康和服务能力，需要进一步完善全科医生教育培训体系。加强高等医学院校全科医学学科建设，鼓励有条件的高校建立全科医学系或全科医学学院，将全科医学作为必修课程，加强医学生的全科医学基础素养教育。通过住院医师规范化培训、助理全科医生培训、全科医生转岗培训、农村订单定向医学生免费培养等多种渠道，加大全科医生培养培训力度，并逐步向以全科专业住院医师规范化培训为主体过渡。

按照规划目标，到 2020 年全科医生数将达 30 万人，2016 年全国全科医生有 20.9 万名，每年需要增加 2.4 万名，到 2020 年才能达到规划的目标。

2. 持续加强乡村医生队伍管理

一是严格执行乡村医生定期在岗培训制度。按照乡村全科执业助理医师的基本要求，对乡村医生进行能力提高型培训，促进向执业助理医师转化。目前乡村医生大专以上学历仅为 5%，需加大培养力量，使乡村医生逐步达到大专以上学历层次。选派具有执业（助理）医师资格的优秀乡村医生到省市级医疗机构学习，探索乡村医生后备人才培养模式。二是落实乡村医生待遇政策，综合考虑基本医疗和基本公共卫生服务补偿情况，提高补助标准。根据医改监测数据，2016年乡村医生年平均补助金额 2.4 万元，比 2013 年提高 0.9 万元。三是完善乡村医生养老政策和退休机制，稳定农村卫生人才队伍，优化农村卫生人才结构。

3. 建立完善城乡联动的人才管理和服务模式

一是完善和创新签约服务模式和制度。在全科医生团队签约或乡村医生签约的基础上，增加医联体或医共体的专科医生。二是根据社区卫生服务需求的特点开展有针对性的培训。应充分了解每个社区卫生服务中心的整体服务能力，筛查出相对薄弱的环节，再开展有针对性的培训，避免千篇一律的培训模式带来的效率低下和资源浪费等问题。三是完善家庭医生签约服务系统。建立起有利于家庭医生和签约居民互动、增加信任度的信息服务平台，方便居民和医生沟通。同时，加快整合区域医疗卫生信息数据中心建设，实现基层医疗机构间、基层医疗机构与上级医疗机构间信息交换和共享，以信息化手段提高服务效率和水平，缓解基层家庭医生人才缺乏的供需状况，为签约居民提供高质量的卫生服务，更好地保障其健康水平。四是完善政策措施，继续推进实施城乡对口支援。提高援助政策和项目的针对性，根据基层卫生机构特定阶段的人员缺口和专业需求，针对性的安排相应援助人员。

11.3.3 加强急需紧缺专业人才培养

根据深化医药卫生体制改革的要求，结合目前卫生人力存在的主要问题，加强对儿科、精神、康复、助产等急需紧缺专门卫生人才的培养。

1. 采取多种方式加强紧缺专业人员培养

一是在有条件的高校恢复大学本科儿科专业。二是在住院医师规范化培训中加大儿科、产科、精神科等紧缺专业的招收规模。三是加强儿科、产科、精神科医师的转岗培训，鼓励相关专业的医护人员在儿科、产科、精神科等方面进行继续医学教育。

2. 实行政策向紧缺专业人才的倾斜

紧缺专业人才的培养和发展关键在于其待遇和政策导向。对儿科、产科、康复、精神科等紧缺人才实行倾斜的政策。在"十三五"期间，进一步强化对儿科、产科的政策性专项补贴，设置岗位补贴，改善待遇，建立和完善紧缺人才岗位风险和保险制度，增加岗位的吸引力，吸引优秀人才从事儿科、产科、精神科等紧缺专业，同时在职称评定、职务晋升方面政策上给予倾斜。

3. 加强临床药师培养

建立标准化、规范化、同质化的临床药师培训基地，积极探索将临床药师培训逐步纳入国家卫计委住院药师规范化培训体系建设。培养高素质临床型药学专业技术人才，注重临床合理用药能力，实行在职岗位培训和临床带教制度。

4. 统筹推进其他卫生人才队伍建设

围绕专业化、职业化方向，加强管理队伍建设，提高行业管理水平。加强医疗卫生机构管理人员、计划生育管理人员、卫生计生管理人员和医学教育管理人员培训进一步完善医院院长职业化培训制度，提高医院管理专业知识与技能、提升现代医院管理队伍职业化水平。

11.3.4 大力加强公共卫生专业人才队伍建设

按照《医药卫生中长期人才发展规划（2011—2020年）》要求，到2020年，专业公共卫生机构人员应达到118万人，目前尚存在30.9万人的缺口。2013~2015年公卫人员流失逐年上升，2015年达2.7%。因此，当前公共卫生人才发展的首要任务是稳定现有队伍，扩大招聘规模。《人才规划监测抽样调查》结果显示，薪酬待遇低、社会地位不高、职业发展前景不明朗等造成公共卫生人才流失率较高。

1. 加快公共卫生人才制度改革

加强体制机制创新，探索人才管理和服务新模式。要持续加大对公共卫生的投入和体系建设，增强公共卫生人员的职业责任感和使命感，切实提高公共卫生人员待遇，完善人才发展的政策制度，理顺各类公共卫生人员职业发展途径，增强公共卫生机构人才吸引力，使公共卫生人员的数量和质量不断得到提高和发展。

2. 优化公共卫生人才分布

为解决人力发展"不平衡，不充分"的矛盾，应按照服务人口、服务半径、工作量等科学合理地确定各地区公共卫生人员配备，优化人力资源分布。

3. 强化公共卫生人员培训

为适应新形势下公共卫生服务和管理的需求，应通过医学院校专业公共卫生人才培养、公共卫生医师规范化培训、高层次人才培养和引进等方式提高公卫人才素质和能力。加强健康教育、妇幼保健、卫生应急、计划生育、出生缺陷防控、采供血、实验室检测等各类公共卫生专业人员岗位培训以及临床医师的公共卫生知识培训。实施食品安全战略，加大食品安全人才培养培训力度，提高食品安全技术支撑队伍的整体业务水平。加强卫生计生综合监督执法人员培养，提高其法律法规素养和监督执法能力。

11.3.5　加强中医药人才培养

1. 推动中医药教育体系改革

建立院校教育、毕业后教育、继续教育三阶段有机衔接、师承教育贯穿始终的中医药人才终身教育体系。加强中医临床教学基地建设，重点支持建设一批中医药重点学科、专业和课程，深化医教协同，推进中医药院校综合改革；全面推进中医住院医师规范化培训，试点开展中医专科医师规范化培训，加强中医类别全科医生培养，强化中医人才毕业后培训；探索不同层次、不同类型的师承教育模式，继续做好全国名老中医药专家传承工作室、学术流派传承工作室建设。

2. 夯实基层中医药人才队伍

"十三五"医改规划要求，2020 年力争所有社区卫生服务机构和乡镇卫生院以及 70%的村卫生室具备中医药服务能力。夯实基层中医药人才队伍势在必行，强化以全科医生为重点的基层中医药人才队伍建设，推进中医类别全科医生、助理全科医生培养，实施农村免费定向培养中医专业医学生，加强基层名老中医药专家传承工作室建设，建立基层中医药人才队伍培养长效机制。

3. 推进中医药创新人才培养

继续实施中医药传承与创新人才工程，加强中医药重点学科建设，支持中医药学科纳入国家"双一流"建设，推进中医药领军人才和青年人才培养。加强中医药院校科研能力学科教育，强化中医药人才学术经验传承及科技创新能力。依托国家中医临床研究基地、重点学科、重点专科、名老中医药专家和学术流派传承工作室等资源，形成一批具有影响力的学科团队。

11.3.6　推进高层次卫生人才队伍建设

1. 实施高层次人才引进战略

要根据实际需要制定高层次卫生人才发展战略，高层次卫生人才引进培养项目实施办法和细则，投入专项经费，提供政策优惠，引进一批医德高尚、医术精湛、学术造诣高，科研创新能力强的高层次卫生人才，加强医学学科建设，不断提高科研能力和医疗服务水平。

2. 加大高层次卫生人力培养力度

坚持培养和引进相结合，培养一批在国际医学领域有重要影响力的医学科学家。"双一流"大学要在继续加强已有的学术高峰和优势学科建设的基础上，培育具有发展潜能的、引领未来发展的研究队伍。要高度重视基础医学院、药学院、公卫学院等与医院临床工作的科研合作，通过信息平台将基础与临床、公共卫生与医疗有机结合，努力提升临床医务人员的科研水平。完善高层次人才选拔机制。结合国家医药卫生领域科技重大专项和卫生行业科研专项等项目的实施，加强薄弱学科建设和关键技术领域的人才培养。

3. 支持优秀人才开展创新性工作

继续通过专项经费，加大对重点单位、重点科研基地，海外高层次人才创新创业基地等建设的支持力度，搭建创新与团队合作平台，制定宽松政策，支持小微企业，包容创业失误，打造良好的创新生态环境。

11.3.7　加强卫生信息化复合型人才队伍建设

随着医疗信息化建设成为支撑国家医改的重要支撑和保障，信息化人才的重要性日益凸显。人工智能、智慧城市、数字中国在医疗健康领域的发展更是离不开信息化复合人才。

1. 加大对卫生信息化人才队伍建设的投入力度

建立以政府投入为引导、用人单位投入为主和社会资助为辅的卫生信息化人才队伍建设投入机制。中央和地方各级卫生计生行政部门要建立卫生信息化人才培养专项资金，各医疗卫生机构也要在事业发展中划出专项资金用于信息化人才培养，逐步加大对卫生信息化人才建设的支持力度。鼓励并支持社会力量参与卫生信息化人才队伍建设。提高卫生信息技术人员待遇，建立正高级专业技术职务评审制度，为其职业和专业发展创造条件。

2. 多渠道培养卫生信息化复合人才

在院校培养方面，根据卫生信息化行业人才需求与医疗服务的要求，指导高等院校专业设置和课程建设，形成行业需求与院校培养之间的良性互动。在职培训方面，通过建立完善卫生信息化岗前培训、阶段性深化培训和建设项目专题培训等多种形式，不断提高卫生信息人才队伍的整体素质和专业能力。鼓励卫生技术人员参加计算机信息技术相关课程和申请学位，信息技术人员应多了解卫生需求和诊疗流程，切实加强卫生信息复合型人才培养。

11.3.8　医教协同深化医学教育综合改革

1. 建立健全医学人才培养供需平衡机制

进一步推动医学院校优化学科专业结构，严格医学教育准入标准，规范医学专业办学。教育行政部门及医学院校要根据医学人才需求及医学教育资源状况，合理确定医学专业招生规模及结构。实现住院医师管理信息系统与医学院校教育系统互联互通，及时掌握人才的供需情况。

2. 提升医学专业学历教育层次

临床医学专业要以五年制教育为主体、三年制教育为补充，适度发展八年制教育等高层次医学教育，并逐渐实现"一本"招生。减少中职、中专招生规模。护理招生方面，稳定中职招生规模，大力发展高职护理教育，适度发展本科及以上层次的护理教育，逐步提高高层次护理教育的比例。在人才培养起点提高门槛，吸引优秀人才报考医学院校，提高医学研究生教育质量，更好地满足居民卫生服务需求和推进健康中国建设。

3. 完善住院医师规范化培训

提高住院医师规范化培训基地准入门槛，把硬件基础设施和师资教学力量、资金可持续投入力度、管理模式、医院文化建设等软实力，均作为基地评估准入的标准。制定住院医师规范化培训与医学硕士专业学位研究生教育有机衔接的办法，逐步统一住院医师规范化培训和医学硕士专业学位研究生培养的内容和方式。落实相关政策措施，不断提高培训质量，保障和提高住院医师培训期间待遇。

4. 建立医学教育宏观管理协调机制

教育部、国家卫生计生委要进一步加强医学教育综合管理和统筹协调。成立医学教育专家委员会，充分发挥专家智库作用，为医学教育改革与发展提供智力支持。支持行业学（协）会参与学科专业设置、人才培养规划、标准制修订、考核评估等工作，相关公共服务逐步交由社会组织承担。

11.3.9　创新人才使用、管理和评价机制

1. 健全以聘用制度和岗位管理制度为主要内容的事业单位用人机制

完善岗位设置管理，保证专业技术岗位占主体。创新公立医院机构编制管理，合理核定公立医

院编制总量，并进行动态调整，逐步实行编制备案制。在岗位设置、收入分配、职称评定、管理使用等方面，对编制内外人员待遇统筹考虑。

2. 营造开放的用人环境，推进和规范医师多点执业

一是明确执业时间安排，执业期限，执业范围、执业地点、诊疗科目、工作任务、薪酬、签订劳动保险等内容。二是结合深化医改，配套完善医师的执业环境、医疗服务价格改革等。三是对医师多点执业进行有效监管，不断提高医疗质量，切实保障医疗安全。

3. 推进医护人员的信息化管理

国家电子化注册管理信息系统实现医疗机构、医师、护士注册电子化管理。在全面实行电子化注册管理的基础上，完成电子证照的发放使用工作，将电子证书作为医师开展执业活动的唯一身份认证手段，实现对医师执业行为的全过程监管和服务，提高行政审批服务效率。实现事中事后监管动态及时，人人享有医疗资源信息服务的目标。

4. 改革人才评价机制

建立以工作业绩为核心，以品德、知识、能力、服务为主要内容的卫生人才评价指标体系，强化对卫生专业技术人员实践能力的考核，克服人才评价中重学历、资历，轻能力、业绩的倾向。关心基层医生的职业发展，加强基层医生的毕业后教育和继续医学教育，建立基层卫生技术人员的培训体系。职称评审方面，将基层医生职称评定职称标准与大型医疗机构分开，打破基层卫生人才的职业发展"天花板"。对城镇社区和农村基层医疗机构，再进一步放宽中级职称的结构比例。

第 五 部 分

附 录

附录1 与世界主要国家比较

1 世界卫生人力配置比较

根据世界卫生组织 2014 年发布的统计数据，全球人口总数达到 71.26 亿。从表 1 可以看出，全球卫生人力资源的配置极不均衡，包括中国在内的中低收入国家每万人口医师和护士远远低于高收入国家，2013 年高收入国家每万人口医师数是低收入国家的 11.5 倍，每万人口护士数是低收入国家的 16.6 倍。

表 1　全球每万人口医师和护士（2007~2013 年）

地区	人口数		每万人口		医护比
	万人	所占%	医师	护士	
全球合计	712610	100.0	13.9	28.6	1:2.06
低收入国家	84867	11.9	2.5	5.3	1:2.12
中低收入国家	255493	35.9	7.9	18.0	1:2.28
中国	136072	19.1	16.7	20.4	1:1.22
中高收入国家	244982	34.4	16.1	26.3	1:1.63
高收入国家	127269	17.9	28.7	88.2	1:3.07

2013 年，我国每万人口医师（不含执业助理医师）16.7 人，虽然略高于世界平均水平（13.9 人），但是远低于高收入国家（28.7 人）。按照可比性原则，在进行国际比较时，我国每万人口医师数统计指标不包括执业助理医师（无处方权）。我国每万人口护士数为 20.4 人，为世界平均水平的 70%，远低于高收入国家（88.2 人）。中国医护比为 1:1.22，低于全球平均水平，也低于中低收入国家的平均水平。

2 金砖五国卫生人力比较

巴西、俄罗斯、印度、中国、南非作为全球 5 个主要的新兴市场，其人口和国土面积在全球占有重要份额，并且是世界经济增长的主要动力之一个，5 个国家中，中国居民健康水平与巴西、俄罗斯接近，而人力资源配置远低于俄罗斯，也低于巴西和南非，高于印度。

表 2　金砖五国卫生人力资源配置及健康情况比较

	期望寿命（岁）2013		婴儿死亡率（‰）2013	人均卫生费用（美元）2012	每万人口医师数 2009~2013	每万人口护士数 2009~2013	医护比 2009~2013
	男	女					
巴西	72	79	12.3	1078	18.9	76.0	1:4.02
俄罗斯	63	75	8.6	913	-	-	-
印度	65	68	41.4	58	7.0	17.1	1:2.44
中国	74	77	10.9	322	16.7	20.4	1:1.22
南非	57	64	32.8	651	7.8	51.1	1:6.55

注：①本表摘自 WHO《2015 年世界卫生统计》；②医师数包括口腔医师数，护士包括助产士；③中国系 2013 年数字，医师数指执业医师数，不包括执业助理医师。

3 与 OECD 国家比较

OECD（经济合作发展组织）主要为欧美发达国家。目前共有 34 个成员国，即澳大利亚、奥地利、比利时、加拿大、智利、捷克、丹麦、爱沙尼亚、芬兰、法国、德国、希腊、匈牙利、冰岛、爱尔兰、以色列、意大利、日本、韩国、卢森堡、墨西哥、荷兰、新西兰、挪威、波兰、葡萄牙、斯洛伐克、斯洛文尼亚、西班牙、瑞典、瑞士、土耳其、英国、美国。

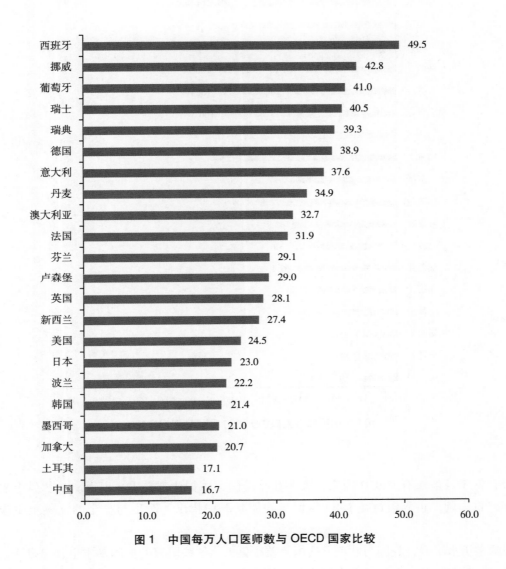

图 1 中国每万人口医师数与 OECD 国家比较

尽管我国卫生人力资源在不断发展，但与 OECD 成员国相比差距较大。2013 年，我国每万人口执业医师数（16.7 人）接近 OECD 国家当前平均水平（31.1 人）的 1/2，每万人口注册护士（20.4 人）约为 OECD 国家当前平均水平（86 人）的 1/5。

与影响力较大的 21 个 OECD 国家相比，中国居民健康水平与墨西哥接近（表 3），每万人口医师数低于所有者 21 个国家，多数欧美国家在 30 人左右（图 1）。每万人口护士数也低于所有这 21 个国家，多数欧美国家在 80 人以上（图 2）。

从医护比来看，我国当前为 1∶1.22，远低于 OECD 国家当前水平（1∶2.77），与墨西哥、西

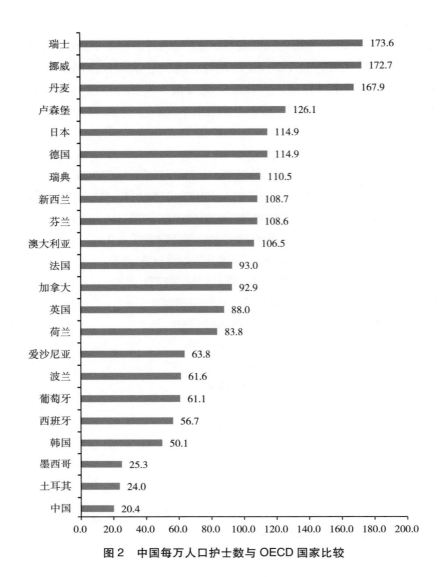

图2 中国每万人口护士数与 OECD 国家比较

班牙接近，低于其他所有 OECD 国家，大多数欧美国家医护比都在1:3以上。从数量上看，我国医护比例严重失调。世界银行在1993年世界发展状况中指出，医生与护士的比例至少应该达到1:2。

从医师学历水平看，我国与欧美发达国家差距更大。这些国家的医师基本上都是硕士、博士毕业，而我国大学本科及以上的每万人口执业医师约为8.8人，仅相当于 OECD 国家平均水平的1/4，比亚洲邻国韩国（21.4人）、日本（23人）水平都低，相当于西班牙的（49.5人）的1/6。这表明我国医师不仅数量上存在差距，质量上的差距更大。

从护士学历水平看，美国护士中，研究生13%，本科37%，大专36%。在英国，目前仅四分之一具有本科学历，但英国卫生部宣布，2011年起开始停止招收培养大专学历护士，2013年起所有新注册护士学历必须达到大学本科水平。我国注册护士学历以中专为主（占46%），研究生8%、大专占43%。

表 3　中国与主要 OECD 国家卫生人力资源配置及健康情况比较

国家	期望寿命（岁）2015		婴儿死亡率（‰）2013	人均卫生费用（美元）2012	每万人口医师数 2009~2013	每万人口护士数 2009~2013	医护之比 2009~2013
	男	女					
澳大利亚	80.9	84.8	3.4	6097	32.7	106.5	3.26
加拿大	80.2	84.1	4.6	5763	20.7	92.9	4.49
丹麦	78.6	82.5	2.9	6204	34.9	167.9	4.81
芬兰	78.3	83.8	2.1	4158	29.1	108.6	3.73
法国	79.4	85.4	3.5	4644	31.9	93.0	2.92
德国	78.7	83.4	3.2	4717	38.9	114.9	2.95
意大利	80.5	84.8	3.0	6097	37.6	…	…
日本	80.5	86.8	2.1	9071	23.0	114.9	5.00
韩国	78.8	85.5	3.2	4644	21.4	50.1	2.34
卢森堡	79.8	84.0	1.6	569	29.0	126.1	4.35
墨西哥	73.9	79.5	12.5	4158	21.0	25.3	1.20
荷兰	80.0	83.6	3.3	7551	…	83.8	…
新西兰	80.0	83.3	5.2	2000	27.4	108.7	3.97
挪威	79.8	83.7	2.3	8845	42.8	172.7	4.04
波兰	73.6	81.3	4.5	4787	22.2	61.6	2.77
葡萄牙	78.2	83.9	3.1	3114	41.0	61.1	1.49
西班牙	80.1	85.5	3.6	4717	49.5	56.7	1.15
瑞典	80.7	84.0	2.4	2626	39.3	110.5	2.81
瑞士	81.3	85.3	3.6	322	40.5	173.6	4.29
土耳其	72.6	78.9	16.5	994	17.1	24.0	1.40
英国	79.4	83.0	3.9	618	28.1	88.0	3.13
美国	76.9	81.6	5.9	5763	24.5	…	…
中国	74.6	77.6	10.9	6204	14.9	16.6	1.11

注：本表摘自《2017 年世界卫生统计》。医师包括牙科医师，护士包括助产士。

本章小结：

中国居民健康水平与巴西、俄罗斯接近，而人力资源配置远低于俄罗斯，也低于巴西和南非，高于印度。与 OECD 国家相比差距较大。2013 年每万人口执业医师数（16.7 人）接近 OECD 国家当前平均水平（31.1 人）的 1/2，每万人口注册护士（20.4 人）约为 OECD 国家当前平均水平（86 人）的 1/5。医护比（1:1.22），远低于 OECD 国家水平（1:2.77）。

附录 2　基层卫生人力相关研究

湖南省全科医生转岗培训现状与效果评价研究

全科医生转岗培训是当前我国培养全科医生重要的手段之一，反映全科医生毕业后教育以及继续教育体系的建设水平。全科医生转岗培训项目安排培训学员在地州市三甲医院培训基地接受全科医生转岗培训，将国家级基地作为全科医生转岗培训师资培训基地并负责培训质量监管评估。目前，我国很多地市全科医生培训已达一定规模。1993~2005 年期间，北京市社区医疗服务机构就有近 2 万人的管理干部、护士、医师和防保医师参加了岗位培训。上海市自 1995 年起就通过面授和远程教育的方式对医务人员进行培训，至 2005 年，已经有 5 千余人接受培训。云南省从 1999 年开始至 2010 年的 12 期培训中共培训了 3044 人次的医务人员。尽管如此，根据 2010 年中国卫生统计年鉴显示，全科执业医师仅占各类执业医师总数的 3.5%，远低于其他国家全科医师所占医师总数 30%~60% 的比例，因此，全科医师的培训工作任重而道远。在此，我们利用横断面研究，采用问卷访谈或与全科医生培训相关的行政部门负责人、培训基地师资以及参与培训的学员小组式访谈的方式，调查湖南省全科医生人力资源分布现状；了解基层医疗机构人员对全科医学培训的培训方式、政策制度、理论知识、实践技能等方面的需求状况；调查和评价湖南省全科医生培养培训现状与效果。

1　湖南省全科医生转岗培训政策

2010 年湖南省全面启动了全科医生教育培训项目，先后出台了一系列的相关政策，制定了《湖南省基层医疗卫生机构全科医生转岗培训实施方案》和《湖南省基层医疗卫生机构全科医生转岗培训考核管理办法》。2011 年发布《关于我省实施农村订单免费培养医学本科生工作的通知》、《湖南省以全科医生为重点的基层医疗卫生队伍建设实施规划》和《湖南省卫生厅关于明确全科医师执业有关问题的通知》。2013 年发布了《湖南省建立全科医生制度实施方案》，提出的工作目标是到 2015 年为基层医疗卫生机构培养 4000 名以上全科医生。到 2020 年，在全省初步建立起充满生机活力的全科医生制度，通过全科医生规范化培养 1.8 万名全科医生，基本实现城乡每万名居民有 2~3 名合格的全科医生，基本形成统一规范的全科医生培养模式和"首诊在基层"的服务模式，全科医生与城乡居民基本建立比较稳定的服务关系，全科医生服务能力水平全面提高，基本适应人民群众基本医疗卫生服务需求。

湖南省提出了包括医学院校五年制定向培养、专升本全科医生继续教育、全科医生规范化培训和基层全科医生转岗培训项目等培养方式。其中全科医生转岗培训项目计划三年时间内为湖南省基层医疗机构培训 3250 名全科医生，培训学员安排在 14 个地州市三甲医院培训基地接受全科医生转岗培训，将湖南省人民医院作为全科医生转岗培训师资培训基地并负责培训质量监管评估。采用"导师制+选修式+补短板"组合式培训。"导师制"指一个指导老师带教一名学员（"一对一"带教模式），实现因人施教，因材施教，使教学更具针对性。"选修式"指医院公布所有培训内容和课程，由学员根据自身情况，选修自己认为需要补充的某科知识和需要提高的临床技能。"补短板"是完善学员的专业不足和全科医学知识。

2　湖南省全科医生转岗培训效果

自 2010 年湖南省启动全科医生的转岗培训工作以来，湖南省共安排了 3 期全科医生转岗培训班，其中 2011 年至 2012 年分别培训了 3500 人。湖南省 2012 届 1250 名全科医生转岗培训学员问卷结果显示参加培训的医生年龄差距较大，以中青年医生为主；男女比例差异较大，以男性为主；职称较低，以初级为主；学历不高，以大专为主。学员培训后的知识掌握程度明显高于培训前（$P<0.05$）。培训学员对培训有较好的评价，85.9% 的学员表示满意。有 1006 人（81.3%）表示非常愿意参加此次培训，有 773 名（59.2%）学员表示单位非常支持参加培训，有 431 名（34.8%）学员是全脱产的方式，794 名（64.1%）学员是半脱产的方式，有 623 人（50.3%）认为培训所用的教材非常实用，统一采用由人民出版社出版的卫生部全科医生转岗培训规范教材。有 496 人（40.1%）认为理论和实践学习的时间充足，有 577 人（46.6%）认为实践学习时间比较充足，有 987 名（79.7%）表示有临床操作机会参与，有 857 人（69.2%）表示授课老师对授课内容准备充分，有 941 名（76%）学员表示能够提高他们的学习兴趣，有 431 人（34.8%）表示非常满意，724 人（58.5%）对食宿条件比较满意，有 561 名（45.3%）学员对培训总体感觉非常满意，觉得满意的有 503 人（40.6%），150 人（12.1%）对培训的总体评价是比较满意。学员觉得培训对自己的理论知识掌握有很大帮助的学员有 859 名（69.4%），有 881 名（71.2%）学员认为培训对自己临床操作技能提高有很大的帮助。

通过对培训前后学员知识和技能掌握情况的统计分析，各方面均具有统计学意义，培训后学员对知识和技能的掌握程度明显高于培训前。具体见表 1。

根据国家和湖南医政部门关于全科医学专业执业注册管理的政策规定，对于取得培训合格证等符合全科医学执业注册条件的人员采取鼓励和支持变更注册专业的政策。注册为全科医学执业类别的人数稳步上升，2011 年全省注册全科医学专业的医师人数为 357 人，2014 年 12 月底止全省注册全科医学专业的医师人数为 1821 人。

在工资绩效分配方面，除特岗全科医生有政府的补助外，大多数地方全科医生在绩效上与其他专业技术人员差异不大。长沙市雨花区对评选的首席全科医生或全科学科带头人，奖励性绩效工资在原岗位系数基础上上调 0.2，在全区特别优秀的全科医生，可参照中心副主任岗位系数发放奖励性绩效工资。

表 1　学员培训前后掌握情况的比较

知识、技能项目	熟练掌握		基本掌握		没有掌握		Z	P
	培训前	培训后	培训前	培训后	培训前	培训后		
全科医学基本原则和服务模式	94	460	652	774	254	4	−20.777	0.000
基层常见疾病的诊疗技术	182	588	767	650	51	0	−15.504	0.000
基层常见急症处理	158	542	740	693	102	3	−16.234	0.000
妇幼保健相关知识和技术	106	384	580	833	314	21	−19.276	0.000
病史采集和病例书写技能	243	648	702	589	55	1	−14.441	0.000
系统的体格检查操作	172	622	744	614	84	2	−17.657	0.000
无菌操作、心肺复苏等操作技术	192	657	714	581	94	0	−17.984	0.000
常用的生化检查、心电图等结果解读	117	417	663	799	220	22	−16.963	0.000
健康档案的建立和动态管理	129	429	626	794	245	15	−17.528	0.000
健康管理和健康促进的相关理论和方法	92	397	614	827	294	14	−20.069	0.000
高危人群和慢性病病例的管理	117	454	639	773	244	11	−18.886	0.000
人际关系与沟通技巧	178	529	756	709	66	0	−14.098	0.000

3　转岗培训主要问题

在调查过程中，我们发现目前转岗培训在培训内容，师资队伍和学员方面存在一些问题。根据《基层医疗卫生机构全科医生转岗培训大纲（试行）》，转岗培训的内容包括理论培训、临床培训以及基层实践。一般情况下，理论培训在高校进行，此阶段注重全科医学的理论，缺乏临床工作以及社区实践。临床培训在三级医院进行，虽然能力得到锻炼，但在此过程中容易忽视理论知识，对社区服务也缺乏了解。基层实践在社区卫生服务机构，但是在能力上得到的锻炼并不强。理论培训、临床培训与基层实践相分离，一定程度上影响了培训质量。根据调查显示，全科医学教育师资中，拥有大学本科学历的为 67.30%，大专及以下学历为 23.08%，硕士及以上学历仅占 9.62%。这与全科医学教育培训中心指定的全科医学师资标准相差甚远。全国全科医生培训调查结果显示，仅有 46.2% 的省份使用了规划教材，38.5% 的省份使用了自编教材，培训教材使用不统一，一定程度上影响了培训的效果。学科建设不到位，未能真正体现出培训机构的作用和优势。根据卫生部培训中心的郭爱民教授分析，目前我国有 128 所招收临床医学专业的医学高等院校，截至 2010 年底这些院校中开设《全科医学》课程的只 63 所，在这些学校中，仅有 12 所学校开展了社区实践。全科医学的建设缺乏系统性及整体性，从而影响学员的培训质量。转岗培训的学员大多数都是来自城市里的社区或者乡镇中的卫生服务机构，他们所掌握的知识不够全面，经验不够丰富，社区服务技能相对缺乏以及服务意识淡薄，普遍存在学历低、职称低以及知识结构老龄化等问题。据调查显示，2009 年末，全国乡镇的卫生人员中仅有 38.7% 拥有大专及其以上的学历。中专及以下学历的人员占了 61.3%，副高及以上为 0.9%，助理及以下为 84.9%，学员自身的素质以及能力较差，在一定程度上影响了培训效果以及对培训内容的掌握。

4　对加强全科医生培养和使用的建议

针对全科医生培养中的问题，建议从以下方面进行改进。首先，政府及其相关部门应该明确自己的责任，加强对培养工作环节的引导、构建完整的培养体系、制定规范的培养内容以及严格的资格认证制度，并为全科医生设计合理的绩效考核及薪酬制度，保证全科医生的收入以及福利待遇。在政府的积极引导下，加强对培训基地的硬件设施投入，建立区域性的医疗卫生培训中心。设立全科医学科研基金鼓励对全科医学领域进行研究，鼓励医学院校毕业生毕业后参加毕业后教育或继续教育，使得毕业后教育和继续教育常态化，逐步建立起学员主动愿意参加、培训内容能符合培训人员需求、经培训后能得到社会公众认可的培训体系。其次，应建立及完善各级全科医学组织，充分发挥行业互助。选择在不同的省、市、县建立由全科医学专家、卫生管理人员以及在基层工作的全科医生组成的全科医学会，协助政府部分制定全科医生培训标准及培训内容，提供全科医学政策咨询服务以及负责全科医生的资格认证考核，统一全科医生的培训标准，逐步持续改进全科医生的培训质量。统筹规划，加强师资队伍建设。最后，应建立完整的全科医生培养控制体系。制定严格的学员选拔标准，改善培训教材的建设，完善培训标准的制定。重组培训内容，突出全科医学特色。建立权威的全科医生资格认证制度。建立全科医生培养评价体系，加强对培训工作的评估。建立全科医生薪酬绩效制度和奖励制度，提高全科医生的积极性，从而吸引更多的优秀人才来从事全科医生工作。同时要大力宣传和表彰扎根基层的优秀全科医生，在全社会形成良好的关心支持全科医生工作和职业发展的氛围。

5　结语

综上，湖南省全科医生培训工作已逐步开展，并取得一定效果。全科医生是城乡基层卫生服务的骨干，是全科医学理论和实践的践行者，培养合格的全科医生是正确开展全科医疗服务的关键。目前全科医生的比例较低，不能满足基层群众的基本医疗需求。全科医生转岗培训是一种有效的培训模式，具有较好的培训效果。然而，全科医生培养也存在许多障碍因素。因此，需进一步通过各种措施加强全科医生队伍建设为核心，形成各方面重视全科医学教育与全科医生培训的氛围，强化对全科医生培训数量与质量，加强基层卫生服务自身建设，完善全科医生的薪酬激励机制，切实提高基层医疗服务质量与水平，满足居民需求。

四川省基层卫生人力资源差异性分析

1 研究背景

基层医疗卫生服务体系是提供基本医疗和公共卫生服务的网底,在为居民提供安全、方便、质优、价廉的基本医疗卫生服务方面具有不可替代的作用。所有卫生资源都必须通过卫生人力的实践活动来转化为卫生服务,因此基层卫生人力资源是基层卫生资源中最重要的组成部分和战略资源。基层医疗卫生队伍的数量及素质在很大程度上决定了基层医疗服务的能力和质量。

四川省地貌复杂,地区间人口分布、经济发展极不均衡,不同地区卫生事业的发展存在较大差异。同时作为农业大省,四川农业人口较多,少数民族地区地广人稀,地理环境复杂,不同地区居民对医疗服务的需求也存在着较大差异。为提高各地区人民群众健康水平,以新一轮国家医药体制改革为契机,四川省政府、省卫计委等部门针对四川省不同地区卫生事业发展,特别是卫生人才队伍建设,制定和实施了一系列政策措施,积极推动全省各地区卫生人才队伍建设。"大国医改"和"少数民族地区十年行动计划(2010—2020年)"实施以来,四川省加大对基层、少数民族地区医疗卫生人力资源的投入,从制度上为基层卫生人才尤其是少数民族地区卫生人才建设提供了保障和依据,各类地区卫生服务队伍明显改善。

2 研究目的

通过描述四川省三类地区之间、少数民族地区与非少数民族地区、少数民族地区之间的基层卫生人力资源数量、结构、分布现状及发展趋势,分析四川省三类地区之间、少数民族地区与非少数民族地区及少数民族内部的卫生人力资源配置的差异,揭示不同地区卫生人力资源特点及存在的突出问题,提出建议和对策,为优化卫生人力资源配置提供依据。

3 主要发现

3.1 地区间卫生人力资源配置不均衡

按资源配置分类,一类、二类、三类地区每千人口基层医疗机构执业(助理)医师数分别为1.17人、0.64人、0.43人;每千人口基层医疗机构注册护士数分别为0.77人、0.33人、0.31人,依次递减。

非少数民族地区卫生资源配置高于少数民族地区。非少数民族地区与少数民族地区每千人口基层医疗机构执业(助理)医师数分别为1.17人和0.64人;每千人口基层医疗机构注册护士数分别为0.77人和0.33人。

基层人力资源配置在少数民族地区内部存在差异,民族待遇县高于阿坝州、凉山州、甘孜州(以下简称"三州地区"),三州地区内部甘孜高于阿坝、高于凉山。以每千人口基层医疗机构执业(助理)医师数为例,民族待遇县、阿坝州、凉山州、甘孜州分别为0.68人、0.52人、0.49人、0.40人。

3.2 地区间卫生人力配置差距存在扩大趋势

2009~2014年间,各地区间卫生人员数量变化趋势与配置差异不平衡,卫生人员配置水平高的地区人员数量增幅较大,而卫生人员配置低的地区人员数量增幅较小,甚至下降,地区间差异有扩大趋势。以按卫生资源配置水平分类的基层执业（助理）医师配置及数量变化趋势为例。2009 年，一类地区每千人口基层执业助理（医师）数 1.11 人，高于二类地区的 0.75 人和三类地区的 0.57 人。而 2009~2014 六年间，一类地区基层（执业）助理医师数增长最快，由 2009 年的 1.4 万人增加到 2014 年的 1.7 万人，增幅 20%；二类地区次之，由 2009 年的 5.2 万人增至 2014 年的 5.7 万人，增幅 8%；三类地区基层执业（助理）医师数反而下降：卫生人力配置最低的三类地区卫生人员反而逐年下降，由 2009 年的 3.8 千人降至 2014 年的 3.6 千人，降幅 4%。

非少数民族地区与少数民族地区间差异与三类地区间差异有类似趋势。

3.3 地区间卫生人力质量不均衡

（1）卫生人力学历构成存在不均衡：一类地区卫生人力高学历者（本科及以上）所占比例均高于二、三类地区；非少数民族地区卫生人力高学历者所占比例高于少数民族地区；少数民族地区内卫生人力高学历者较少，所占比例均不足 10%。以执业（助理）医师学历构成为例，一类地区高学历者构成比为 22%，高于二类（6.0%）、三类地区（7.1%），前者是后者的三倍之多。从变化趋势看，各类地区卫生人力高学历者均在逐年增加，但少数民族地区较非少数民族地区增长缓慢，少数民族与非少数民族间基层卫生机构医务人员学历差距可能会进一步扩大。

（2）卫生人力职称构成存在不均衡：一类地区卫生人力高级职称构成比高于二、三类地区；非少数民族地区卫生人力高级职称构成比高于少数民族地区；少数民族地区基层医务人员主要是初级职称，而高级职称较少。以执业（助理）医师为例，非少数民族地区高级职称构成比为 3.9%，高于少数民族地区（3.2%）。从变化趋势看，各类地区卫生人力高级职称人数均在逐年增加，但非少数民族地区增加人数较少数民族地区多。

（3）卫生人力年龄构成差异正在扩大：四川省各地区基层执业（助理）医师年龄构成在 2009 年时差异较小，以按地区分类为例，一类、二类、三类地区小于 45 岁和大于 45 岁的执业（助理）医师均各占一半。但一类地区执业（助理）医师偏高龄化，而三类地区执业（助理）医师偏低龄化。经过 6 年的发展，一类地区高龄医师占比增大，二类地区各年龄组分布较均匀，三类地区以中低龄医师比例上升，地区间基层执业（助理）医师年龄构成差异变大。截至 2014 年，一类地区执业（助理）医师大于 55 岁组占比超过 35%，大于 45 岁的医师占比超过 50%；二类地区大于 25 岁的医师在各年龄组分布均为超过 20%；三类地区小于 45 岁的医师占比超过 60%。

3.4 门诊部（诊所、医务室）执业（助理）医师老龄化

四川省门诊部（诊所、医务室）的执业（助理）医师年龄构成与社区卫生服务中心和乡镇卫生院有明显差异，门诊部（诊所、医务室）执业（助理）医师呈老龄化现象。

以 2014 年为例，四川省社区卫生服务中心和乡镇卫生院 25 岁以上的执业（助理）医师在各年龄段分布较均匀。例如社区卫生服务中心执业（助理）医师在大于 55 岁、45~55 岁、35~44 岁、25~34 岁年龄段构成分别为 24.7%、21.3%、32.6%、21.3%。而四川省门诊部（诊所、医务室）执业（助理）医师则集中在高龄组，有 50% 的执业（助理）医师超过 55 岁，而小于 34 岁的执业（助理）医师仅占 6.7%。以 60~65 岁为退休年龄计算，大于 55 岁年龄段的医师将在未来 5~10 年内陆续停止提供医疗服务，门诊部（诊所、医务室）的卫生人员将出现大片空缺。年轻医师占比过小也反映出门诊部（诊所、医务室）难以吸引年轻卫生人员，门诊部（诊所、医务室）将面临后继无人的窘境。

3.5 地区间门诊卫生服务效率存在差异

基层卫生人员提供门诊卫生服务的工作效率在经济水平发达、卫生资源充足的地区更高。四川省基层医疗机构医师门、急诊负担为一类地区高于二类地区，高于三类地区；非少数民族地区高于

少数民族地区。以 2014 年为例，一类地区基层医师每人每天负担门、急诊 6.7 次，二类地区为 4.8 次，三类地区为 2.4 次。经济水平欠发达、卫生资源不充足的地区医师门诊服务效率有待提高。

一类、二类、三类地区间，以及非少数民族地区、少数民族地区间基层医疗机构住院卫生服务效率差异较小。

4 对策及建议

4.1 加强少数民族地区卫生人才队伍建设

（1）加快制定少数民族地区卫生政策：进一步落实《四川省民族地区卫生发展十年行动计划（2011—2020 年）》和《四川省民族地区卫生人才队伍建设专项行动工作方案（2011—2020 年）》，促进少数民族地区从资源到服务的整体提升，加快研究和制定少数民族地区卫生政策，建立起适合于自然环境和社会经济文化的卫生政策和医疗卫生服务模式，把民族地区卫生发展作为全省卫生工作的重要考核指标。

（2）强化对口支援制度：在已有对口支援的基础上，进一步完善、强化对口支援制度，建立长期稳定的"一对一"帮扶合作关系，重点协助民族地区医疗卫生机构开展医疗、公共卫生服务、专业知识培训、制度完善等工作。

（3）抓住契机，引进卫生人才：抓住四川省"三支一扶""天使计划"对少数民族地区有关政策倾斜的契机，通过"公开直接考核+服务期制度+学费补偿机制"等方式，定向引进各类卫生人才。

4.2 加强基层卫生人才队伍建设

（1）建立以全科医师为重点的培训网络：加强以全科医师为重点的基层医疗卫生人才队伍建设，建立以临床培训基地和基层实践基地为主体，以规范与提升临床诊疗能力和公共卫生服务能力为重点的培训网络。吸引和鼓励高等医学院校毕业生到基层医疗机构就业，鼓励非全科医学专业的主治医师、副主任医师经过全科医师培训转为社区全科医师。

（2）鼓励和引导医药卫生人才向基层流动：完善基层医疗卫生人员激励保障政策，鼓励和引导医药卫生人才向基层流动。同时加强基层已在岗卫生人员的培训、进修和继续教育项目，帮助基层卫生人员提高专业技能和服务能力、获得更高学历和职称。只有基层卫生人员诊疗水平提高，才能从根本上引导居民主动下沉到基层医疗机构就诊。

（3）农村卫生人力培养坚持学历教育与非学历教育并重：继续推动医学院校开展面向农村的初中毕业生 5 年制医学教育试点工作；根据乡村医生教育现状和农村卫生工作发展的需要，在不断加强中专学历教育的基础上，进一步扩大专科以上学历教育规模。加强继续医学教育，树立终身医学教育理念，定期举行形式多样的继续教育。

4.3 推行县乡村一体化

民族地区推行县、乡、村一体化的人员管理和医疗服务模式，对全县卫生人员统一管理，鼓励县级医疗机构到乡级医疗机构服务，乡级医疗机构到村卫生室服务，同时鼓励下级医疗机构人员定期或不定期到上级医疗机构进修，提高下级医疗服务能力的同时培养基层医疗机构卫生人才。

甘肃省基层适宜卫生人才培养与管理模式研究

医疗卫生事业在经济社会发展全局中具有重要地位和作用，是构建社会主义和谐社会的重要内容之一。甘肃省地处西部，经济总量少，人均水平低，自然条件差，探索适合甘肃省省情的医疗发展模式，对提高甘肃省医疗保健水平和居民健康具有重要意义。

1 甘肃省基层医疗机构人力资源现状

2014 年末，全省卫生人员达到 169297 人（包括乡村医生 18972 人和卫生员 2697 人）。2014 年卫生人员中，卫技人员 124420 人，占卫生人员总数的 73.49%，其他技术人员 6714 人，占 3.97%，管理人员 12643 人，占 7.47%，工勤技能人员 11604 人，占 6.85%。在卫技人员中，执业医师 37986 人，占卫技人员的 30.53%，执业助理医师 8238 人，占 6.62%，注册护士 44889 人，占 36.08%，药师 6046 人、技师 6429 人、见习医师 4487 人，分别占卫技人员总数的 4.86%、5.17%、3.61%。

2014 年末，甘肃省每千人口卫技人员为 4.86 人；每千人口执业（助理）医师为 1.78 人，未达到甘肃省和全国"十二五"目标值 2.00 和 1.88 人；每千人口注册护士为 1.73 人，达到了甘肃省"十二五"目标值 1.50 人，未达到全国"十二五"目标值 2.07 人。

2 甘肃省基层各级医疗机构卫生人力资源结构状况

2011~2014 年甘肃省基层各级医疗机构卫技人员的数量均逐年增加，与 2011 年相比，2014 年县（区）级卫技人员的总数增加了 28.11%；乡（村）级卫技人员所占比例逐年缓慢下降；社区卫生服务中心（站）总数增加了 34.04%，卫技人员占实际人员的比例也逐年增加，与 2011 年相比，2014 年卫技人员的比例增加了 2.69%。

2011~2014 年甘肃省基层各级医疗机构编制人员构成比例总体均呈逐年下降的趋势。2014 年全省各级医疗机构卫技人员中，县（区）级以编制人员为主体，但聘用比例较高，均在 34.85% 以上。乡（村）级和社区则以聘用人员为主体，比例在 63.62% 以上。

2014 年县（区）级医疗机构卫技人员中编制人员占卫技总数的 60.08%、乡（村）级占 16.41%、社区卫生服务中心（站）占 37.98%。

2014 年县（区）级医疗机构卫技人员中，男性共计 1573 人，占 29.25%，女性共计 3805 人，占 70.75%，男女比例为 1:2.42；26~30 岁年龄段的人员所占比例（18.13%）最高，其次为 ≤25 岁，占 17.05%，年龄结构在 ≥56 岁所占比例最低，为 2.55%。乡（村）级医疗机构卫技人员中，男性共计 705 人，占 50.54%，女性共计 690 人，占 49.46%，男女比例为 1:0.98；26~30 岁年龄段的人员所占比例（22.94%）最高，其次为 40~45 岁，占 15.91%，年龄结构在 51~55 岁所占比例最低，为 4.16%。社区卫生服务中心（站）卫技人员中，男性共计 176 人，占 27.76%，女性共计 458 人，占 72.24%，男女比例为 1:2.60。卫技人员年龄以<45 岁为主，占 81.08%，其中 26~30 岁年龄段的人员所占比例（23.50%）最高，其次为 31~35 岁，占 18.45%，年龄结构在 51~55 岁所占比例最低，为 4.57%。

2014 年县（区）级医疗机构卫技人员学历以本科为主，占 99.61%；乡（村）级以大专及以下学历为主，占 90.82%；社区卫生服务中心（站）以大专学历所占比例最高，占 38.96%。

　　2014 年各级医疗机构卫技人员职称以初级为主，中级次之，高级最少，其中县（区）级高级职称占 8.42%，中级职称占 20.57%，初级职称占 56.41%；乡（村）级高级职称占 0.79%，中级职称占 2.15%，初级职称占 21.29%；社区卫生服务中心（站）高级职称占 3.00%，中级职称占 17.67%，初级职称占 55.83%。

　　2014 年县（区）级医疗机构卫技人员中，护理专业占总人数的 48.77%。护理人员中在编人员占 36.26%。在编执业（助理）医师占 34.83%。县（区）级医疗机构的总体医护比为 1∶1.40，在编医护比为 1∶0.51。乡（村）级以执业医师为主，占 32.11%，其次是护理，占 30.47%。社区卫生服务中心（站）护理专业占总人数的 42.43%；其次是执业医师，占 35.02%。社区卫生服务中心（站）的医护比为 1∶0.98。

　　县（区）级中医从业人员以中医医疗为主，占从业人员 50.91%。2011~2014 年县（区）级医疗机构中医从业人数逐年增加，2014 年中医从业人员较 2011 年增加 31.48%。乡（村）级以中医医疗为主，占从业人员 88.70%。中药学、针灸推拿等从业人员占 1.21%、1.73%。2011~2014 年乡（村）级医疗机构中医从业人数逐年增加，2014 年中医从业人员较 2011 年增加 17.80%。社区卫生服务中心（站）中医医疗从业人员占比 48.17%，中西医结合从业人员占比 32.23%。2011~2014 年社区卫生服务中心（站）中医从业人员逐年增加，2014 年中医从业人员较 2011 年增加 47.22%。

3　甘肃省卫生人力资源培养情况

3.1　甘肃省各层次医学院校招生规模

　　从招生人数上来看，2011~2014 年甘肃省医学院校招生人数总体呈先增长后下降的趋势，2014 年较 2011 年全省医学院校招生人数减少 10.06%。其中，本科增长人数最多，增加 1020 人，2014 年本科招生人数较 2011 年增加 63.31%；中专减少 3067 人，2014 年中专招生人数较 2011 年减少 25.55%。2011~2014 年本科招生比例分别为 9.14%、8.41%、12.57%、16.61%，中专招生比例分别为 68.13%、72.01%、64.19%、56.40%。

3.2　甘肃省各层次医学院校招生来源及毕业去向

　　高等医学院校 2011~2014 年招生来源主要以省内为主，分别为 58.52%、60.43%、63.70%、64.00%，省内招生呈逐年增长的趋势。医学专科院校及中等卫生学校招生几乎全部来自省内。

　　高等医学院校毕业生流向主要以就业和深造为主。2011~2014 年截止到当年年底统计，高等医学院校毕业生深造率均在 20% 上下波动，2011~2013 年就业率稳定在 70% 左右，2014 年就业率降低为 59.37%，就业主要以省内就业为主。医学专科学校毕业生深造率在 1.5% 左右，深造率低，毕业后以就业为主，就业率接近 90%，就业主要以省内就业为主。中等卫生学校毕业生流向主要以就业和深造为主，深造率在 30% 左右，就业主要以省内就业为主。

3.3　2011~2014 年甘肃省基层各级医疗机构卫技人员业务培训情况

　　2011~2014 年甘肃省县级医疗机构卫技人员培训级别以省级培训为主，乡（村）、社区以县级培训为主。县（区）级以省级为主，占 51.74%。乡（村）级以县级为主，占 61.33%，培训时间以 3 个月及以下为主。社区卫生服务中心（站）以县级为主，占 37.17%，其次是省级，占 33.17%。培训时间以 3 个月及以下为主，占 82.35%，6 个月及以上培训时间所占的比例较低。

4　甘肃省基层医疗机构卫生人力资源流动与需求情况

4.1　2008~2014 年甘肃省基层各级医疗机构新进人员流动特征

　　2014 年县（区）级医疗机构新进人员较 2008 年增加了 54.17%，离职人员较 2008 年减少了

40%，离职人员比例较 2008 年降低了 18.38%。2008~2010 年乡（村）级医疗机构新进人员及离职人员逐年增加，2010 年新进人员及离职人员较 2008 年分别增加了 234.38%，131.25%，"十二五"年新进人员及离职人员逐年减少，2014 年新进人员及离职人员较 2010 年分别减少了 78.50%，100%。2014 年离职人员比例较 2008 年降低了 50%。2014 年社区卫生服务中心（站）新进人员离职比例较 2008 年降低了 19.92%。

2008~2014 年县（区）级医疗机构新进人员离职原因以辞职为主，占 58.01%，调离次之，占 33.97%。乡（村）级以调离为主，占 71.56%，辞职次之，占 23.85%。社区卫生服务中心（站）以辞职为主，占 70.00%，调离次之，占 21.25%。2014 年离职总人数较 2008 年减少了 56.67%。

4.2 甘肃省不同类别地区基层各级医疗机构卫生人力需求基本情况

县（区）级以执业医师需求为主，为 51.61%，其次为护理人员，为 29.64%，医技人员需求为 16.17%；对执业医师的需求以临床执业医师需求所占比例最高，占 77.71%，其次为中医执业医师，占 15.06%。乡（村）级以执业医师需求为主，为 62.38%，其次为医技人员，为 26.73%；对执业医师的需求以中医执业医师需求所占比例最高，占 36.51%，其次为临床、公卫执业医师，均占 26.98%。社区卫生服务中心（站）以执业医师需求为主，为 72.59%，其次为护理人员，为 13.51%；对执业医师的需求以中医执业医师需求所占比例最高，占 31.91%，其次为临床执业医师，占 30.85%。

4.3 甘肃省医疗卫生人才供缺状况

根据"健康中国 2020"甘肃战略研究报告中 2010~2020 年预测千人卫技人员拥有量，预计到 2020 年甘肃省卫技人员配置量约为 14.22 万人，2014 年卫技人员数量约为 9.75 万人，2015~2020 年退休人员约为 0.40 万人，到 2020 年仍需补充约 4.87 万人。按照甘肃省医学院校现有培养规模及省内就业率，预计到 2020 年总共可以培养卫技人员约 4.08 万人，仍存在约 0.80 万卫技人员的缺口。

5 甘肃省基层卫生人力资源建设现状分析

5.1 县（区）级医疗卫生机构人力资源现状与分析

县（区）级医疗机构 2011~2014 年总人数呈逐渐上升趋势，卫技人员所占比例相对稳定。2011~2014 年编制人员所占比例呈逐渐下降趋势，显示均存在编制不足的问题，应适当增加县（区）级医疗机构的卫技人员编制，以保证医疗卫生事业的稳定发展。

卫技人员学历构成呈倒三角形，大专学历所占比例最高，其次为中专及以下学历。提示卫技人员学历普遍较低。卫技人员职称结构呈宝塔型，以初级职称（即助理及士级职称）为主，其所占比例为 56.41%，且无职称技术人员所占比例达到 14.60%，由此表明县（区）级医疗机构卫技人员结构欠合理，有待进一步调整。

卫技人员以护理专业为主，总体医护比为 1:1.40，在编医护比为 1:0.51。甘肃省"十一五"期间，提出县（区）级医疗机构医护比的参考比值为 1:1.1。应该调整护理人员的在编比例，以提高护理人员队伍的稳定。

2014 年卫技人员培训总人次数与 2011 年比较明显增加，但培训时间均以 3 个月以下为主，应针对县（区）级医疗机构不同层次人员的培训需求和知识特点，结合其在医疗机构的岗位职责，开展有针对性的业务培训，将会更有效地提高培训质量和培训效果。

医疗机构人员需求中，以执业医师和护理人员需求为主，其次为医技、药剂人员，其中执业医师以临床医师需求所占比例最高，应根据各医院的实际情况和发展需要，尽快配备充足的卫技人员。

5.2　乡（村）级医疗机构人力资源现状与分析

2011~2014 年卫技人员总数无明显波动，卫技人员比例均在 97% 以上，由此可见乡（村）级医疗机构卫技人员比例较高，这有利于乡（村）级医疗机构承担基层卫生保健服务的责任，但是编制比例较低会影响卫技人员的工作状态。

2014 年卫技人员男女比例为 1:0.98，卫技人员年龄主要集中在 26~30 岁，提示乡（村）级医疗机构卫技人员年龄结构基本合理。

2014 年卫技人员学历以大专及以下为主，占 90.79%，中专及以下学历的卫技人员所占比例最高，占 48.45%。乡（村）级及以下医疗机构卫技人员应具备一定的专业素质，才能保障最基本的医疗服务，人员学历应以大专为主，由此可见，甘肃省乡（村）级及以下医疗机构卫技人员学历水平较低。

2014 年卫技人员中有乡村医生 978 人，占卫技人员的 70.11%，乡（村）级医疗机构卫技人员的职称高、中、初级职称所占比例均较低。

卫技人员总体医护比为 1:0.72，这与甘肃省提出乡（村）级医疗机构医护比参考比值为 1:0.8 比较，可知各类地区乡（村）级医疗机构护理人员配备略显不足，尚不能满足基层医疗机构需求与医疗卫生事业发展的需要。

2011~2014 年卫技人员培训级别以县级培训为主，培训时间以 3 个月以下为主。为了提高乡镇卫生院卫技人员的专业服务水平，适应农村卫生改革的发展，应该贯彻落实相关规定，加强卫技人员的培训。

人员需求中，执业医师需求比例最高，占 62.38%，由此可见乡（村）级医疗机构的紧缺人才应该是执业医师，为了使乡（村）级医疗机构承担起基层医疗保健的工作重任，下一步人才的引进是非常迫切的。

5.3　社区卫生服务中心（站）人力资源现状与分析

2011~2014 年实际人员均呈现出逐年缓慢上升的趋势，卫技人员数量也不断增加，2014 年卫技人员总数与 2011 年相比增加了 34.04%，说明社区卫生服务处于不断的发展中。2011~2014 年编制内人员数量无明显波动，存在大量聘用人员。应在人员编制方面采取有效措施，逐步解决人员编制不足的问题，同时还应对编外人员采取一定的薪资激励制度，提高其工作的积极性及稳定性。

2014 年卫技人员中编制比例为 37.98%，结果显示，社区卫生服务中心（站）卫技人员主要以聘用人员为主，可能是由于目前大部分社区卫生服务中心（站）是非政府举办的社区卫生服务机构，采取自主用人，所以大多数人员都属于聘用人员。

2014 年男女性别比例为 1:2.60，由于社区卫生服务中心（站）工作范围和工作强度较大，常需入户服务、夜间门诊及社区急救等，男性比例低不利于社区卫生工作的开展，建议适当增加男性工作人员数量。卫技人员以 40 岁以下为主，占 69.55%，卫技人员的年龄结构趋于年轻化，有研究显示，社区卫生服务人员以 40~49 岁为中心向两边逐渐减少，形成橄榄型年龄结构比较合理，因此，应采取一定的政策吸引一些有经验的优秀的人才进入社区，提高社区工作的服务质量。

2014 年卫技人员学历以大专为主，本科生占 24.29%。总体而言，卫技人员学历水平偏低，提示在今后应继续规范社区卫技人员的教育背景，可以在人才准入上作出规定，提高新进人员的学历水平。

2014 年卫技人员职称以初级为主，占 55.83%，高级职称仅占 3.00%，提示卫技人员中高级职称人员严重匮乏。无职称人员所占比例较大。因此，应提高卫技人员的业务水平，增加其培训及进修机会，提高社区卫技人员的医疗服务水平，进而提高其职称水平，同时对社区卫生服务人员的职称晋升方面应予以一定的优待，提高社区卫技人员工作的积极性，另一方面应对社区卫生服务机构予以政策倾斜，吸引一些优秀人才进入社区工作。

2014年总体医护比为1:0.98，《甘肃省城市社区卫生服务机构及编制标准》规定，原则上在社区卫生服务机构中全科医师与护士的比例应按1:1的标准配置，提示护理人员相对短缺，应根据需求，引进护理人员，对卫生人力资源进行合理的配置。

2011～2014年卫技人员培训，培训时间主要以3个月以下为主，2011～2014年培训人次数逐年增加。培训人次数逐年增加，体现了政府和各级卫生职能部门对社区卫技人员业务水平提高的重视，有助于推动社区卫生服务中心（站）的发展。

社区卫生服务中心（站）对卫生人员的需求主要以执业医师（72.59%）为主，执业医师的需求主要以临床（30.85%）、公卫（29.97%）、中医（31.91%）为主，各类地区对人员需求的构成基本一致。提示目前社区卫技人员尚不能满足社区工作的服务要求。应制定一些有力的政策，吸引更多优秀人才进入社区工作。

5.4　甘肃省中医从业人员现状分析

县（区）级医疗机构中医从业人员以中医医疗为主，占50.91%。2011～2014年县（区）级医疗机构中医从业人数逐年增加，2014年中医从业人员较2011年增加31.48%。

乡（村）级医疗机构中医从业人员以中医医疗为主，占88.70%。中药学、针灸推拿等从业人员占1.21%、1.73%。2011～2014年乡（村）级医疗机构中医从业人数逐年增加，2014年中医从业人数较2011年增加17.80%。

社区卫生服务中心（站）中医医疗从业人员占48.17%，中西医结合从业人员占32.23%。2011～2014年社区卫生服务中心（站）中医从业人员逐年增加，2014年中医从业人员较2011年增加47.22%。

6　2008～2014年甘肃省不同级别医疗卫生机构新进人员流动情况

6.1　各级医疗机构离职人员比例总体呈现下降趋势

县（区）级医疗机构2014年新进人员均较2008年分别增加了207.97%，38.86%，54.17%，乡（村）级医疗机构2008～2010年新进人员逐年增加，2011～2014年逐年减少，社区卫生服务中心（站）2008～2014年新进人员波动不明显。医疗机构2014年离职人员均较2008年减少。各级医疗机构离职人员比例总体呈现下降的趋势，这一方面表明我省在留住卫生人才方面取得了一定的成绩，增加了卫生人才队伍的稳定性，同时提示我们应加强基层医疗机构卫生人才队伍建设，保证基层医疗卫生服务体系顺利运行。

6.2　甘肃省各级医疗机构新进人员离职原因均以辞职为主

2008～2014年甘肃省医疗机构新进人员离职原因除乡（村）级以外均以辞职为主，县（区）级58.01%，社区卫生服务中心（站）70.00%；乡（村）级医疗机构新进人员离职原因以调离为主，占71.56%。

7　2011～2014年甘肃省医疗机构卫生人力资源供给状况

7.1　各层次医学院校招生比例不协调，医学本科生招生数量不足

近几年，从总体来看高等医学院校和医学专科学校招生人数不断增长，中等卫生学校招生

人数不断下降，但是中等卫生学校招生所占比例仍然很大，高等医学院校本科生招生人数所占比例偏小，形成甘肃省医学生招生层次比例不尽合理，而且本科生培养周期长，因此本科生培养数量明显不足。高等医学院校医学生主要针对省市级医疗卫生机构培养，也是硕士研究生、博士研究生等高学历卫生人才的主要后备力量，是提高甘肃省整体医疗卫生高专业素质的重要保障。

7.2 医学教育专业设置和招生比例不尽合理

目前，甘肃省医学院校医学类专业设置比较规范，中等卫生学校医学相关类专业设置相对较杂。甘肃省医学院校招生专业整体以护理类为主，2011 年医学类专业招生人数与护理类专业招生人数比例约为 1:2.8，这主要是由于医学专科学校和中等卫生学校护理专业招生人数较多所致，按照国家推荐的医护比 1:1 的招生比例，应适当增加医学类专业招生数量。2013、2014 年中等卫生学校招生人数下降可能与中等卫生学校合并到大专院校有关。总的来说，甘肃省专科医学院校专业设置还不能适应需求，应适当优化和调整中等卫生学校专业设置。

7.3 医学生培养与卫生人才需求不相适应，不能满足甘肃省卫生服务发展需求

医学院校毕业生是医疗机构卫生人力的主要来源，甘肃省目前的招生规模还不能完全满足卫生人才的补充。从甘肃省医学生就业状况来看，甘肃省医学院校省外招生比例减少，毕业生流向外省的比例却在增加且增加幅度较大，若以此趋势，甘肃省培养的医学生会逐渐满足不了未来几年省内卫生人员的需求。并且，省外就业率的增加会导致甘肃省卫生人才的流失，尤其是高层次医学生的流失将会影响卫生人员的整体专业水平。

7.4 甘肃省中医适宜人才培养模式仍需改善

面对甘肃省大力促进、支持发展中医药事业，而医学人才相对匮乏的情况下，甘肃省通过多种途径来培养中医适宜人才，主要包括院校教育、师承教育、继续教育。中医适宜人才的院校教育的主体是甘肃中医学院和甘肃省中医学校，其任务是培养高、中级中医专门人才，目前两所学校开设专业基本覆盖中医所有专业，其主要培养中医学、中西医临床医学、针灸推拿学人才。但是从招生规模来看，每年院校培养人数不足 1300 人，远不能满足需要。

8 甘肃省医疗卫生事业发展经验总结

8.1 基层医疗卫生事业发展经验总结

（1）加强基层卫生人才队伍建设：甘肃省通过多项举措推进基层医疗卫生人才队伍建设，如开展订单免费医学生培养，实施医学本科生定向培养项目；招考高校毕业生到乡镇卫生院工作；加强基层人员学历教育；建立"内引外联"和逐级培训机制，提高基层医务人员业务水平；制定全省卫生系统技术人员进修计划，提升基层卫生人员专业素质；招聘执业医师到乡镇卫生院工作；开展"万名医生支援农村卫生工程"项目；加强县乡医疗机构短缺专业人才培养；加强乡镇卫生院院长队伍建设；加强乡村医生队伍建设。

（2）加强基层医疗机构医疗服务能力建设：重点建设一批综合实力较强的县级医院，提升常见病、多发病、部分危急重症和疑难复杂疾病的诊疗能力，使县域内就诊率明显提升，基本实现常见病不出乡，大病不出县。同时，通过加强乡镇卫生院和社区卫生服务机构及编制建设，搭建基层医务人员上升和发展空间，适当调整医疗服务价格，保障基层医务人员经济收入等措施保障基层人员稳定。实施支援农村卫生工程医师、省市级医疗机构副高级以上职称医师、县级医疗机构中级以上职称和五年以上住院医师等三类医师必须进行医师多点执业；建立甘肃省远程医疗会诊网络，覆盖甘肃全省范围内省、市、县、乡、村五级 1478 家医疗机构，在国内率先实现了与村卫生室"直

通"，提高基层医疗机构医疗服务能力。建立了基层卫技人才双向流动机制，制定并实施了高级职称评定优惠政策和乡镇有效的正高级职称评审政策，鼓励卫技人员向县乡两级合理流动，吸引上级医疗卫生机构卫生人才到县乡两级工作，推行乡镇卫生院"十制改革"，广泛开展全员聘用、院长竞争上岗、绩效工资、中医药使用、信息化管理、医德医风考核、院务政务公开等工作，乡镇卫生院管理工作逐步规范，人员的工作积极性明显提高，人才效能显著增强。

8.2 重视中医药事业发展，加大财政支持力度，全面提高中医药人才队伍素质

加强中医药人员培养和学历教育

在实施国家乡村医生中医学专业中专学历教育项目的基础上，依托甘肃省内中医药院校，实施国家2年制乡村医生中医学专业大专学历教育项目。积极探索为乡村、城市社区定向培养中医药人才的办法和形式，鼓励基层中医药人员参加学历教育。开展乡镇卫生院中医临床技术骨干培训。加强全省社区中医药培训中心的建设，推进中医类别全科医师的转岗培训工作。

甘肃省通过大力培养实用性的中医药人才、开展社区中医药人员培养、加强中西医结合高级人才培养、组织实施乡村医生中医专业中专学历教育项目、扩大培养高学历人才的数量等举措加强基层中医药从业人员学历教育。同时，加强在职人员中医药继续教育工作，进一步提高中医从业人员理论知识水平。

此外，甘肃省积极推进中医医院管理人员培训工作，组织中医药管理人员参观学习，提高中医管理人员业务技能。

（1）推进中医药从业人员制度建设，稳定提高服务能力水平：甘肃省通过多项举措完善中医药人才考核评价制度，如在县级以上中医医院设立了公共卫生科，为中医"治未病"、开展预防保健搭建良好平台；将中医药工作纳入综合医院等级评审指标体系，实行一票否决制；建立中医药人才激励机制，继续开展评选甘肃省名中医与乡村名中医活动，调动各个层次中医药人员的积极性；明确提出狠抓医疗质量管理，办人民放心的中医医院；推进农村和城市社区中医药工作等。

同时，甘肃省通过多项举措稳定基层中医药从业人员，如建立培养、引进和使用中医药人才的激励机制，在职称晋升、科研立项等工作中，制定政策，向中青年学术带头人、业务技术骨干、学术继承人和农村中医药人才给予倾斜；建立基层医疗机构工作人员上升通道，要求市级以下医疗机构补充大学生必须从下一级医疗机构中选拔，在基层卫生机构工作的大学毕业生中建立动态流动机制；适当放宽中医药人员晋职晋级、评先树优的条件，对其进修学习、住房分配等方面优先照顾、优先解决，同等条件下优先录用和引进中医药人员，充实中医药队伍；提高中医药从业人员薪酬待遇等。

（2）加强中医药服务机构建设、扶持民族医药发展：将甘南、临夏两州的所有公立藏医医院、中医（中西医结合）医院及其他市州的民族医院全部纳入县级中医医院建设项目，比照标准化县级医院进行建设。将甘南州藏医药研究院附属医院列为国家市级重点中（藏）医院建设项目单位进行建设。

加强藏医、蒙医教育，重视民族医药人才队伍建设，积极开展藏蒙医药师承教育，完善藏医药、蒙医药从业人员准入制度，提高藏医、蒙医药人员素质。支持甘肃中医学院加强藏医系建设，培养藏医硕士研究生。

（3）开展中医学经典，西医学中医活动：深入宣传，充分营造"中医学经典，西医学中医"的良好氛围；促进西医人员学习中医；在为乡镇卫生院招录执业医师和医学大学生项目中，逐步提高中医药人员的比例；将开展"中医学经典，西医学中医"活动的情况将作为医院等级评审、专科学科建设和卫生科研项目立项工作的重要参考依据。

附录 3　卫生人力统计表

表1-1 全国卫生人员数及构成

	2010	2011	2012	2013	2014	2015	2016	6年增加数
总人数	8207502	8616040	9115705	9790483	10234213	10693881	11172945	2965443
卫生技术人员	5876158	6202858	6675549	7210578	7589790	8007537	8454403	2578245
乡村医生和卫生员	1091863	1126443	1094419	1081063	1058182	1031525	1000324	-91539
其他技术人员	290161	305981	319117	359819	379740	399712	426171	136010
管理人员	370548	374885	372997	420971	451250	472620	483198	112650
工勤技能人员	578772	605873	653623	718052	755251	782487	808849	230077
构成(%)	100.0	100.0	100.0	100.0	100.0	100.0	100.0	100.0
卫生技术人员	71.6	72.0	73.2	73.6	74.2	74.9	75.7	86.9
乡村医生和卫生员	13.3	13.1	12.0	11.0	10.3	9.6	9.0	3.1
其他技术人员	3.5	3.6	3.5	3.7	3.7	3.7	3.8	4.6
管理人员	4.5	4.4	4.1	4.3	4.4	4.4	4.3	3.8
工勤技能人员	7.1	7.0	7.2	7.3	7.4	7.3	7.2	7.8
增长速度(%)	4.9	5.0	5.8	7.4	4.5	4.5	4.5	5.3
卫生技术人员	5.2	5.6	7.6	8.0	5.3	5.5	5.6	6.3
乡村医生和卫生员	3.6	-2.7	-2.8	-1.2	-2.1	-2.5	-3.0	-1.4
其他技术人员	5.2	5.5	4.3	12.8	5.5	5.3	6.6	6.6
管理人员	3.4	1.2	-0.5	12.9	7.2	4.7	2.2	4.5
工勤技能人员	6.2	4.7	7.9	9.9	5.2	3.6	3.4	5.7

注：①2007年起,卫生人员数包括返聘本单位半年以上人员；②2005～2006年工勤技能人员不包括药剂员和检验员等技能人员；③卫生人员和卫生技术人员包括公务员中卫生监督员1万名；④增长第8栏系2010～2016年年均增长率。

表1-2 全国卫生技术人员数

	2010	2011	2012	2013	2014	2015	2016	6年增加数
人数	5876158	6202858	6675549	7210578	7589790	8007537	8454403	2578245
执业(助理)医师	2413259	2466094	2616064	2794754	2892518	3039135	3191005	777746
执业医师	1972840	2020154	2138836	2285794	2374917	2508408	2651398	678558
执业助理医师	440419	445940	477228	508960	517601	530727	539607	99188
注册护士	2048071	2244020	2496599	2783121	3004144	3241469	3507166	1459095
药师(士)	353916	363993	377398	395578	409595	423294	439246	85330
技师(士)	338755	347607	363642	388421	407296	428929	453185	114430
其他	722157	781144	821846	848704	876237	874710	863801	141644
构成(%)	100.0	100.0	100.0	100.0	100.0	100.0	100.0	100.0
执业(助理)医师	41.1	39.8	39.2	38.8	38.1	38.0	37.7	30.2
注册护士	34.9	36.2	37.4	38.6	39.6	40.5	41.5	56.6
药师(士)	6.0	5.9	5.7	5.5	5.4	5.3	5.2	3.3
技师(士)	5.8	5.6	5.4	5.4	5.4	5.4	5.4	4.4
其他	12.3	12.6	12.3	11.8	11.5	10.9	10.2	5.5
增长速度(%)	5.2	5.6	7.6	8.0	5.3	5.5	5.6	6.3
执业(助理)医师	3.4	2.2	6.1	6.8	3.5	5.1	5.0	4.8
注册护士	4.0	9.6	11.3	11.5	7.9	7.9	8.2	9.4
药师(士)	1.0	2.8	3.7	4.8	3.5	3.3	3.8	3.7
技师(士)	8.7	2.6	4.6	6.8	4.9	5.3	5.7	5.0
其他	2.7	8.2	5.2	3.3	3.2	-0.2	-1.2	3.0

注：增长速度第8栏系2010～2016年年均增长率。

表1-3 全科医生数

	2012	2013	2014	2015	2016	4年增加数
总计	109794	145511	172597	188649	209083	99289
#：医院	21074	25758	30428	31382	34654	13580
社区卫生服务中心（站）	47863	60181	68914	73288	78337	30474
#：社区卫生服务中心	39825	49925	56287	60334	64013	16150
乡镇卫生院	38557	56825	70296	80975	92791	54234
#注册为全科医学专业的人数	37173	47402	64156	68364	77631	40458
#：医院	5817	6260	9395	8936	9517	3700
社区卫生服务中心（站）	18502	23488	31202	33169	36513	18011
#：社区卫生服务中心	15981	20128	26051	28065	30322	11820
乡镇卫生院	12304	16836	22594	25434	30718	18414
#取得全科医生培训合格证的人数	72621	98109	108441	120285	131452	58831
#：医院	15257	19498	21033	22446	25137	9880
社区卫生服务中心（站）	29361	36693	37712	40119	41824	12463
#：社区卫生服务中心	23844	29797	30236	32269	33691	4330
乡镇卫生院	26253	39989	47702	55541	62073	35820

表1-4　分省全科医生数

	2012	2013	2014	2015	2016	4年增加数
总计	109794	145511	172597	188649	209083	99289
东部地区	66401	84464	96979	104015	116537	50136
北　京	8137	8458	8221	8269	8402	265
天　津	1095	1427	1622	2144	2403	1308
河　北	3493	6730	8637	9286	9355	5862
辽　宁	3304	3513	3777	3624	4195	891
上　海	5323	5957	6925	7352	7967	2644
江　苏	15068	17650	19748	20841	25162	10094
浙　江	12251	17041	19640	21627	22571	10320
福　建	2594	3634	4310	5122	5786	3192
山　东	6775	7709	8967	9920	11372	4597
广　东	7940	11765	14404	14955	18338	10398
海　南	421	580	728	875	986	565
中部地区	22192	29674	39020	45344	49944	27752
山　西	2552	2958	3618	4014	4175	1623
吉　林	1231	1680	2299	2891	3384	2153
黑龙江	2081	2889	3730	4320	4454	2373
安　徽	3191	4319	6814	7360	8625	5434
江　西	2081	2429	3020	3319	3641	1560
河　南	4722	6427	8394	10349	12129	7407
湖　北	3752	5044	6090	6970	7020	3268
湖　南	2582	3928	5055	6121	6516	3934
西部地区	21201	31373	36598	39290	42602	21401
内　蒙	1679	2374	2937	3085	3178	1499
广　西	3087	4039	4527	4671	5104	2017
重　庆	1632	2187	2527	2872	3127	1495
四　川	4665	8983	9819	10394	10360	5695
贵　州	1032	1511	2416	3147	3714	2682
云　南	3212	4261	4106	4289	4737	1525
西　藏	34	67	109	161	202	168
陕　西	1824	1978	2770	2126	2738	914
甘　肃	1389	2106	2710	3312	3773	2384
青　海	462	758	881	961	993	531
宁　夏	260	392	471	565	654	394
新　疆	1925	2717	3325	3707	4022	2097

表1-5　卫生人员性别、年龄及工作年限构成（%）

| | 卫生技术人员 | | 其中 | | | | | | | | 管理人员 | |
| | | | 执业(助理)医师 | | 注册护士 | | 药师(士) | | 技师(士) | | | |
	2010	2016	2010	2016	2010	2016	2010	2016	2010	2016	2010	2016
总计	100.0	100.0	100.0	100.0	100.0	100.0	100.0	100.0	100.0	100.0	100.0	100.0
按性别分												
男	34.2	29.4	57.1	54.7	1.7	2.1	39.0	34.6	45.2	41.6	49.4	47.1
女	65.8	70.6	42.9	45.3	98.3	97.9	61.1	65.4	54.8	58.4	50.6	52.9
按年龄分												
25岁以下	8.1	8.7	0.2	0.2	14.1	14.9	5.3	4.2	5.2	6.7	3.0	2.5
25~34岁	34.9	38.6	31.7	23.7	39.6	47.5	27.1	34.1	35.1	38.5	21.3	25.6
35~44岁	29.7	26.0	34.2	34.6	26.9	21.0	30.1	27.0	29.9	26.8	32.1	28.6
45~54岁	18.9	18.4	20.1	25.5	16.9	13.9	27.9	24.3	22.0	19.6	32.4	32.0
55~59岁	5.2	3.3	7.5	5.0	2.2	1.7	7.6	6.0	5.9	4.4	8.9	7.0
60岁及以上	3.2	5.1	6.2	11.0	0.4	1.1	2.0	4.4	1.8	4.0	2.3	4.3
按工作年限分												
5年以下	19.9	24.7	13.1	11.8	23.6	30.2	12.3	18.1	15.3	23.1	10.2	15.1
5~9年	13.9	21.3	13.5	16.4	16.2	25.9	9.4	18.2	13.1	19.4	7.8	14.2
10~19年	30.2	21.4	33.2	25.8	29.1	19.8	29.5	20.5	31.1	21.4	25.2	19.6
20~29年	20.9	19.2	20.8	25.4	21.8	15.8	25.1	23.1	22.4	20.5	31.1	27.1
30年及以上	15.1	13.5	19.4	20.6	9.3	8.2	23.7	20.1	18.0	15.5	25.8	24.1

表1-6　卫生人员职称及学历构成（%）

| | 卫生技术人员 | | 其中 | | | | | | | | 管理人员 | |
| | | | 执业(助理)医师 | | 注册护士 | | 药师(士) | | 技师(士) | | | |
	2010	2016	2010	2016	2010	2016	2010	2016	2010	2016	2010	2016
按学历分												
研究生	3.2	5.0	6.9	11.2	0.1	0.1	0.9	2.9	1.5	3.0	2.5	3.9
大学本科	21.7	27.2	36.1	40.0	8.7	16.2	13.2	24.2	18.2	28.3	26.0	33.7
大专	36.3	39.3	32.3	30.0	42.5	48.7	32.5	35.5	39.0	41.9	39.7	38.7
中专	34.5	26.5	22.0	17.1	46.0	34.0	40.1	30.7	35.9	24.4	20.5	15.4
高中及以下	4.2	2.0	2.7	1.8	2.7	0.9	13.4	6.8	5.4	2.5	11.4	8.3
按技术职称分(评)												
正高	1.7	1.8	3.8	4.6	0.1	0.2	0.5	0.7	0.6	0.9	2.1	2.0
副高	6.1	5.9	12.1	12.8	1.8	2.2	2.8	3.3	4.2	4.8	8.1	6.4
中级	24.8	20.0	30.1	29.6	24.4	16.8	22.7	19.7	26.5	21.4	22.6	15.4
师级	32.5	29.7	37.3	38.4	29.6	24.6	38.9	35.6	35.8	31.4	21.1	14.4
士级	25.3	30.7	10.6	8.1	37.6	46.5	28.5	30.8	25.1	29.8	17.4	13.5
未评	9.7	12.0	6.2	6.4	6.5	9.7	6.7	9.9	7.9	11.7	28.7	48.3
按技术职务分(聘)												
正高	1.6	1.7	3.6	4.4	0.1	0.2	0.5	0.7	0.5	0.8	2.8	3.5
副高	6.1	5.9	12.2	13.0	1.7	2.1	2.8	3.3	4.1	4.8	9.5	10.0
中级	25.5	20.6	31.1	30.9	24.4	16.8	23.3	20.3	27.2	22.2	28.4	25.7
师级	34.4	31.3	39.8	41.5	31.2	26.0	39.9	36.2	37.3	32.3	28.0	26.0
士级	26.0	30.1	9.9	7.7	39.0	46.9	30.0	31.5	26.6	30.1	21.2	20.8
待聘	6.5	10.4	3.5	2.5	3.7	8.1	3.5	8.0	4.2	9.8	10.2	14.0

注：研究生包括博士、硕士、未获得博士和硕士学位者。

表1-7 执业(助理)医师性别、年龄、学历及职称构成(%)

分类	合计		临床		中医		口腔		公共卫生	
	2010	2016	2010	2016	2010	2016	2010	2016	2010	2016
总　　计	100.0	100.0	100.0	100.0	100.0	100.0	100.0	100.0	100.0	100.0
按性别分										
男	57.1	54.7	55.6	53.4	67.0	63.0	56.0	51.8	58.4	53.6
女	42.9	45.3	44.4	46.6	33.0	37.0	44.0	48.2	41.7	46.4
按年龄分										
25岁以下	0.2	0.2	0.2	0.2	0.4	0.2	0.8	0.4	0.2	0.2
25~34岁	31.7	23.7	29.4	23.0	23.2	25.1	33.4	33.4	19.5	18.3
35~44岁	34.2	34.6	36.7	36.2	30.0	28.1	33.5	32.5	35.3	30.1
45~54岁	20.1	25.5	20.2	25.7	24.8	23.6	20.3	20.8	31.0	35.2
55~59岁	7.5	5.0	7.4	4.6	10.8	6.6	6.7	4.5	11.5	9.0
60岁及以上	6.2	11.0	6.1	10.4	10.9	16.5	5.3	8.4	2.7	7.2
按工作年限分										
5年以下	13.1	11.8	9.9	11.2	11.3	14.3	12.7	15.9	5.0	7.8
5~9年	13.5	16.4	13.7	16.1	11.4	18.1	15.8	20.0	7.2	11.4
10~19年	33.2	25.8	35.8	26.8	27.3	21.8	33.1	27.5	30.7	19.1
20~29年	20.8	25.4	21.6	26.4	21.8	20.2	20.2	20.4	29.0	32.9
30年及以上	19.4	20.6	19.0	19.5	28.2	25.6	18.2	16.1	28.1	28.9
按学历分										
研究生	6.9	11.2	7.0	11.4	6.5	12.2	6.8	9.2	2.3	5.7
大学本科	36.1	40.0	37.6	42.0	32.1	34.9	26.5	30.0	21.2	31.7
大专	32.3	30.0	32.5	29.1	32.8	30.8	36.2	38.7	34.4	31.1
中专	22.0	17.1	21.0	16.3	21.7	17.8	26.8	20.2	34.6	26.8
高中及以下	2.7	1.8	1.9	1.1	6.9	4.3	3.8	2.0	7.5	4.7
按聘任技术职务分										
正高	3.6	4.4	4.1	4.8	3.8	4.2	2.3	2.1	1.6	2.4
副高	12.2	13.0	13.5	13.8	13.6	11.9	8.2	7.0	7.3	8.8
中级	31.1	30.9	33.4	31.6	31.9	28.3	29.4	25.8	35.4	34.2
师级/助理	39.8	41.5	39.8	40.0	42.0	45.6	48.2	51.9	44.2	41.6
士级	9.9	7.7	7.9	7.5	6.9	7.0	9.9	9.5	10.8	11.1
待聘	3.5	2.5	1.3	2.4	1.9	3.1	2.1	3.7	0.8	1.8

表1-8 分科执业(助理)医师数及构成

	人数(万人)				构成(%)			
	合计		其中:执业医师		合计		其中:执业医师	
	2010	2016	2010	2016	2010	2016	2010	2016
总计	1807705	2290886	1477366	1961131	100.0	100.0	100.0	100.0
预防保健科	51143	62969	31489	40947	2.8	2.7	2.1	2.1
全科医疗科	96771	113922	63412	82523	5.4	5.0	4.3	4.2
内科	382986	530715	305530	446053	21.2	23.2	20.7	22.7
外科	219243	293789	190209	266037	12.1	12.8	12.9	13.6
儿科	87444	93430	77950	86208	4.8	4.1	5.3	4.4
妇产科	182818	218049	143953	182671	10.1	9.5	9.7	9.3
眼科	21896	29668	20178	27947	1.2	1.3	1.4	1.4
耳鼻喉科	24867	31726	22150	29289	1.4	1.4	1.5	1.5
口腔科	77654	124969	59866	100666	4.3	5.5	4.1	5.1
皮肤科	15761	19888	13984	18380	0.9	0.9	1.0	0.9
医疗美容科	3455	4672	3063	4308	0.2	0.2	0.2	0.2
精神科	23200	22818	20352	20345	1.3	1.0	1.4	1.0
传染科	19446	15102	18229	14665	1.1	0.7	1.2	0.7
结核病科	6546	5022	5741	4555	0.4	0.2	0.4	0.2
地方病科	401	561	275	407	0.0	0.0	0.0	0.0
肿瘤科	19676	21822	19062	21526	1.1	1.0	1.3	1.1
急诊医学科	29479	44719	27052	42201	1.6	2.0	1.8	2.2
康复医学科	14260	21442	11863	18495	0.8	0.9	0.8	0.9
运动医学科	273	368	243	348	0.0	0.0	0.0	0.0
职业病科	3188	2297	2950	2184	0.2	0.1	0.2	0.1
麻醉科	35359	57065	31155	52850	2.0	2.5	2.1	2.7
医学检验科	5371	7900	3074	5249	0.3	0.3	0.2	0.3
病理科	7120	11552	6529	10854	0.4	0.5	0.4	0.6
医学影像科	100473	159527	80265	135822	5.6	7.0	5.4	6.9
中医科	277671	276466	239235	248386	15.4	12.1	16.2	12.7
民族医学科	4187	3597	3305	3033	0.2	0.2	0.2	0.2
中西医结合科	30481	22401	24735	17097	1.7	1.0	1.7	0.9
其他	66536	94430	51517	78085	3.7	4.1	3.5	4.0

注:①本表不包括村卫生室执业(助理)医师数;②部分单位未填报卫生人力数据库。

表1-9 医师执业类别数及构成

	单位	合计		执业医师		执业助理医师	
		2010	2016	2010	2016	2010	2016
人数	万人	241.3	319.1	197.3	265.1	44.0	54.0
临床类别	万人	188.1	243.0	152.7	201.8	35.4	41.3
中医类别	万人	29.4	48.2	25.6	40.9	3.8	7.2
口腔类别	万人	11.1	16.7	8.3	13.6	2.8	3.1
公共卫生类别	万人	12.7	11.2	10.7	8.9	2.0	2.3
构成	%	100.0	100.0	100.0	100.0	100.0	100.0
临床类别	%	78.0	76.2	94.1	76.1	80.5	76.5
中医类别	%	12.2	15.1	15.8	15.4	8.6	13.4
口腔类别	%	4.6	5.2	5.1	5.1	6.4	5.8
公共卫生类别	%	5.3	3.5	6.6	3.4	4.5	4.2

注:本表临床、口腔、公共卫生类别医师数系推算数。

表1-10　城乡卫生人员数及构成

	2010	2011	2012	2013	2014	2015	2016
卫生人员数（人）	8207502	8616040	9118705	9790483	10234213	10693881	11172945
城市	3647861	3844201	4117646	4488500	4770561	5127704	5487317
农村	4549641	4761839	4991059	5291983	5453652	5556177	5675628
#卫生技术人员数	5876158	6202858	6678549	7210578	7589790	8007537	8454403
城市	2954913	3131412	3373660	3680276	3922453	4220110	4527708
农村	2911245	3061446	3294889	3520302	3657337	3777427	3916695
执业（助理）医师	2413259	2466094	2616064	2794754	2892518	3039135	3191005
城市	1152103	1190607	1260937	1360118	1431691	1537630	1647676
农村	1261156	1275487	1355127	1434636	1460827	1501505	1543329
注册护士	2048071	2244020	2496599	2783121	3004144	3241469	3507166
城市	1200343	1304202	1441324	1603913	1737367	1892835	2063019
农村	847728	939818	1055275	1179208	1266777	1348634	1444147
管理人员	370548	374885	372997	420971	451250	472620	483198
城市	221118	222730	221180	238061	251882	273050	287296
农村	149430	152155	151817	182910	199368	199570	195902
卫生人员构成（%）	100.0	100.0	100.0	100.0	100.0	100.0	100.0
城市	44.5	44.7	45.2	45.9	46.6	48.0	49.2
农村	55.5	55.3	54.8	54.1	53.3	52.0	50.8
#卫生技术人员	100.0	100.0	100.0	100.0	100.0	100.0	100.0
城市	50.4	50.6	50.6	51.1	51.7	52.8	53.6
农村	49.6	49.4	49.4	48.9	48.2	47.2	46.3
执业（助理）医师	100.0	100.0	100.0	100.0	100.0	100.0	100.0
城市	47.7	48.3	48.2	48.7	49.5	50.6	51.6
农村	52.3	51.7	51.8	51.3	50.5	49.4	48.4
注册护士	100.0	100.0	100.0	100.0	100.0	100.0	100.0
城市	58.6	58.1	57.7	57.6	57.8	58.4	58.8
农村	41.4	41.9	42.3	42.4	42.2	41.6	41.2
管理人员	100.0	100.0	100.0	100.0	100.0	100.0	100.0
城市	59.7	59.4	59.3	56.6	55.8	57.8	59.5
农村	40.3	40.6	40.7	43.4	44.2	42.2	40.5

表1-11　东中西部地区卫生人员数

	2010	2011	2012	2013	2014	2015	2016
卫生人员数（人）	8207502	8616040	9118705	9790483	10234213	10693881	11172945
东部	3548585	3727330	3950917	4223282	4396080	4584329	4793644
中部	2576739	2667229	2783467	2956498	3071282	3204929	3322701
西部	2072178	2211481	2374321	2600703	2756851	2894623	3046600
#卫生技术人员	5876158	6202858	6678549	7210578	7589790	8007537	8454403
东部	2605973	2760164	2978014	3207385	3348271	3519912	3711318
中部	1791708	1855917	1974774	2101505	2214311	2338546	2452631
西部	1468477	1576777	1715761	1891688	2017208	2139079	2280454
执业（助理）医师	2413259	2466094	2616064	2794754	2892518	3039135	3191005
东部	1061089	1097260	1174399	1259952	1298743	1365434	1440049
中部	743524	740102	779643	824551	861659	910221	946830
西部	608646	628732	662022	710251	732116	763480	804126
注册护士	2048071	2244020	2496599	2783121	3004144	3241469	3507166
东部	940153	1022111	1128795	1261859	1340816	1435002	1546121
中部	614459	668891	743178	813252	881318	953688	1023720
西部	493459	553018	624626	708010	782010	852779	937325
管理人员	370548	374885	372997	420971	451250	472620	483198
东部	160546	159688	154270	165867	177646	189708	194865
中部	116763	116009	116597	133647	136849	142374	144115
西部	93239	99188	102130	121457	136755	140538	144218

注：卫生人员和卫生技术人员总计中包括公务员中卫生监督员1万名。

表1-12　东中西部地区卫生人员构成(%)

	2010	2011	2012	2013	2014	2015	2016
卫生人员构成（%）	100.0	100.0	100.0	100.0	100.0	100.0	100.0
东部	43.3	43.3	43.4	43.2	43.0	42.9	42.9
中部	31.4	31.0	30.6	30.2	30.0	30.0	29.8
西部	25.3	25.7	26.1	26.6	27.0	27.1	27.3
#卫生技术人员	100.0	100.0	100.0	100.0	100.0	100.0	100.0
东部	44.4	44.6	44.7	44.5	44.2	44.0	44.0
中部	30.5	30.0	29.6	29.2	29.2	29.2	29.0
西部	25.0	25.5	25.7	26.3	26.6	26.7	27.0
执业（助理）医师	100.0	100.0	100.0	100.0	100.0	100.0	100.0
东部	44.0	44.5	44.9	45.1	44.9	44.9	45.1
中部	30.8	30.0	29.8	29.5	29.8	30.0	29.7
西部	25.2	25.5	25.3	25.4	25.3	25.1	25.2
注册护士	100.0	100.0	100.0	100.0	100.0	100.0	100.0
东部	45.9	45.5	45.2	45.3	44.6	44.3	44.1
中部	30.0	29.8	29.8	29.2	29.3	29.4	29.2
西部	24.1	24.6	25.0	25.4	26.0	26.3	26.7
管理人员	100.0	100.0	100.0	100.0	100.0	100.0	100.0
东部	43.3	42.6	41.4	39.4	39.4	40.1	40.3
中部	31.5	30.9	31.3	31.7	30.3	30.1	29.8
西部	25.2	26.5	27.4	28.9	30.3	29.7	29.8

表1-13 各地区卫生人员数

	合计		卫生技术人员		执业(助理)医师		注册护士		管理人员	
	2010	2016	2010	2016	2010	2016	2010	2016	2010	2016
总　计	8207502	11172945	5876158	8454403	2413259	3191005	2048071	3507166	370548	483198
东部地区	3548585	4793644	2605973	3711318	1061089	1440049	940153	1546121	160546	194865
北　京	223586	299460	171326	233953	66163	89411	67332	98082	14629	17679
天　津	96732	122558	70460	94952	28892	37804	24199	36088	9396	9544
河　北	437415	555115	292157	393059	133994	177140	87351	143432	15262	19230
辽　宁	316828	365729	232079	277494	96862	109800	88882	119147	17247	19172
上　海	171935	217061	137131	178196	53009	65386	55866	79373	9747	12175
江　苏	459025	654117	328243	516986	128943	204647	122509	221168	22943	26379
浙　江	352871	523598	288481	432641	120440	168178	99610	174523	14490	18081
福　建	199519	288205	142916	219557	58630	79685	53511	95641	5890	8386
山　东	645889	874110	448861	641701	185164	244900	156692	268379	18460	29007
广　东	592800	819106	454799	665257	174536	243224	167882	283793	29541	31176
海　南	51985	74585	39520	57522	14456	19874	16319	26495	2941	4036
中部地区	2576739	3322701	1791708	2452631	743524	946830	614459	1023720	116763	144115
山　西	275955	311250	193891	225880	88007	91699	62628	92112	11289	13670
吉　林	187106	223250	138393	166605	62050	69666	45776	65749	11582	13906
黑龙江	262600	292297	192048	221362	80282	84422	62759	85418	15151	16359
安　徽	309318	388224	211539	293732	86511	112741	77317	126350	11544	14312
江　西	230945	301651	158007	220972	61887	79187	58405	95519	7644	8401
河　南	591059	796480	372818	547001	154801	206747	121384	222123	25348	34597
湖　北	349495	494077	255793	384532	99542	141741	93844	174918	16776	19870
湖　南	370261	515472	269219	392547	110444	160627	92346	161531	17429	23000
西部地区	2072178	3046600	1468477	2280454	608646	804126	493459	937325	93239	144218
内蒙古	168884	221090	125831	170406	56245	66391	38251	66445	7353	10230
广　西	266138	390601	189554	289872	70816	96673	70243	122602	11254	17745
重　庆	160055	242826	111079	179354	47969	64709	37611	77463	7886	12463
四　川	467126	670444	325608	495750	145194	185414	104886	207633	20377	31320
贵　州	154246	277380	103954	204621	43389	69007	36165	85993	6706	13874
云　南	207663	329760	143139	249677	63306	85876	49408	105966	7147	9937
西　藏	16694	29187	10083	14829	4469	6542	1988	3833	610	854
陕　西	260056	372646	181438	288607	66040	85681	61816	116803	17463	24184
甘　肃	137501	186756	98865	134641	39331	52791	29868	50530	4690	11809
青　海	35224	49653	24909	37010	10564	13670	8339	14364	1008	1290
宁　夏	39674	56218	29962	44700	12267	17070	10341	18069	1656	2363
新　疆	158917	220039	124055	170987	49056	60302	44543	67624	7089	8149

注：卫生人员和卫生技术人员总计中包括公务员中卫生监督员1万名。

表1-14 卫生人员地区及年龄别构成(%)

| | 按城乡分 | | | | 按东中西部分 | | | | | |
| | 城市 | | 农村 | | 东部 | | 中部 | | 西部 | |
	2010	2016	2010	2016	2010	2016	2010	2016	2010	2016
卫生技术人员	100.0	100.0	100.0	100.0	100.0	100.0	100.0	100.0	100.0	100.0
25岁以下	9.0	8.4	7.3	8.9	8.6	8.3	7.4	7.2	8.2	10.5
25~34岁	35.7	41.2	34.1	35.3	36.8	38.7	32.7	36.0	33.9	40.4
35~44岁	27.1	24.0	32.4	28.4	28.1	26.5	32.3	27.4	29.7	23.8
45~54岁	19.1	17.5	18.7	19.7	18.0	17.5	20.1	21.5	19.4	17.3
55~59岁	5.4	3.3	4.9	3.3	5.2	3.4	5.0	3.6	5.3	2.9
60岁及以上	3.7	5.6	2.6	4.5	3.4	5.6	2.5	4.3	3.5	5.0
执业(助理)医师	100.0	100.0	100.0	100.0	100.0	100.0	100.0	100.0	100.0	100.0
25岁以下	0.2	0.1	0.3	0.3	0.2	0.2	0.3	0.2	0.2	0.2
25~34岁	32.2	26.2	31.2	20.7	33.7	25.0	30.1	21.6	30.0	23.4
35~44岁	31.2	32.4	37.2	37.1	33.0	34.7	36.2	35.3	34.4	33.6
45~54岁	20.6	23.9	19.6	27.4	19.0	23.4	21.4	28.5	20.6	26.1
55~59岁	7.9	5.0	7.2	5.1	7.5	5.0	7.2	5.1	7.9	4.9
60岁及以上	7.9	12.3	4.5	9.5	6.6	11.7	4.8	9.2	6.9	11.8
注册护士	100.0	100.0	100.0	100.0	100.0	100.0	100.0	100.0	100.0	100.0
25岁以下	15.2	14.1	12.7	15.9	14.5	14.4	13.8	13.3	13.9	17.3
25~34岁	40.3	49.6	38.6	44.5	41.5	47.0	37.1	47.0	38.8	48.7
35~44岁	24.9	19.6	29.6	22.8	25.5	22.0	29.4	21.3	26.6	18.8
45~54岁	16.6	13.6	17.2	14.4	16.0	13.5	17.5	15.9	17.9	12.6
55~59岁	2.5	1.8	1.7	1.5	2.2	1.8	2.0	1.7	2.4	1.4
60岁及以上	0.5	1.3	0.3	0.9	0.4	1.3	0.3	0.8	0.5	1.2
管理人员	100.0	100.0	100.0	100.0	100.0	100.0	100.0	100.0	100.0	100.0
25岁以下	3.2	2.7	2.9	2.1	3.3	2.5	2.8	2.1	2.7	2.6
25~34岁	21.6	27.3	20.9	23.0	22.9	26.0	20.0	21.9	20.1	28.1
35~44岁	29.7	26.2	35.4	31.8	29.7	28.2	34.0	29.6	34.1	28.2
45~54岁	33.4	31.4	31.1	33.0	31.7	30.5	32.8	34.9	33.4	31.5
55~59岁	9.8	7.5	7.7	6.4	9.8	7.7	8.5	7.3	7.8	6.0
60岁及以上	2.4	4.9	2.0	3.6	2.6	5.0	1.9	4.2	2.0	3.6

表1-15　卫生人员地区及学历别构成(%)

| | 按城乡分 | | | | 按东中西部分 | | | | | |
| | 城市 | | 农村 | | 东部 | | 中部 | | 西部 | |
	2010	2016	2010	2016	2010	2016	2010	2016	2010	2016
卫生技术人员	100.0	100.0	100.0	100.0	100.0	100.0	100.0	100.0	100.0	100.0
研究生	6.0	8.6	0.3	0.8	4.5	6.8	2.4	3.9	1.7	3.1
大学本科	29.4	33.8	13.9	19.7	24.4	30.7	19.4	24.6	19.4	24.3
大专	35.9	37.1	36.8	41.9	34.4	35.9	37.1	41.6	39.1	42.7
中专	26.3	19.3	42.9	34.6	32.6	24.7	37.1	27.8	35.1	27.8
高中及以下	2.5	1.2	6.0	2.9	4.1	2.0	4.0	2.0	4.7	2.0
执业(助理)医师	100.0	100.0	100.0	100.0	100.0	100.0	100.0	100.0	100.0	100.0
研究生	13.2	19.1	0.7	1.9	9.7	14.6	5.4	8.9	3.5	7.2
大学本科	48.0	47.4	24.3	31.3	39.6	42.7	33.2	36.2	32.8	38.8
大专	25.2	22.6	39.4	38.6	29.2	25.9	34.7	33.4	35.5	33.7
中专	12.2	9.8	31.7	25.6	18.9	14.9	24.9	20.0	24.6	18.1
高中及以下	1.5	1.1	3.9	2.6	2.7	1.8	1.8	1.4	3.6	2.1
注册护士	100.0	100.0	100.0	100.0	100.0	100.0	100.0	100.0	100.0	100.0
大学本科及以上	12.2	21.5	4.0	9.0	10.1	19.7	9.1	15.6	5.6	11.4
大专	46.0	50.1	37.7	46.8	41.4	45.9	42.6	51.2	44.4	51.0
中专	39.8	27.7	54.5	42.9	45.9	33.5	45.8	32.3	46.4	36.5
高中及以下	2.0	0.7	3.7	1.2	2.5	0.9	2.4	0.9	3.6	1.0
管理人员	100.0	100.0	100.0	100.0	100.0	100.0	100.0	100.0	100.0	100.0
研究生	4.0	6.5	0.4	0.7	3.3	5.6	1.8	2.7	1.8	3.1
大学本科	34.3	41.9	14.7	23.2	29.9	38.4	22.4	28.8	23.4	32.8
大专	38.4	34.8	41.5	43.7	37.4	34.5	40.5	40.9	42.9	41.8
中专	14.8	10.6	28.1	21.4	18.4	13.7	23.2	18.8	20.6	14.0
高中及以下	8.6	6.1	15.2	11.1	10.9	7.9	12.2	8.8	11.3	8.3

表1-16 卫生人员地区及技术职称(聘)别构成(%)

| | 按城乡分 | | | | 按东中西部分 | | | | | |
| | 城市 | | 农村 | | 东部 | | 中部 | | 西部 | |
	2010	2016	2010	2016	2010	2016	2010	2016	2010	2016
卫生技术人员	100.0	100.0	100.0	100.0	100.0	100.0	100.0	100.0	100.0	100.0
正高	2.7	2.6	0.4	0.6	1.9	2.1	1.5	1.5	1.0	1.2
副高	8.7	7.5	3.5	4.0	6.6	6.4	6.1	5.8	5.2	5.3
中级	28.2	22.3	22.6	18.5	25.2	22.0	27.5	21.7	23.5	17.1
师级	32.1	31.2	36.7	31.2	35.0	32.1	32.8	31.1	35.0	29.8
士级	22.1	26.0	29.9	34.5	24.0	26.0	27.1	31.5	28.3	34.9
待聘	6.1	10.3	6.9	11.2	7.2	11.4	5.0	8.4	6.9	11.7
执业(助理)医师	100.0	100.0	100.0	100.0	100.0	100.0	100.0	100.0	100.0	100.0
正高	6.3	6.9	1.0	1.6	4.4	5.4	3.5	4.0	2.3	3.2
副高	17.4	16.4	7.0	9.0	13.4	13.8	12.2	12.2	10.1	12.3
中级	33.1	32.3	29.1	29.2	31.1	31.7	32.5	30.9	29.4	29.3
师级	34.9	37.8	44.5	45.7	39.2	39.4	38.1	41.6	42.4	45.2
士级	4.8	3.9	15.0	12.1	8.4	6.9	10.9	8.9	11.8	7.9
待聘	3.5	2.7	3.4	2.3	3.5	2.9	2.7	2.4	4.1	2.1
注册护士	100.0	100.0	100.0	100.0	100.0	100.0	100.0	100.0	100.0	100.0
正高	0.1	0.2	0.0	0.1	0.1	0.2	0.1	0.2	0.0	0.1
副高	2.1	2.5	1.1	1.7	1.6	2.0	2.2	2.5	1.4	2.0
中级	25.4	17.5	22.9	15.7	23.4	18.1	28.1	18.2	21.9	13.1
师级	29.9	27.3	32.9	24.3	33.1	28.3	28.5	24.8	30.5	23.4
士级	38.5	44.2	39.7	50.5	37.5	42.0	38.2	47.9	42.9	54.0
待聘	4.0	8.3	3.3	7.7	4.4	9.4	2.9	6.5	3.4	7.3
管理人员	100.0	100.0	100.0	100.0	100.0	100.0	100.0	100.0	100.0	100.0
正高	4.1	4.9	1.0	1.4	3.1	4.0	2.8	3.1	2.2	3.1
副高	12.2	12.1	5.8	6.7	9.9	10.3	9.6	9.7	8.6	9.7
中级	30.9	27.6	24.8	22.8	27.2	25.8	31.4	28.2	26.9	22.9
师级	26.0	24.7	30.8	27.4	28.2	26.9	27.1	25.0	28.8	24.8
士级	16.0	15.2	28.3	28.5	18.8	17.1	23.6	23.1	23.0	22.9
待聘	10.8	15.5	9.3	13.3	12.9	15.8	5.5	10.8	10.6	16.5

表1-17 按主办单位分卫生技术人员数

	2010	2011	2012	2013	2014	2015	2016	6年增加数	6年增长%
卫生技术人员数（人）	5876158	6202858	6675549	7210578	7589790	8007537	8454403	2578245	43.9
政府办医疗卫生机构	4461916	4708156	5046418	5423461	5697173	5939733	6218706	1756790	39.4
社会办医疗卫生机构	779304	803399	862350	917103	949376	1004891	1052808	273504	35.1
个人办医疗卫生机构	624938	681303	759781	860014	933241	1052913	1172889	547951	87.7
#执业（助理）医师数	2413259	2466094	2616064	2794754	2892518	3039135	3191005	777746	32.2
政府办医疗卫生机构	1730488	1753366	1841868	1959270	2021761	2100337	2191923	461435	26.7
社会办医疗卫生机构	363852	371658	399545	422192	428205	449534	463951	100099	27.5
个人办医疗卫生机构	318919	341070	374651	413292	442552	489264	535131	216212	67.8
注册护士数	2048071	2244020	2496599	2783121	3004144	3241469	3507166	1459095	71.2
政府办医疗卫生机构	1592364	1749238	1942900	1642038	2321919	2471436	2646484	1054120	66.2
社会办医疗卫生机构	270336	284471	310188	313185	355455	384492	414139	143803	53.2
个人办医疗卫生机构	185371	210311	243511	330571	326770	385541	446543	261172	140.9

注：卫生技术人员中包括公务员中卫生监督员1万名。

表1-18 按主办单位分卫生技术人员构成（%）

	2010	2011	2012	2013	2014	2015	2016	6年增减百分点
卫生技术人员	100.0	100.0	100.0	100.0	100.0	100.0	100.0	－
政府办医疗卫生机构	76.1	76.0	75.7	75.3	75.2	74.2	73.6	-2.5
社会办医疗卫生机构	13.3	13.0	12.9	12.7	12.5	12.5	12.5	-0.8
个人办医疗卫生机构	10.7	11.0	11.4	11.9	12.3	13.1	13.9	3.2
#执业（助理）医师	100.0	100.0	100.0	100.0	100.0	100.0	100.0	－
政府办医疗卫生机构	71.7	71.1	70.4	70.1	69.9	69.1	68.7	-3.0
社会办医疗卫生机构	15.1	15.1	15.3	15.1	14.8	14.8	14.5	-0.5
个人办医疗卫生机构	13.2	13.8	14.3	14.8	15.3	16.1	16.8	3.6
注册护士	100.0	100.0	100.0	100.0	100.0	100.0	100.0	－
政府办医疗卫生机构	77.7	78.0	77.8	59.0	77.3	76.2	75.5	-2.3
社会办医疗卫生机构	13.2	12.7	12.4	11.3	11.8	11.9	11.8	-1.4
个人办医疗卫生机构	9.1	9.4	9.8	11.9	10.9	11.9	12.7	3.7

表2-1 各类医疗卫生机构人员数

卫生机构分类	机构数（个）	人员数（人）	卫生技术人员	执业（助理）医师	注册护士	其他技术人员	管理人员	工勤技能人员
2010								
总计	936927	8207502	5876158	2413259	2048071	290161	370548	578772
医院	20918	4227374	3438394	1260892	1468754	166528	243421	379031
基层医疗卫生机构	901709	3282091	1913948	949054	466503	73848	71825	130607
专业公共卫生机构	11835	624515	486801	188590	104247	34655	45059	58000
其他机构	2465	73522	37015	14723	8567	15130	10243	11134
2016								
总计	983394	11172945	8454403	3191005	3507166	426171	483198	808849
医院	29140	6542137	5415066	1803462	2613367	267460	320158	539453
基层医疗卫生机构	926518	3682561	2354430	1145408	695781	86635	73476	167696
专业公共卫生机构	24866	870652	646425	229484	189435	57315	77235	89677
其他机构	2870	77595	38482	12651	8583	14761	12329	12023

注：人员数总计中包括乡村医生和卫生员，2010年1091863人，2016年1000324人。

表2-2 各类医疗卫生机构人员构成(%)

卫生机构分类	机构数（个）	人员数（人）	卫生技术人员	执业（助理）医师	注册护士	其他技术人员	管理人员	工勤技能人员
2010								
总计	100.0	100.0	100.0	100.0	100.0	100.0	100.0	100.0
医院	2.2	51.5	58.5	52.2	71.7	57.4	65.7	65.5
基层医疗卫生机构	96.2	40.0	32.6	39.3	22.8	25.5	19.4	22.6
专业公共卫生机构	1.3	7.6	8.3	7.8	5.1	11.9	12.2	10.0
其他机构	0.3	0.9	0.6	0.6	0.4	5.2	2.8	1.9
2016								
总计	100.0	100.0	100.0	100.0	100.0	100.0	100.0	100.0
医院	3.0	58.6	64.1	56.5	74.5	62.8	66.3	66.7
基层医疗卫生机构	94.2	33.0	27.8	35.9	19.8	20.3	15.2	20.7
专业公共卫生机构	2.5	7.8	7.6	7.2	5.4	13.4	16.0	11.1
其他机构	0.3	0.7	0.5	0.4	0.2	3.5	2.6	1.5

表2-3 2010年各类医疗卫生机构人员数

卫生机构分类	合计	卫生技术人员				
		小计	执业(助理)医师	执业医师	注册护士	药师(士)
总　计	8207502	5876158	2413259	1972840	2048071	353916
一、医院	4227374	3438394	1260892	1155534	1468754	210693
综合医院	3143335	2576405	937411	865181	1126378	144734
中医医院	558110	462285	184798	165486	166755	42839
中西医结合医院	47480	38745	14888	13568	15446	2789
民族医院	12516	10173	4677	3783	2591	1257
专科医院	463042	349032	118685	107136	156645	18979
口腔医院	26589	20910	10424	9307	6654	428
眼科医院	20311	13987	4976	4487	6062	737
耳鼻喉科医院	4038	2913	1117	954	1158	183
肿瘤医院	46896	37831	12513	12043	17854	1709
心血管病医院	11740	9272	2849	2626	4637	377
胸科医院	9965	7814	2348	2313	3919	413
血液病医院	1424	1025	269	263	526	48
妇产(科)医院	46045	34728	11704	10461	15800	1823
儿童医院	37412	30757	10037	9895	15095	1712
精神病医院	94086	68457	20072	18040	34947	3549
传染病医院	38829	29459	9279	8906	13670	2038
皮肤病医院	4746	3480	1421	1234	1063	421
结核病医院	9317	6899	2106	2006	3300	428
麻风病医院	731	486	231	166	113	47
职业病医院	3105	2348	926	862	904	148
骨科医院	28390	21967	8241	6674	8251	1377
康复医院	18547	12878	4398	3679	4983	781
整形外科医院	2407	1631	596	529	804	56
美容医院	4781	2744	983	852	1160	131
其他专科医院	53683	39446	14195	11839	15745	2573
护理院	2891	1754	433	380	939	95
二、基层医疗卫生机构	3282091	1913948	949054	645480	466503	125467
社区卫生服务中心(站)	389516	331322	144225	115773	106528	26727
社区卫生服务中心	282825	236966	103046	82867	75187	20137
社区卫生服务站	106691	94356	41179	32906	31341	6590
卫生院	1177552	995157	432261	256958	223832	74958
街道卫生院	26203	22098	9613	6499	6139	1770
乡镇卫生院	1151349	973059	422648	250459	217693	73188
中心卫生院	488165	416470	181825	114274	99208	31680
乡卫生院	663184	556589	240823	136185	118485	41508
村卫生室	1213230	121367	107224	52763	14143	0
门诊部	99793	80033	39203	34257	23550	6527
综合门诊部	64120	52032	24692	21909	15495	4572
中医门诊部	9822	7480	4094	3721	1307	1019
中西医结合门诊部	2260	1882	926	807	518	199
民族医门诊部	74	58	31	26	13	8
专科门诊部	23517	18581	9460	7794	6217	729
诊所、卫生所、医务室、护理站	402000	386069	226141	185729	98450	17255
诊所	314057	301994	177807	147140	76985	14292
卫生所、医务室	87757	83894	48289	38556	21339	2963
护理站	186	181	45	33	126	0

注:①人员数合计中包括公务员中卫生监督员1万名,乡村医生和卫生员1091863人;②本表村卫生室人员数不包括乡镇卫生院在村卫生室工作的人员数(这部分人员计入乡镇卫生院中)。

表2-3 续表1

卫生机构分类	技师(士)	检验师(士)	其他	见习医师	其他技术人员	管理人员	工勤技能人员
总　计	338755	230572	722157	132772	290161	370548	578772
一、医院	206469	132759	291586	84221	166528	243421	379031
综合医院	154280	99592	213602	62496	115214	175893	275823
中医医院	27766	17135	40127	12705	22303	27597	45925
中西医结合医院	2278	1478	3344	931	1907	2888	3940
民族医院	539	335	1109	246	565	605	1173
专科医院	21528	14165	33195	7791	26449	36221	51340
口腔医院	509	206	2895	502	1422	1986	2271
眼科医院	536	389	1676	330	1744	2262	2318
耳鼻喉科医院	148	89	307	127	311	373	441
肿瘤医院	2466	1197	3289	520	2541	2946	3578
心血管病医院	460	305	949	184	683	843	942
胸科医院	527	331	607	229	595	672	884
血液病医院	134	128	48	2	159	152	88
妇产(科)医院	2617	1809	2784	734	2599	3641	5077
儿童医院	2055	1517	1858	545	1635	2302	2718
精神病医院	3019	2090	6870	1639	4806	6931	13892
传染病医院	2511	1938	1961	537	1811	2969	4590
皮肤病医院	301	266	274	61	212	451	603
结核病医院	564	377	501	116	525	689	1204
麻风病医院	36	33	59	14	39	72	134
职业病医院	196	141	174	30	196	295	266
骨科医院	1546	785	2552	723	1551	2235	2637
康复医院	755	462	1961	409	1337	1684	2648
整形外科医院	66	45	109	34	211	322	243
美容医院	124	95	346	103	511	615	911
其他专科医院	2958	1962	3975	952	3561	4781	5895
护理院	78	54	209	52	90	217	830
二、基层医疗卫生机构	79485	51297	293439	39437	73848	71825	130607
社区卫生服务中心(站)	17629	11870	36213	6926	14879	18652	24663
社区卫生服务中心	14488	9651	24108	5838	11268	13742	20849
社区卫生服务站	3141	2219	12105	1088	3611	4910	3814
卫生院	52516	32918	211590	28296	54730	45154	82511
街道卫生院	1088	731	3488	563	1222	1171	1712
乡镇卫生院	51428	32187	208102	27733	53508	43983	80799
中心卫生院	24064	14940	79693	11320	19675	16812	35208
乡卫生院	27364	17247	128409	16413	33833	27171	45591
村卫生室	0	0	0	0	0	0	0
门诊部	5984	3949	4769	863	4236	8018	7506
综合门诊部	4565	2965	2708	413	2389	4857	4842
中医门诊部	395	287	665	180	584	949	809
中西医结合门诊部	137	89	102	7	84	141	153
民族医门诊部	4	4	2	0	5	8	3
专科门诊部	883	604	1292	263	1174	2063	1699
诊所、卫生所、医务室、护理站	3356	2560	40867	3352	3	1	15927
诊所	2235	1651	30675	2691	0	0	12063
卫生所、医务室	1121	909	10182	658	0	0	3863
护理站	0	0	10	3	3	1	1

注:①人员数合计中包括公务员中卫生监督员1万名,乡村医生和卫生员1091863人;②本表村卫生室人员数不包括乡镇卫生院在村卫生室工作的人员数(这部分人员计入乡镇卫生院中)。

表2-3　续表2

机构类别	合计	卫生技术人员			注册护士	药师（士）
		小计	执业（助理）医师	执业医师		
三、专业公共卫生机构	624515	486801	188590	159847	104247	15628
疾病预防控制中心	195467	147347	78608	65667	11616	2821
省属	11155	7532	3469	3420	171	63
地级市（地区）属	43210	32129	17620	16092	2131	473
县级市（区）属	57204	43712	23629	19842	3734	885
县属	77245	59067	31550	24376	5186	1335
其他	6653	4907	2340	1937	394	65
专科疾病防治院（所、站）	47680	36015	16144	13469	9328	2646
专科疾病防治院	16818	12544	5009	4410	4222	912
传染病防治院	1250	844	264	233	311	44
结核病防治院	2596	1906	705	622	723	119
职业病防治院	4581	3244	1318	1242	1085	209
其他	8391	6550	2722	2313	2103	540
专科疾病防治所（站、中心）	30862	23471	11135	9059	5106	1734
口腔病防治所（站、中心）	2630	2152	1199	943	409	28
精神病防治所（站、中心）	500	413	141	105	157	29
皮肤病与性病防治所（中心）	6146	4644	2250	1868	1012	604
结核病防治所（站、中心）	9423	7049	3208	2646	1535	514
职业病防治所（站、中心）	2150	1641	744	691	269	52
地方病防治所（站、中心）	1106	776	526	428	57	23
血吸虫病防治所（站、中心）	5975	4644	2112	1645	1105	281
药物戒毒所（中心）	270	110	50	44	34	12
其他	2662	2042	905	689	528	191
健康教育所（站、中心）	1442	642	297	265	53	17
妇幼保健院（所、站）	245102	202365	85932	74072	73195	9519
省属	11182	9183	3376	3344	4053	394
地级市（地区）属	69017	56636	21425	20373	24298	2521
县级市（区）属	76010	63119	27419	23704	21989	3087
县属	85397	70454	32468	25557	21768	3404
其他	3496	2973	1244	1094	1087	113
妇幼保健院	210441	173887	70299	61045	66710	8322
妇幼保健所	18989	15643	8618	7433	3521	701
妇幼保健站	15605	12783	6983	5568	2950	495
生殖保健中心	67	52	32	26	14	1
急救中心（站）	11540	6233	3036	2781	2172	135
采供血机构	27200	18671	3458	2844	7462	377
卫生监督所（中心）	93612	73559	0	0	0	0
省属	2707	1997	0	0	0	0
地级市（地区）属	19049	13718	0	0	0	0
县级市（区）属	27092	20802	0	0	0	0
县属	32594	25484	0	0	0	0
其他	2170	1558	0	0	0	0
计划生育技术服务机构	2472	1969	1115	749	421	113
四、其他机构	73522	37015	14723	11979	8567	2128
疗养院	18623	10470	3720	3227	4209	592
卫生监督检验（监测）机构	862	604	206	130	14	8
医学科学研究机构	12638	6076	2312	2210	995	433
医学在职培训机构	17770	7226	3156	2477	1262	487
临床检验中心（所、站）	3892	1981	285	275	124	8
其他	19737	10658	5044	3660	1963	600

表2-3 续表3

机构类别	技师(士)	检验师(士)	其他	见习医师	其他技术人员	管理人员	工勤技能人员
三、专业公共卫生机构	49753	43927	128583	8597	34655	45059	58000
疾病预防控制中心	26824	25291	27478	2320	13243	14594	20283
省属	2399	2388	1430	114	1139	1074	1410
地级市(地区)属	7694	7415	4211	751	3046	3622	4413
县级市(区)属	7331	6922	8133	624	3448	4152	5892
县属	8732	7930	12264	782	5039	5022	8117
其他	668	636	1440	49	571	724	451
专科疾病防治院(所、站)	3373	2669	4524	582	2957	3642	5066
专科疾病防治院	1042	843	1359	328	971	1315	1988
传染病防治院	57	45	168	67	48	120	238
结核病防治院	161	124	198	38	133	203	354
职业病防治院	322	280	310	89	365	352	620
其他	502	394	683	134	425	640	776
专科疾病防治所(站、中心)	2331	1826	3165	254	1986	2327	3078
口腔病防治所(站、中心)	16	9	500	35	139	174	165
精神病防治所(站、中心)	19	13	67	2	30	18	39
皮肤病与性病防治所(中心)	368	344	410	46	336	417	749
结核病防治所(站、中心)	901	614	891	49	647	846	881
职业病防治所(站、中心)	251	205	325	36	168	151	190
地方病防治所(站、中心)	103	93	67	2	91	95	144
血吸虫病防治所(站、中心)	499	416	647	28	409	332	590
药物戒毒所(中心)	9	7	5	0	6	125	29
其他	165	125	253	56	160	169	291
健康教育所(站、中心)	12	11	263	2	373	281	146
妇幼保健院(所、站)	14132	10662	19587	5214	10334	13622	18781
省属	536	466	824	307	528	668	803
地级市(地区)属	3836	3038	4556	1685	2976	4212	5193
县级市(区)属	4754	3513	5870	1570	3154	4119	5618
县属	4807	3473	8007	1596	3583	4427	6933
其他	199	172	330	56	93	196	234
妇幼保健院	11842	8839	16714	4817	8648	11371	16535
妇幼保健所	1407	1144	1396	223	931	1192	1223
妇幼保健站	879	676	1476	174	755	1052	1015
生殖保健中心	4	3	1	0	0	7	8
急救中心(站)	144	87	746	295	1110	988	3209
采供血机构	5135	5102	2239	179	2617	2107	3805
卫生监督所(中心)	0	0	73559	0	3917	9618	6518
省属	0	0	1997	0	85	431	194
地级市(地区)属	0	0	13718	0	600	3292	1439
县级市(区)属	0	0	20802	0	1419	2834	2037
县属	0	0	25484	0	1639	2867	2604
其他	0	0	1558	0	174	194	244
计划生育技术服务机构	133	105	187	5	104	207	192
四、其他机构	3048	2589	8549	517	15130	10243	11134
疗养院	610	416	1339	279	1400	2271	4482
卫生监督检验(监测)机构	211	210	165	4	102	94	62
医学科学研究机构	483	400	1853	45	3608	1588	1366
医学在职培训机构	288	212	2033	50	5877	2395	2272
临床检验中心(所、站)	1056	1026	508	18	472	719	720
其他	400	325	2651	121	3671	3176	2232

表2-4 2016年各类医疗卫生机构人员数

	合计	卫生技术人员	执业（助理）医师	执业医师	注册护士
总计	11172945	8454403	3191005	2651398	3507166
一、医院	6542137	5415066	1803462	1680062	2613367
综合医院	4682477	3916565	1296844	1214397	1924425
中医医院	884394	745725	265257	244641	320769
中西医结合医院	105358	88059	31900	29835	39864
民族医院	26167	21541	8256	6970	7080
专科医院	828863	633767	199061	182386	315900
口腔医院	48841	38796	17952	16349	15370
眼科医院	49160	31550	9932	9045	15431
耳鼻喉科医院	7178	5461	1865	1669	2606
肿瘤医院	82153	67418	20812	20351	34226
心血管病医院	19845	16233	4938	4584	8307
胸科医院	10616	8905	2664	2624	4933
血液病医院	1735	1317	284	267	714
妇产（科）医院	98251	73066	23271	21364	37460
儿童医院	61643	52225	15766	15522	26938
精神病医院	149039	113403	29704	26747	62980
传染病医院	55452	44546	13388	13045	22624
皮肤病医院	10454	7519	2493	2251	3254
结核病医院	11178	8897	2560	2491	4742
麻风病医院	754	506	213	156	144
职业病医院	4791	3566	1267	1221	1557
骨科医院	47984	37826	12507	10316	17359
康复医院	43807	32503	9514	8231	13736
整形外科医院	5035	2960	975	891	1621
美容医院	19692	9842	3462	3053	5102
其他专科医院	101255	77228	25494	22209	36796
护理院	14878	9409	2144	1833	5329
二、基层医疗卫生机构	3682561	2354430	1145408	764867	695781
社区卫生服务中心（站）	521974	446176	187699	151673	162132
社区卫生服务中心	410693	347718	143217	115078	122881
社区卫生服务站	111281	98458	44482	36595	39251
卫生院	1330995	1124431	458797	265301	321080
街道卫生院	10154	8510	3802	2399	2471
乡镇卫生院	1320841	1115921	454995	262902	318609
中心卫生院	566880	483319	194419	119596	144057
乡卫生院	753961	632602	260576	143306	174552
村卫生室	1169224	168900	147754	48483	21146
门诊部	181664	149644	74473	65799	53354
综合门诊部	95520	80314	38690	34931	28355
中医门诊部	21015	16206	9372	8785	3203
中西医结合门诊部	4125	3617	1842	1671	1175
民族医门诊部	137	104	60	49	25
专科门诊部	60867	49403	24509	20363	20596
诊所、卫生所、医务室、护理站	478704	465279	276685	233611	138069
诊所	395175	384686	230539	196357	114097
卫生所、医务室	83062	80244	46051	37175	23730
护理站	467	349	95	79	242

注：人员数合计中包括乡村医生和卫生员1000324人。

表2-4 续表1

	药师（士）	检验师（士）	其他技术人员	管理人员	工勤技能人员
总计	439246	308873	426171	483198	808849
一、医院	278730	188473	267460	320158	539453
综合医院	184705	136758	177946	217440	370526
中医医院	56685	24858	35672	36052	66945
中西医结合医院	5244	2928	4160	5377	7762
民族医院	2038	651	1474	1253	1899
专科医院	29641	23093	47563	59151	88382
口腔医院	685	362	2342	3321	4382
眼科医院	1408	882	4439	5668	7503
耳鼻喉科医院	307	166	350	643	724
肿瘤医院	2978	2029	4367	4461	5907
心血管病医院	606	495	898	1293	1421
胸科医院	409	361	650	545	516
血液病医院	62	105	144	182	92
妇产(科)医院	3097	3481	5674	7382	12129
儿童医院	2612	2332	2729	3128	3561
精神病医院	5447	3225	7834	9486	18316
传染病医院	2680	2518	3099	3587	4220
皮肤病医院	739	451	703	878	1354
结核病医院	438	482	604	667	1010
麻风病医院	53	43	48	74	126
职业病医院	181	214	486	317	422
骨科医院	1796	1189	2214	3125	4819
康复医院	1570	958	2811	3374	5119
整形外科医院	103	73	580	463	1032
美容医院	402	336	2571	2668	4611
其他专科医院	4068	3391	5020	7889	11118
护理院	417	185	645	885	3939
二、基层医疗卫生机构	138060	60988	86635	73476	167696
社区卫生服务中心(站)	34638	15072	21569	21350	32879
社区卫生服务中心	28859	13477	17818	16175	28982
社区卫生服务站	5779	1595	3751	5175	3897
卫生院	76813	39023	60840	43021	102703
街道卫生院	593	280	469	468	707
乡镇卫生院	76220	38743	60371	42553	101996
中心卫生院	33081	17625	23417	16570	43574
乡卫生院	43139	21118	36954	25983	58422
村卫生室					
门诊部	8110	5345	4052	8673	19295
综合门诊部	4722	3815	1882	3982	9342
中医门诊部	2124	451	542	1153	3114
中西医结合门诊部	272	144	75	125	308
民族医门诊部	10	2	8	5	20
专科门诊部	982	933	1545	3408	6511
诊所、卫生所、医务室、护理站	18499	1548	174	432	12819
诊所	16235	882	70	274	10145
卫生所、医务室	2262	665	75	143	2600
护理站	2	1	29	15	74

表2-4 续表2

	合计	卫生技术人员	执业(助理)医师	执业医师	注册护士
三、专业公共卫生机构	870652	646425	229484	195871	189435
疾病预防控制中心(防疫站)	191627	142492	70734	60322	14488
省属	10852	7702	3955	3867	193
地级市(地区)属	43465	32784	17347	16289	2275
县级市(区)属	59241	44091	21822	18519	4990
县属	70733	52570	25107	19505	6414
其他	7336	5345	2503	2142	616
专科疾病防治院(所、站)	50486	38941	16186	13708	12323
专科疾病防治院	19832	15457	5800	5203	6098
传染病防治院	1644	1217	377	344	591
结核病防治院	3455	2731	841	788	1327
职业病防治院	5730	4311	1695	1630	1576
其他	9003	7198	2887	2441	2604
专科疾病防治所(站、中心)	30654	23484	10386	8505	6225
口腔病防治所(站、中心)	2335	1913	1063	889	486
精神病防治所(站、中心)	1176	985	347	243	464
皮肤病与性病防治所(中心)	6304	4748	1981	1693	1332
结核病防治所(站、中心)	8990	6747	2738	2273	1686
职业病防治所(站、中心)	2178	1682	812	767	313
地方病防治所(站、中心)	837	606	325	284	52
血吸虫病防治所(站、中心)	5412	4216	1966	1499	1138
药物戒毒所(中心)	283	148	66	48	43
其他	3139	2439	1088	809	711
健康教育所(站、中心)	2070	915	434	377	118
妇幼保健院(所、站)	388238	320748	116524	103360	138266
省属	20481	17099	5416	5404	8733
地级市(地区)属	114049	94853	31563	30478	45185
县级市(区)属	119905	98836	36927	33002	41484
县属	125905	103400	40283	32423	39794
其他	7898	6560	2335	2053	3070
妇幼保健院	348716	289191	100505	89699	129821
妇幼保健所	21678	17345	9037	8041	4446
妇幼保健站	16979	13552	6600	5311	3820
生殖保健中心	865	660	382	309	179
急救中心（站）	15858	8301	3671	3386	3362
采供血机构	34061	24546	3712	3196	11900
卫生监督所	81522	68165	0	0	0
省属	2579	2133	0	0	0
地级市(地区)属	16023	13437	0	0	0
县级市(区)属	25360	20616	0	0	0
县属	27091	21569	0	0	0
其他	469	410	0	0	0
计划生育技术服务机构	106790	42317	18223	11522	8978
四、其他机构	77595	38482	12651	10598	8583
疗养院	14329	8804	3001	2698	3951
卫生监督检验(监测)机构	620	247	88	82	5
医学科学研究机构	11127	5977	1983	1916	628
医学在职培训机构	12597	5791	2096	1636	1290
临床检验中心(所、站)	13978	6729	735	668	233
统计信息中心	1235	71	29	29	6
其他	23709	10863	4719	3569	2470

表2-4　续表3

	药师 （士）	检验师 （士）	其他 技术 人员	管理 人员	工勤 技能 人员
三、专业公共卫生机构	20849	54607	57315	77235	89677
疾病预防控制中心(防疫站)	2790	25504	14741	13978	20416
省属	100	1929	1317	794	1039
地级市(地区)属	474	8049	3388	3455	3838
县级市(区)属	920	7264	4263	4483	6404
县属	1226	7550	4846	4647	8670
其他	70	712	927	599	465
专科疾病防治院(所、站)	2736	2854	3267	3337	4941
专科疾病防治院	1004	1047	1321	1180	1874
传染病防治院	63	73	108	42	277
结核病防治院	149	178	164	282	278
职业病防治院	254	373	530	400	489
其他	538	423	519	456	830
专科疾病防治所(站、中心)	1732	1807	1946	2157	3067
口腔病防治所(站、中心)	29	13	129	146	147
精神病防治所(站、中心)	47	18	101	42	48
皮肤病与性病防治所(中心)	597	378	354	423	779
结核病防治所(站、中心)	495	647	674	746	823
职业病防治所(站、中心)	52	198	190	147	159
地方病防治所(站、中心)	25	68	33	70	128
血吸虫病防治所(站、中心)	245	323	284	298	614
药物戒毒所(中心)	9	11	3	117	15
其他	233	151	178	168	354
健康教育所(站、中心)	40	19	616	365	174
妇幼保健院(所、站)	13468	17984	18139	18290	31061
省属	606	1136	1000	829	1553
地级市(地区)属	3809	5279	5378	5722	8096
县级市(区)属	4319	5654	5651	5603	9815
县属	4496	5612	5789	5689	11027
其他	238	303	321	447	570
妇幼保健院	12220	15748	15791	15430	28304
妇幼保健所	711	1437	1298	1502	1533
妇幼保健站	516	756	993	1286	1148
生殖保健中心	21	43	57	72	76
急救中心（站）	125	70	1101	1361	5095
采供血机构	304	6094	3042	2114	4359
卫生监督所	0	0	2056	6242	5059
省属	0	0	45	248	153
地级市(地区)属	0	0	361	1352	873
县级市(区)属	0	0	835	2168	1741
县属	0	0	815	2422	2285
其他	0	0	0	52	7
计划生育技术服务机构	1386	2082	14353	31548	18572
四、其他机构	1607	4805	14761	12329	12023
疗养院	463	382	932	1679	2914
卫生监督检验(监测)机构	0	108	54	71	248
医学科学研究机构	278	400	3022	1274	854
医学在职培训机构	383	173	3480	1624	1702
临床检验中心（所、站）	6	3354	2310	1575	3364
统计信息中心	8	0	699	389	76
其他	469	388	4264	5717	2865

表3-1　全国医院人员数

	2010	2011	2012	2013	2014	2015	2016	6年增加数	6年增长%
人员总数	4227374	4526978	4937468	5370598	5741680	6132793	6542137	2314763	54.8
卫生技术人员	3438394	3705541	4057640	4424925	4741677	5071151	5415066	1976672	48.7
#执业(助理)医师	1260892	1306835	1403797	1503184	1584393	1692766	1803462	542570	38.7
注册护士	1468754	1627761	1830202	2041367	2222293	2407632	2613367	1144613	62.5
药师(士)	210693	220004	231249	244012	255748	266443	278730	68037	29.4
技师(士)	206469	214266	227352	243304	257821	273910	291553	85084	37.4
其他技术人员	166528	180960	196395	214920	228119	243190	267460	100932	51.4
管理人员	243421	246838	258554	271818	287543	305064	320158	76737	29.7
工勤技能人员	379031	393639	424879	458935	484341	513388	539453	160422	37.8

表3-2　2016年医院人员数

医疗机构分类	合计	卫生技术人员	执业(助理)医师	注册护士	药师(士)	技师(士)	其他技术人员	管理人员	工勤技能人员
总　　计	6542137	5415066	1803462	2613367	278730	291553	267460	320158	539453
按城乡分									
城市	4142231	3409264	1143616	1681003	170191	177468	174717	220731	337519
农村	2399906	2005802	659846	932364	108539	114085	92743	99427	201934
按经济类型分									
公立医院	5339525	4491172	1493663	2188318	231571	236779	211606	231264	405483
民营医院	1202612	923894	309799	425049	47159	54774	55854	88894	133970
按主办单位分									
政府办	4926462	4150604	1374960	2032502	212788	217164	198006	204918	372934
社会办	839956	667334	225578	312548	34843	37672	32781	57245	82596
个人办	775719	597128	202924	268317	31099	36717	36673	57995	83923
按管理类别分									
其中:非营利性	5870019	4914277	1636042	2382725	253132	261047	233737	265370	456635
营利性	672118	500789	167420	230642	25598	30506	33723	54788	82818
按医院等级分									
其中:三级医院	2899421	2445696	805324	1246308	113081	118378	119892	129383	204450
二级医院	2565213	2137842	702740	1010472	117013	120809	96525	112276	218570
一级医院	486170	383538	142925	157042	24515	25438	22651	33956	46025

表3-3 各类医院人员数

卫生机构分类	机构数（个）	人员数（人）	卫生技术人员	执业(助理)医师	注册护士	其他技术人员	管理人员	工勤技能人员
2010								
合计	20918	4227374	3438394	1260892	1468754	166528	243421	379031
综合医院	13681	3143335	2576405	937411	1126378	115214	175893	275823
中医医院	2778	558110	462285	184798	166755	22303	27597	45925
中西医结合医院	256	47480	38745	14888	15446	1907	2888	3940
民族医院	198	12516	10173	4677	2591	565	605	1173
专科医院	3956	463042	349032	118685	156645	26449	36221	51340
护理院	49	2891	1754	433	939	90	217	830
2016								
合计	29140	6542137	5415066	1803462	2613367	267460	320158	539453
综合医院	18020	4682477	3916565	1296844	1924425	177946	217440	370526
中医医院	3462	884394	745725	265257	320769	35672	36052	66945
中西医结合医院	510	105358	88059	31900	39864	4160	5377	7762
民族医院	266	26167	21541	8256	7080	1474	1253	1899
专科医院	6642	828863	633767	199061	315900	47563	59151	88382
护理院	240	14878	9409	2144	5329	645	885	3939

表3-4 各类医院人员构成(%)

卫生机构分类	机构数（个）	人员数（人）	卫生技术人员	执业(助理)医师	注册护士	其他技术人员	管理人员	工勤技能人员
2010								
合计	100.0	100.0	100.0	100.0	100.0	100.0	100.0	100.0
综合医院	65.4	74.4	74.9	74.3	76.7	69.2	72.3	72.8
中医医院	13.3	13.2	13.4	14.7	11.4	13.4	11.3	12.1
中西医结合医院	1.2	1.1	1.1	1.2	1.1	1.1	1.2	1.0
民族医院	0.9	0.3	0.3	0.4	0.2	0.3	0.2	0.3
专科医院	18.9	11.0	10.2	9.4	10.7	15.9	14.9	13.5
护理院	0.2	0.1	0.1	0.0	0.1	0.1	0.1	0.2
2016								
合计	100.0	100.0	100.0	100.0	100.0	100.0	100.0	100.0
综合医院	61.8	71.6	72.3	71.9	73.6	66.5	67.9	68.7
中医医院	11.9	13.5	13.8	14.7	12.3	13.3	11.3	12.4
中西医结合医院	1.8	1.6	1.6	1.8	1.5	1.6	1.7	1.4
民族医院	0.9	0.4	0.4	0.5	0.3	0.6	0.4	0.4
专科医院	22.8	12.7	11.7	11.0	12.1	17.8	18.5	16.4
护理院	0.8	0.2	0.2	0.1	0.2	0.2	0.3	0.7

表3-5　医院人员性别、年龄及工作年限构成（%）

	卫生技术人员		执业（助理）医师		注册护士		管理人员	
	2010	2016	2010	2016	2010	2016	2010	2016
总计	100.0	100.0	100.0	100.0	100.0	100.0	100.0	100.0
按性别分								
男	30.0	26.7	57.5	55.5	1.8	2.4	45.4	43.5
女	70.0	73.3	42.5	44.5	98.2	97.6	54.6	56.5
按年龄分								
25岁以下	9.3	9.8	0.2	0.2	14.7	15.6	3.2	3.0
25～34岁	36.5	43.2	35.1	28.4	39.0	49.7	20.6	27.7
35～44岁	28.9	23.5	34.0	34.0	26.6	18.9	31.1	25.3
45～54岁	19.1	17.1	20.3	24.7	17.6	13.6	33.8	32.1
55～59岁	4.3	2.8	6.4	4.6	2.0	1.5	9.1	7.4
60岁及以上	1.9	3.5	4.0	8.2	0.2	0.7	2.2	4.6
按工作年限分								
5年以下	22.1	27.8	15.3	14.0	24.3	31.7	10.7	17.5
5～9年	15.1	23.0	15.7	18.6	16.5	26.7	7.7	15.0
10～19年	28.0	20.1	31.8	26.1	27.2	18.6	22.8	17.1
20～29年	21.5	17.4	21.2	23.7	22.8	15.1	31.8	24.9
30年及以上	13.3	11.6	16.0	17.5	9.3	8.0	27.0	25.5

表3-6　医院人员技术职称构成（%）

	卫生技术人员		执业（助理）医师		注册护士		管理人员	
	2010	2016	2010	2016	2010	2016	2010	2016
按技术职称分（评）								
正高	2.3	2.4	5.9	6.8	0.1	0.2	2.6	2.7
副高	8.0	7.1	17.2	17.1	2.2	2.5	9.7	8.2
中级	27.9	21.0	32.6	31.6	26.8	17.3	24.9	18.2
师级	31.2	28.9	33.2	35.1	29.2	24.7	20.9	15.6
士级	22.6	29.5	5.9	4.0	35.8	45.8	15.6	13.2
不详	7.9	11.1	5.2	5.4	5.9	9.5	26.2	42.1
按技术职务分（聘）								
正高	2.3	2.3	5.7	6.6	0.1	0.2	3.4	4.3
副高	8.0	7.1	17.3	17.2	2.1	2.5	11.0	11.5
中级	28.2	21.3	33.2	32.6	26.6	17.2	30.1	27.0
师级	32.5	29.9	34.6	37.2	30.7	26.0	27.3	25.5
士级	23.0	28.8	5.6	3.9	36.8	45.8	18.7	18.2
待聘	6.1	10.5	3.6	2.4	3.8	8.5	9.4	13.5

表3-7 医院人员学历及所学专业构成（%）

	卫生技术人员		执业（助理）医师		注册护士		管理人员	
	2010	2016	2010	2016	2010	2016	2010	2016
按学历分								
研究生	4.8	7.0	11.4	17.6	0.1	0.2	3.0	5.3
大学本科	27.8	32.2	50.2	50.8	10.5	18.5	28.7	37.0
大专	36.7	38.7	26.4	22.5	45.5	50.9	39.2	36.3
中专	28.0	20.9	11.0	8.4	41.5	29.7	18.0	13.5
高中及以下	2.8	1.1	1.1	0.7	2.5	0.8	11.2	7.9
按所学专业分								
基础医学	2.6	1.5	5.0	3.0	0.4	0.2	1.4	1.0
预防医学	-	0.2	-	0.5	-	0.0	-	0.5
临床医学	29.1	22.3	68.4	59.4	0.9	0.5	10.5	7.7
医学技术	5.5	4.4	3.0	3.2	0.1	0.0	1.4	0.8
口腔医学	1.9	1.3	3.1	3.0	1.1	0.3	0.5	0.4
公共卫生	0.3	0.0	0.6	0.0	0.0	0.0	0.6	0.0
中医学	4.1	3.4	9.8	8.8	0.1	0.0	1.8	1.3
护理学	38.7	40.1	0.4	0.3	85.6	80.7	9.5	8.4
药学	5.2	3.9	0.1	0.1	0.1	0.1	2.2	1.7
卫生管理	0.1	0.2	0.1	0.1	0.1	0.1	5.3	6.9
经济学	0.1	0.1	0.0	0.0	0.0	0.0	23.4	21.0
法学	0.0	0.0	0.0	0.0	0.0	0.0	2.3	2.4
其他	12.2	16.4	9.5	12.8	11.6	18.1	41.2	52.5

表3-8 医院分科执业(助理)医师数及构成

	人数		构成(%)	
	2010	2016	2010	2016
总计	1166270	1407404	100.0	100.0
预防保健科	15754	12080	1.5	0.9
全科医疗科	13136	11615	1.2	0.8
内科	234887	298115	19.8	21.2
外科	200135	236887	17.1	16.8
儿科	49085	61693	4.2	4.4
妇产科	92187	114352	7.8	8.1
眼科	22383	26831	1.9	1.9
耳鼻喉科	23865	26972	2.1	1.9
口腔科	41851	51301	3.6	3.6
皮肤科	12952	15306	1.1	1.1
医疗美容科	1566	2263	0.1	0.2
精神科	16651	20591	1.4	1.5
传染科	14143	14811	1.2	1.1
结核病科	2629	2737	0.2	0.2
地方病科	17	57	0.0	0.0
肿瘤科	16014	21589	1.3	1.5
急诊医学科	34193	41958	2.9	3.0
康复医学科	12309	17907	1.0	1.3
运动医学科	302	341	0.0	0.0
职业病科	1204	1243	0.1	0.1
麻醉科	40444	50481	3.5	3.6
医学检验科	4043	4427	0.3	0.3
病理科	8787	10721	0.8	0.8
医学影像科	102146	126019	8.8	9.0
中医科	150307	170789	13.3	12.1
民族医学科	2224	2489	0.2	0.2
中西医结合科	7346	9002	0.6	0.6
其他	45710	54827	3.9	3.9

注：个别医院未报人力数据库。

表3-9 医院医师执业类别数及构成

	执业(助理)医师数(万人)		构成(%)	
	2010	2016	2010	2016
总计	103.7	149.5	100.0	100.0
临床	86.9	123.8	83.8	82.8
中医	12.1	19.2	11.7	12.8
口腔	3.9	5.5	3.8	3.7
公共卫生	0.8	1.1	0.8	0.7

表3-10 各地区医院卫生人员数

	合计		卫生技术人员		其他技术人员		管理人员		工勤技能人员	
	2010	2016	2010	2016	2010	2016	2010	2016	2010	2016
总　计	4227374	6542137	3438394	5415066	166528	267460	243421	320158	379031	539453
东部地区	1945802	2917224	1587973	2415743	78842	126471	105231	133604	173756	241406
北　京	155172	213591	121424	168674	7464	11286	10307	13484	15977	20147
天　津	64882	85623	50897	70055	2426	2578	6275	7074	5284	5916
河　北	214870	315567	175243	260183	10013	17387	10494	13806	19120	24191
辽　宁	192861	243580	152822	198033	8269	10641	11399	13239	20371	21667
上　海	115316	147295	93566	123094	5462	7225	6750	8448	9538	8528
江　苏	238326	397922	195589	332661	7966	15240	14113	16715	20658	33306
浙　江	205812	330582	171461	273388	7959	12624	8982	12948	17410	31622
福　建	99820	159962	82726	133689	3822	6580	3661	5746	9611	13947
山　东	304233	481706	258707	407202	14012	25844	12378	18586	19136	30074
广　东	325395	497385	262214	413486	10663	15860	19073	20793	33445	47246
海　南	29115	44011	23324	35278	786	1206	1799	2765	3206	4762
中部地区	1260315	1879707	1024281	1562418	50793	78564	76060	95074	109181	143651
山　西	139930	184441	115090	151873	6176	7793	8131	9554	10533	15221
吉　林	105450	134295	83764	107907	3978	5689	7491	8984	10217	11715
黑龙江	153958	187279	122477	153634	5523	6598	10490	11707	15468	15340
安　徽	150384	229787	123974	193660	6861	10261	7463	10154	12086	15712
江　西	102873	155853	85995	133929	3489	5455	4909	5621	8480	10848
河　南	263579	424890	212847	350781	10721	19332	15466	19754	24545	35023
湖　北	169909	278605	138213	232790	7967	12414	10637	13953	13092	19448
湖　南	174232	284557	141921	237844	6078	11022	11473	15347	14760	20344
西部地区	1021257	1745206	826140	1436905	36893	62425	62130	91480	96094	154396
内蒙古	85101	132019	69118	108702	3761	6082	4856	7246	7366	9989
广　西	122067	193552	97675	158442	2978	5372	7508	8780	13906	20958
重　庆	75405	143351	60294	114014	2636	5120	5142	9022	7333	15195
四　川	215589	383409	172381	309452	8086	12513	13427	21208	21695	40236
贵　州	73978	159907	61260	133372	3260	7275	4201	8767	5257	10493
云　南	102499	197125	83687	165838	4600	8340	4858	7420	9354	15527
西　藏	6972	11449	5435	8880	215	527	461	695	861	1347
陕　西	138058	226331	111967	191260	2530	1922	11705	15915	11856	17234
甘　肃	61254	89600	50119	74425	2111	4495	2914	3583	6110	7097
青　海	18710	30717	15519	25999	927	1624	708	908	1556	2186
宁　夏	24847	37226	20479	30975	816	1582	1295	1945	2257	2724
新　疆	96777	140520	78206	115546	4973	7573	5055	5991	8543	11410

表3-11 各地区医院卫生技术人员数

	执业(助理)医师		注册护士		药师(士)		技师(士)	
	2010	2016	2010	2016	2010	2016	2010	2016
总　　计	1693133	1803462	1692568	2613367	285650	278730	258985	291553
城　　市	779584	1143616	962420	1681003	123969	170191	124368	177468
农　　村	913549	659846	730148	932364	161681	108539	134617	114085
东部地区	740547	828457	772926	1156952	126975	128480	111676	124291
北　京	43248	59606	54133	78568	6919	8977	6584	8379
天　津	21674	25622	20926	29948	3596	3906	3123	3516
河　北	94078	101017	73337	116049	11845	11464	13871	14455
辽　宁	66702	70666	72450	95724	11253	10029	10627	10991
上　海	31694	40259	43426	60845	5016	6513	5449	7101
江　苏	93031	111962	103286	166048	16981	17399	14443	15928
浙　江	82219	91203	84087	130146	15113	15928	11346	14052
福　建	38818	42869	43590	67914	7516	7605	5495	6757
山　东	138452	141053	132004	195766	23615	20572	20432	20597
广　东	120679	132914	132958	198249	23426	24225	18571	20511
海　南	9952	11286	12729	17695	1695	1862	1735	2004
中部地区	536584	525657	512075	766407	93611	79097	85192	87481
山　西	61261	53548	51046	72242	8353	7469	7865	8496
吉　林	44022	40679	38009	50291	6747	5239	6162	5568
黑龙江	56161	54006	51805	68977	8785	8149	8961	8723
安　徽	63818	63522	65667	97962	9257	9179	10567	10680
江　西	45342	42331	48309	67540	10390	8126	8283	8238
河　南	115667	115645	102633	168991	18061	17361	19071	21233
湖　北	72615	75025	77181	120792	14827	11450	12017	11663
湖　南	77698	80901	77425	119612	17191	12124	12266	12880
西部地区	416002	449348	407567	690008	65064	71153	62117	79781
内蒙古	36465	36432	29664	51181	5747	6037	5136	5864
广　西	47249	47555	56481	79424	8553	8402	7135	8378
重　庆	33214	34674	32270	57724	5133	5461	4336	5806
四　川	96404	98851	88687	153305	14533	14969	12465	16067
贵　州	31313	40453	29806	65260	3914	5570	4560	7570
云　南	42942	50119	40060	81145	5466	8010	5910	8900
西　藏	3122	3776	1705	2947	412	475	410	576
陕　西	47149	52531	52148	89830	8834	9222	9349	12206
甘　肃	27137	28249	24174	32533	4216	3764	4257	4566
青　海	7505	8656	7091	11641	1186	1376	1162	1464
宁　夏	8995	10810	8746	14226	1662	1851	1440	1713
新　疆	34507	37242	36735	50792	5408	6016	5957	6671

表3-12　医院人员地区及年龄别构成（%）

| | 按城乡分 | | | | 按东中西部分 | | | | | |
| | 城市 | | 农村 | | 东部 | | 中部 | | 西部 | |
	2010	2016	2010	2016	2010	2016	2010	2016	2010	2016
卫生技术人员	100.0	100.0	100.0	100.0	100.0	100.0	100.0	100.0	100.0	100.0
25岁以下	9.9	9.3	8.4	10.8	9.7	9.5	8.8	8.5	9.2	11.8
25～34岁	37.6	44.6	34.6	40.9	38.4	43.1	34.2	41.9	35.2	44.6
35～44岁	27.5	23.2	31.3	24.1	27.8	24.4	30.6	24.1	29.3	21.6
45～54岁	18.6	16.8	20.0	17.8	17.9	16.6	20.4	19.2	20.1	15.9
55～59岁	4.4	2.8	4.0	2.9	4.2	2.8	4.4	3.1	4.3	2.5
60岁及以上	2.1	3.4	1.6	3.6	2.0	3.6	1.7	3.2	1.9	3.6
执业(助理)医师	100.0	100.0	100.0	100.0	100.0	100.0	100.0	100.0	100.0	100.0
25岁以下	0.1	0.1	0.2	0.2	0.2	0.1	0.2	0.2	0.2	0.2
25～34岁	35.6	29.7	34.1	26.0	36.7	29.1	32.8	26.5	34.3	28.9
35～44岁	32.7	33.7	36.2	34.6	33.2	34.4	34.8	34.0	34.7	33.4
45～54岁	20.5	24.1	20.1	25.6	19.3	23.6	22.0	27.0	20.5	24.2
55～59岁	6.5	4.5	6.2	4.7	6.3	4.5	6.6	4.8	6.4	4.4
60岁及以上	4.6	7.9	3.2	8.8	4.4	8.3	3.6	7.4	4.0	8.9
注册护士	100.0	100.0	100.0	100.0	100.0	100.0	100.0	100.0	100.0	100.0
25岁以下	15.6	14.6	13.1	17.2	14.9	15.1	14.6	14.0	14.4	17.9
25～34岁	40.7	51.3	36.2	47.0	41.2	49.1	36.9	49.9	37.2	50.3
35～44岁	25.1	18.7	29.2	19.3	25.5	20.2	28.3	18.9	26.7	17.1
45～54岁	16.4	13.2	19.6	14.2	16.3	13.3	18.1	15.0	19.3	12.6
55～59岁	2.1	1.5	1.8	1.5	1.9	1.5	1.9	1.6	2.1	1.3
60岁及以上	0.2	0.7	0.3	0.7	0.2	0.7	0.2	0.6	0.3	0.8
管理人员	100.0	100.0	100.0	100.0	100.0	100.0	100.0	100.0	100.0	100.0
25岁以下	3.3	3.0	2.8	2.9	3.4	2.9	3.0	2.7	2.8	3.3
25～34岁	21.5	29.0	18.8	24.6	22.3	28.5	19.6	25.0	18.7	29.0
35～44岁	29.8	24.8	34.0	26.6	29.2	25.7	32.8	25.4	32.6	24.7
45～54岁	33.5	31.0	34.4	34.4	32.6	30.2	34.1	34.7	35.5	32.2
55～59岁	9.7	7.5	7.9	7.2	10.0	7.7	8.6	7.8	8.2	6.5
60岁及以上	2.3	4.7	2.1	4.4	2.5	5.0	1.9	4.4	2.1	4.3

表3-13 医院人员地区及学历别构成（%）

| | 按城乡分 | | | | 按东中西部分 | | | | | |
| | 城市 | | 农村 | | 东部 | | 中部 | | 西部 | |
	2010	2016	2010	2016	2010	2016	2010	2016	2010	2016
卫生技术人员	100.0	100.0	100.0	100.0	100.0	100.0	100.0	100.0	100.0	100.0
研究生	7.3	10.4	0.7	1.5	6.5	9.3	3.7	5.8	2.6	4.4
大学本科	31.5	35.6	21.7	26.6	29.6	34.7	26.5	30.8	25.8	29.4
大专	35.2	36.5	39.0	42.4	34.2	35.3	39.1	42.0	38.8	41.3
中专	23.9	16.6	34.8	28.0	27.1	19.6	28.2	20.3	29.5	23.6
高中及以下	2.1	0.8	3.9	1.6	2.6	1.1	2.6	1.2	3.3	1.2
执业(助理)医师	100.0	100.0	100.0	100.0	100.0	100.0	100.0	100.0	100.0	100.0
研究生	17.6	25.6	1.5	3.7	15.4	22.5	9.0	14.4	6.2	11.6
大学本科	55.1	52.5	42.2	47.9	51.8	51.2	47.9	49.2	49.6	51.8
大专	19.4	16.2	37.6	33.6	22.1	18.3	30.6	26.7	30.2	26.2
中专	7.1	5.3	17.1	13.8	9.6	7.2	11.7	9.1	12.8	9.9
高中及以下	0.8	0.4	1.6	1.1	1.2	0.7	0.8	0.6	1.2	0.6
注册护士	100.0	100.0	100.0	100.0	100.0	100.0	100.0	100.0	100.0	100.0
研究生	0.1	0.2	0.0	0.0	0.1	0.2	0.1	0.2	0.0	0.1
大学本科	13.3	23.1	5.1	10.3	11.8	22.0	11.0	17.9	6.7	12.8
大专	47.6	51.3	41.1	50.1	44.2	48.1	46.2	53.7	46.5	52.5
中专	37.0	24.7	50.2	38.5	41.7	29.0	40.6	27.5	43.2	33.6
高中及以下	1.9	0.6	3.5	1.0	2.2	0.7	2.1	0.7	3.6	1.0
管理人员	100.0	100.0	100.0	100.0	100.0	100.0	100.0	100.0	100.0	100.0
研究生	4.1	7.2	0.6	1.0	3.9	6.9	2.4	3.9	2.1	4.3
大学本科	34.2	42.2	16.9	25.3	32.3	41.1	26.1	33.3	25.3	34.8
大专	38.1	34.1	41.4	41.3	36.9	32.9	40.2	38.7	42.1	39.0
中专	14.8	10.5	25.0	20.3	16.6	12.0	19.4	15.4	18.8	13.8
高中及以下	8.8	6.0	16.2	12.1	10.3	7.1	12.0	8.8	11.7	8.1

表3-14 医院人员地区及技术职称(聘)别构成（%）

| | 按城乡分 | | | | 按东中西部分 | | | | | |
| | 城市 | | 农村 | | 东部 | | 中部 | | 西部 | |
	2010	2016	2010	2016	2010	2016	2010	2016	2010	2016
卫生技术人员	100.0	100.0	100.0	100.0	100.0	100.0	100.0	100.0	100.0	100.0
正高	3.1	3.0	0.8	1.0	2.7	2.8	2.2	2.1	1.5	1.6
副高	9.4	8.0	5.8	5.7	8.3	7.5	8.3	7.1	7.1	6.5
中级	28.0	21.8	28.4	20.5	27.1	22.4	30.9	22.4	27.1	18.3
师级	31.1	30.3	34.8	29.3	33.5	31.0	30.4	29.4	33.2	28.8
士级	22.0	26.2	24.5	33.1	21.4	24.7	23.8	30.8	25.1	33.9
待聘	6.3	10.6	5.6	10.4	7.0	11.6	4.4	8.2	6.1	10.9
执业(助理)医师	100.0	100.0	100.0	100.0	100.0	100.0	100.0	100.0	100.0	100.0
正高	8.0	8.7	2.0	3.0	6.7	7.9	5.6	6.0	3.8	4.9
副高	20.3	19.0	12.5	14.1	18.2	17.9	17.6	16.5	15.2	16.5
中级	32.0	31.9	35.1	33.8	32.2	32.8	34.7	32.9	33.5	31.8
师级	32.3	35.0	38.4	41.2	34.5	35.4	33.0	37.5	36.9	40.6
士级	3.8	2.8	8.6	6.0	4.7	3.3	6.4	4.8	6.6	4.2
待聘	3.6	2.7	3.5	1.9	3.8	2.8	2.8	2.3	4.0	2.0
注册护士	100.0	100.0	100.0	100.0	100.0	100.0	100.0	100.0	100.0	100.0
正高	0.1	0.2	0.0	0.1	0.1	0.2	0.1	0.2	0.0	0.1
副高	2.3	2.6	1.7	2.1	1.9	2.3	2.6	2.8	1.7	2.4
中级	26.2	17.7	27.2	16.3	25.1	18.5	30.2	18.2	24.4	13.6
师级	30.0	27.5	32.0	23.2	33.0	28.5	27.0	24.2	30.2	23.3
士级	37.1	43.0	36.1	50.8	35.2	40.4	37.1	47.8	40.5	53.2
待聘	4.3	9.0	3.0	7.5	4.8	10.1	2.9	6.8	3.2	7.4
管理人员	100.0	100.0	100.0	100.0	100.0	100.0	100.0	100.0	100.0	100.0
正高	4.2	5.2	1.6	2.2	3.7	4.8	3.5	3.9	2.7	3.8
副高	12.3	12.4	8.2	9.3	11.1	11.5	11.6	11.6	10.2	11.4
中级	31.2	27.7	27.8	25.5	28.4	26.7	33.7	30.0	29.1	24.6
师级	26.3	25.1	29.5	26.5	27.9	27.0	25.7	24.2	28.3	24.3
士级	15.9	15.2	24.8	25.3	16.8	15.2	20.7	20.8	20.1	20.3
待聘	10.0	14.5	8.1	11.2	12.1	14.8	4.8	9.4	9.6	15.5

表3-15　公立医院人员数

	2010	2011	2012	2013	2014	2015	2016
人员总数	3769585	3980892	4282055	4606153	4882015	5101595	5339525
卫生技术人员	3090156	3285989	3555279	3838670	4080345	4276938	4491172
#执业(助理)医师	1131273	1157164	1225831	1299470	1358911	1424166	1493663
注册护士	1335948	1460956	1626030	1793325	1934710	2052071	2188318
药师(士)	189757	195579	202410	211736	220371	224978	231571
技师(士)	182027	186865	195039	206780	217525	226203	236779
其他技术人员	141751	153505	163309	176610	188194	196832	211606
管理人员	205322	204460	208278	214215	223110	228948	231264
工勤技能人员	332356	336938	355189	376658	390366	398877	405483
三级医院人员数	1408040	1584345	1872580	2135093	2373327	2586725	2793362
卫生技术人员	1150796	1305763	1554948	1781399	1990932	2178199	2361702
#执业(助理)医师	402011	445571	518600	586666	650606	714911	779687
注册护士	546825	631440	766441	887764	998371	1097898	1203601
药师(士)	59128	65699	76572	86373	95679	102829	109688
技师(士)	62063	68387	77742	88004	97163	105484	114383
其他技术人员	58055	65887	75390	86859	95364	104244	115643
管理人员	78656	83529	93473	100710	109112	117574	121949
工勤技能人员	120533	129166	148769	166125	177919	186708	194068
二级医院人员数	1921236	1976402	2002644	2072014	2127676	2193914	2249427
卫生技术人员	1585154	1640229	1671121	1733734	1780699	1838372	1888957
#执业(助理)医师	587691	579456	581746	590345	592845	611736	623787
注册护士	660887	703560	733912	780073	814860	850669	888680
药师(士)	105172	105904	103163	103740	104010	104861	105961
技师(士)	96875	97140	96843	98929	101102	104351	107184
其他技术人员	65991	70315	71375	73592	77185	79440	83569
管理人员	97995	95099	90104	89800	91486	92459	91568
工勤技能人员	172096	170759	170044	174888	178306	183643	185333
一级医院人员数	182844	176092	177738	178726	174608	191612	185669
卫生技术人员	149515	144535	145673	146913	143180	156806	151956
#执业(助理)医师	60623	57106	57039	57245	55142	60565	58524
注册护士	52931	52315	54321	55602	55115	59935	58837
药师(士)	11202	10547	10360	10028	9796	10679	10363
技师(士)	9970	9340	9211	9075	8992	10087	9797
其他技术人员	6884	6730	6939	6845	6652	7425	7125
管理人员	11554	10496	10427	10313	10304	11236	10861
工勤技能人员	14891	14331	14699	14655	14472	16145	15727

注：公立医院包括三级、二级、一级及未定等级医院。

表3-16　2016年公立医院卫生技术人员年龄、学历、职称构成（%）

	公立医院	三级医院	二级医院	一级医院
卫生技术人员	100.0	100.0	100.0	100.0
按年龄分				
25岁以下	8.4	7.9	9.2	6.6
25～34岁	43.8	47.7	40.5	28.9
35～44岁	24.6	23.4	25.7	29.1
45～54岁	18.5	16.8	19.7	26.0
55～59岁	2.7	2.4	2.8	4.5
60岁及以上	2.0	1.7	2.0	4.9
按学历分				
研究生	8.1	13.8	1.8	1.0
大学本科	34.9	39.8	30.3	21.4
大专	37.7	33.7	42.1	42.3
中专	18.2	12.0	24.3	31.9
高中及以下	1.1	0.7	1.5	3.4
按技术职务分（聘）				
正高	2.4	3.7	1.0	0.7
副高	7.5	8.9	6.1	5.0
中级	22.3	22.2	22.4	24.6
师级	30.8	31.0	30.3	32.0
士级	26.3	22.9	30.1	29.6
待聘	10.7	11.5	10.0	8.1

表3-17　2016年公立医院执业(助理)医师年龄、学历、职称构成（%）

	公立医院	三级医院	二级医院	一级医院
执业(助理)医师	100.0	100.0	100.0	100.0
按年龄分				
25岁以下	0.1	0.1	0.2	0.1
25～34岁	29.3	33.2	26.0	16.0
35～44岁	35.4	34.6	36.6	33.6
45～54岁	26.2	24.2	27.7	33.5
55～59岁	4.4	4.1	4.6	6.7
60岁及以上	4.7	3.9	4.9	10.1
按学历分				
研究生	20.2	34.8	4.7	2.4
大学本科	53.9	55.0	54.8	35.3
大专	19.1	7.9	30.0	41.3
中专	6.2	2.1	9.8	18.2
高中及以下	0.6	0.2	0.8	2.7
按技术职务分（聘）				
正高	7.0	10.7	3.1	1.7
副高	17.8	20.5	15.3	11.5
中级	32.8	30.5	35.0	36.9
师级	36.4	33.3	39.5	39.9
士级	3.5	1.6	5.2	8.6
待聘	2.5	3.2	1.8	1.4

表3-18 2016年公立医院注册护士年龄、学历、职称构成（%）

	公立医院	三级医院	二级医院	一级医院
注册护士	100.0	100.0	100.0	100.0
按年龄分				
25岁以下	13.2	12.3	14.6	11.4
25～34岁	50.0	53.9	46.0	35.2
35～44岁	20.1	18.9	21.2	27.1
45～54岁	14.9	13.3	16.4	22.9
55～59岁	1.4	1.2	1.4	2.4
60岁及以上	0.4	0.4	0.4	1.0
按学历分				
研究生	0.2	0.3	0.0	0.0
大学本科	20.8	28.4	11.4	9.4
大专	51.6	51.9	52.1	42.8
中专	26.6	18.8	35.4	45.0
高中及以下	0.8	0.5	1.0	2.8
按技术职务分(聘)				
正高	0.2	0.3	0.1	0.1
副高	2.8	3.3	2.2	1.4
中级	18.8	19.0	18.6	20.5
师级	27.7	29.2	25.6	28.4
士级	41.6	37.8	46.2	44.7
待聘	9.0	10.4	7.4	5.1

表3-19 2016年公立医院管理人员年龄、学历、职称构成（%）

	公立医院	三级医院	二级医院	一级医院
管理人员	100.0	100.0	100.0	100.0
按年龄分				
25岁以下	2.3	2.4	2.3	1.2
25～34岁	26.4	29.6	23.0	18.0
35～44岁	25.4	24.0	26.8	27.6
45～54岁	34.8	32.8	37.0	39.4
55～59岁	7.8	7.8	7.7	9.0
60岁及以上	3.4	3.3	3.2	4.8
按学历分				
研究生	6.1	9.8	1.8	1.4
大学本科	39.9	47.1	31.6	29.8
大专	34.9	29.9	40.4	43.0
中专	12.1	8.1	16.9	17.0
高中及以下	7.1	5.1	9.4	8.8
按技术职务分(聘)				
正高	4.4	5.9	2.6	1.8
副高	12.0	13.2	10.8	9.4
中级	27.9	28.0	27.8	28.2
师级	26.4	26.0	26.6	27.7
士级	17.1	13.1	22.3	21.9
待聘	12.2	13.9	10.0	11.0

表3-20　2016年公立医院领导年龄、学历、所学专业、技术职务构成(%)

	总计	党委(副)书记	院长	副院长
三级医院	100.0	100.0	100.0	100.0
按年龄分				
34岁及以下	1.4	1.2	0.8	0.3
35～44岁	19.1	7.3	3.6	8.7
45～54岁	58.6	51.4	55.5	62.1
55岁及以上	20.8	40.1	40.1	29.0
按学历分				
研究生	16.7	12.4	24.1	36.4
大学本科	61.9	38.0	61.4	56.0
大专	16.8	32.8	12.7	7.2
中专	3.7	12.2	1.5	0.4
高中及以下	1.0	4.6	0.2	0.0
按技术职务分(聘)				
正高	58.3	44.5	75.3	57.8
副高	28.8	34.8	17.3	30.0
中级	9.8	14.8	5.6	9.5
初级	2.4	4.2	1.5	2.1
待聘	0.7	1.7	0.2	0.5
二级医院				
按年龄分				
34岁及以下	1.9	1.7	0.2	0.4
35～44岁	25.2	12.5	10.2	17.3
45～54岁	56.4	57.3	67.5	63.0
55岁及以上	16.6	28.5	22.1	19.3
按学历分				
研究生	2.3	1.6	4.4	9.5
大学本科	45.8	28.1	53.2	63.5
大专	36.0	40.2	33.2	23.6
中专	13.7	23.7	8.0	3.2
高中及以下	2.2	6.3	1.2	0.2
按技术职务分(聘)				
正高	19.2	16.6	29.1	16.6
副高	43.6	38.1	43.5	44.8
中级	29.5	32.9	22.2	31.1
初级	7.2	11.1	4.8	7.2
待聘	0.5	1.2	0.4	0.3

表3-21　全国中医类机构人员数

	机构数(个)		卫生人员(人)		其中:卫生技术人员		内:执业(助理)医师	
	2010	2016	2010	2016	2010	2016	2010	2016
总计	36714	49527	700483	1129167	586971	959704	250399	371375
中医医院	2778	3462	558110	884394	462285	745725	184798	265257
中西医结合医院	256	510	47480	105358	38745	88059	14888	31900
民族医院	198	266	12516	26167	10173	21541	4677	8256
中医门诊部	734	1539	9822	21015	7480	16206	4094	9372
中西医结合门诊部	192	355	2260	4125	1882	3617	926	1842
民族医门诊部	11	19	74	137	58	104	31	60
中医诊所	24978	35289	47386	65409	45721	63408	29419	42643
中西医结合诊所	7159	7513	19142	18818	18436	18435	10429	10734
民族医诊所	359	526	637	779	614	765	364	505
中医研究院(所)	36	36	2409	2634	1110	1617	535	674
中西医结合研究所	3	3	67	88	16	45	0	38
民族医学研究所	10	9	580	243	451	182	238	94

表3-22　中医类医院人员数

	2013	2014	2015	2016
中医药人员数	140410	147892	156834	167476
#中医类别执业(助理)医师数	106620	112418	121131	130880
见习中医师	5989	6615	6305	6124
中药师(士)数	27801	28859	29398	30472

表3-23 中医类医院卫生技术人员年龄、学历、职称构成（%）

	卫生技术人员		执业(助理)医师		注册护士		管理人员	
	2010	2016	2010	2016	2010	2016	2010	2016
按年龄分								
25岁以下	8.1	9.5	0.2	0.2	14.5	16.4	2.7	2.6
25~34岁	36.7	42.3	34.3	28.5	41.1	49.1	21.5	26.1
35~44岁	30.4	25.3	34.6	34.7	27.7	20.5	33.8	27.7
45~54岁	18.9	17.1	21.2	24.8	15.1	12.3	32.7	32.8
55~59岁	4.3	2.8	6.6	4.8	1.5	1.1	7.7	7.0
60岁及以上	1.6	3.0	3.2	7.0	0.2	0.5	1.7	3.9
按学历分								
研究生	3.6	6.0	8.0	14.6	0.0	0.1	2.3	4.1
大学本科	25.5	30.4	44.5	48.0	8.0	14.9	24.8	34.1
大专	37.5	39.4	31.8	26.6	44.6	51.0	40.6	38.3
中专	29.8	22.6	14.0	9.7	45.0	33.4	19.7	15.2
高中及以下	3.7	1.6	1.7	1.0	2.3	0.7	12.6	8.3
按技术职务分(聘)								
正高	1.8	2.0	4.2	5.5	0.1	0.1	3.2	2.8
副高	7.0	6.4	14.6	15.1	1.4	2.0	9.9	7.9
中级	26.8	20.4	33.5	31.8	24.4	16.1	28.5	17.7
师级	35.0	29.8	37.1	37.5	32.3	24.2	28.5	16.9
士级	23.8	30.3	7.2	4.8	38.7	48.1	22.1	16.2
待聘	5.5	11.1	3.4	5.3	3.2	9.3	7.9	38.6

表3-24 分科中医类别执业(助理)医师数及构成

	人数		构成(%)	
	2010	2016	2010	2016
总 计	236241	276466	100.0	100.0
内科	146507	181226	44.3	65.6
外科	14514	14618	9.5	5.3
妇产科	9441	9583	6.1	3.5
儿科	3512	3986	2.2	1.4
皮肤科	2247	2567	1.4	0.9
眼科	1870	1966	1.3	0.7
肿瘤科	1166	1702	0.7	0.6
骨伤科	10345	13053	6.1	4.7
肛肠科	3537	4170	2.2	1.5
针灸科	8097	11088	4.5	4.0
推拿科	3465	4190	1.9	1.5
其他	31540	28317	19.8	10.2

注：部分机构未报卫生人力数据库。

表4-1 全国基层医疗卫生机构人员数

	2010	2011	2012	2013	2014	2015	2016	6年增加数	6年增长%
人员总数	3282091	3374993	3437172	3514193	3536753	3603162	3682561	400470	11.7
卫生技术人员	1913948	1962497	2051751	2137623	2176823	2257701	2354430	440482	21.5
#执业(助理)医师	949054	959965	1009567	1050067	1064136	1101934	1145408	196354	19.4
注册护士	466503	492554	528178	576630	603900	646607	695781	229278	43.4
药师(士)	125467	125698	127262	130039	131493	134495	138060	12593	9.9
技师(士)	79485	79747	81346	83146	84441	88106	92884	13399	16.5
乡村医生和卫生员	1091863	1126443	1094419	1081063	1058182	1031525	1000324	-91539	-8.4
其他技术人员	73848	74595	70621	73912	75276	80981	86635	12787	18.1
管理人员	71825	71663	62846	62075	62438	69452	73476	1651	2.6
工勤技能人员	130607	139795	157535	159520	164026	163503	167696	37089	23.5

表4-2 2016年基层医疗卫生机构人员数

医疗机构分类	合计	卫生技术人员	执业(助理)医师	注册护士	药师(士)	技师(士)	乡村医生和卫生员	其他技术人员	管理人员	工勤技能人员
总　　计	3682561	2354430	1145408	695781	138060	92884	1000324	86635	73476	167696
按城乡分										
城市	869712	772155	384857	271894	47101	24807		20426	25636	51495
农村	2812849	1582275	760551	423887	90959	68077	1000324	66209	47840	116201
按经济类型分										
公立	2657345	1698057	764021	492413	110780	82798	682967	79749	60149	136423
非公	1025216	656373	381387	203368	27280	10086	317357	6886	13327	31273
按主办单位分										
政府办	1793521	1424364	584749	424112	101939	76996	110362	76129	55433	127233
社会办	1090015	359102	229557	94731	12523	8260	701096	5178	7912	16727
个人办	799025	570964	331102	176938	23598	7628	188866	5328	10131	23736
按管理类别分										
非营利性	3047709	1836044	845808	533980	116410	85859	920558	83081	65513	142513
营利性	634852	518386	299600	161801	21650	7025	79766	3554	7963	25183

表4-3　各类基层医疗卫生机构人员数

卫生机构分类	机构数（个）	人员数（人）	卫生技术人员	执业（助理）医师	注册护士	其他技术人员	管理人员	工勤技能人员
2010								
合计	901709	3282091	1913948	949054	466503	73848	71825	130607
社区卫生服务中心	6903	282825	236966	103046	75187	11268	13742	20849
社区卫生服务站	25836	106691	94356	41179	31341	3611	4910	3814
街道卫生院	929	26203	22098	9613	6139	1222	1171	1712
乡镇卫生院	37836	1151349	973059	422648	217693	53508	43983	80799
村卫生室	648424	1213230	121367	107224	14143			
门诊部	8291	99793	80033	39203	23550	4236	8018	7506
诊所（医务室）	173490	402000	386069	226141	98450	3	1	15927
2016								
合计	926518	3682561	2354430	1145408	695781	86635	73476	167696
社区卫生服务中心	8918	410693	347718	143217	122881	17818	16175	28982
社区卫生服务站	25409	111281	98458	44482	39251	3751	5175	3897
街道卫生院	446	10154	8510	3802	2471	469	468	707
乡镇卫生院	36795	1320841	1115921	454995	318609	60371	42553	101996
村卫生室	638763	1169224	168900	147754	21146			
门诊部	14779	181664	149644	74473	53354	4052	8673	19295
诊所（医务室）	201408	478704	465279	276685	138069	174	432	12819

注：基层医疗卫生机构人员总数中包括乡村医生和卫生员，2010年1091863人，2016年1000324人。

表4-4　各类基层医疗卫生机构人员构成(%)

卫生机构分类	机构数（个）	人员数（人）	卫生技术人员	执业（助理）医师	注册护士	其他技术人员	管理人员	工勤技能人员
2010								
合计	100.0	100.0	100.0	100.0	100.0	100.0	100.0	100.0
社区卫生服务中心	0.7	7.7	10.1	9.0	10.8	13.0	18.7	12.4
社区卫生服务站	2.8	2.9	4.0	3.6	4.5	4.2	6.7	2.3
街道卫生院	0.1	0.7	0.9	0.8	0.9	1.4	1.6	1.0
乡镇卫生院	4.1	31.3	41.3	36.9	31.3	61.8	59.9	48.2
村卫生室	70.0	32.9	5.2	9.4	2.0	0.0	0.0	0.0
门诊部	0.9	2.7	3.4	3.4	3.4	4.9	10.9	4.5
诊所（医务室）	18.7	10.9	16.4	19.7	14.1	0.0	0.0	9.5
2016								
合计	100.0	100.0	100.0	100.0	100.0	100.0	100.0	100.0
社区卫生服务中心	1.0	11.2	14.8	12.5	17.7	20.6	22.0	17.3
社区卫生服务站	2.7	3.0	4.2	3.9	5.6	4.3	7.0	2.3
街道卫生院	0.0	0.3	0.4	0.3	0.4	0.5	0.6	0.4
乡镇卫生院	4.0	35.9	47.4	39.7	45.8	69.7	57.9	60.8
村卫生室	68.9	31.8	7.2	12.9	3.0	0.0	0.0	0.0
门诊部	1.6	4.9	6.4	6.5	7.7	4.7	11.8	11.5
诊所（医务室）	21.7	13.0	19.8	24.2	19.8	0.2	0.6	7.6

表4-5 2016年各地区基层医疗卫生机构人员数

	合计	卫生技术人员	执业(助理)医师	注册护士	药师(士)	技师(士)	乡村医生和卫生员	其他技术人员	管理人员	工勤技能人员
总 计	3682561	2354430	1145408	695781	138060	92884	1000324	86635	73476	167696
东部地区	1503701	1027010	514273	310384	65739	38662	330296	38673	30050	77672
北 京	65110	50890	25139	15996	4351	2127	3364	2436	2400	6020
天 津	28174	19357	10117	5084	1514	915	5140	688	1324	1665
河 北	200306	105262	65454	20704	4219	3062	82281	4433	2313	6017
辽 宁	97227	61830	31747	19856	2955	2205	25095	2226	2772	5304
上 海	54512	45016	21351	16120	3117	2009	806	2093	2395	4202
江 苏	212776	155832	81255	47893	9608	6442	32520	5876	4399	14149
浙 江	156816	132178	67180	36353	9984	4727	8000	4081	3114	9443
福 建	104548	67844	30076	22148	6030	2689	26502	2824	1397	5981
山 东	321582	182978	85779	56444	10895	7768	118280	7578	4046	8700
广 东	239498	189076	89428	63056	12223	6188	24996	5741	5208	14477
海 南	23152	16747	6747	6730	843	530	3312	697	682	1714
中部地区	1141886	675155	343477	193096	36866	29287	368932	26932	21655	49212
山 西	103629	57233	32138	15957	2505	1542	38593	1917	1861	4025
吉 林	70307	45564	23428	12645	2294	1454	17248	1796	2220	3479
黑龙江	79287	48766	23725	12066	2814	2088	23464	1754	2187	3116
安 徽	133189	80686	41817	23618	4140	4035	43290	2447	2362	4404
江 西	115061	62544	28525	18903	4952	4240	45079	1793	1039	4606
河 南	284804	143560	73650	37395	6781	6936	113804	7810	5012	14618
湖 北	175178	119321	55551	42008	6013	4490	40396	5075	3734	6652
湖 南	180431	117481	64643	30504	7367	4502	47058	4340	3240	8312
西部地区	1036974	652265	287658	192301	35455	24935	301096	21030	21771	40812
内蒙古	68878	45787	23496	12017	3920	1381	17944	1662	1389	2096
广 西	144195	96872	38048	30156	6844	3932	34981	3525	1373	7444
重 庆	85124	55056	26759	16219	2800	1745	21644	1993	2040	4391
四 川	242034	151985	74961	43219	7984	4914	65450	4882	6939	12778
贵 州	99401	56384	22503	16981	2196	2821	34690	2626	3612	2089
云 南	105220	62184	26899	19451	1909	2515	36038	2704	1104	3190
西 藏	16046	4558	2017	701	155	33	10905	277	64	242
陕 西	111383	71756	26842	19998	4604	3936	32706	398	3308	3215
甘 肃	71033	46309	19209	14323	2029	1386	21121	819	717	2067
青 海	15669	8483	4026	2175	461	273	6528	239	154	265
宁 夏	14097	9763	4730	2792	749	279	3559	246	114	415
新 疆	63894	43128	18168	14269	1804	1720	15530	1659	957	2620

表4-6 社区卫生服务中心人员性别、年龄及工作年限构成(%)

	卫生技术人员		执业(助理)医师		注册护士		管理人员	
	2010	2016	2010	2016	2010	2016	2010	2016
总 计	100.0	100.0	100.0	100.0	100.0	100.0	100.0	100.0
按性别分								
男	28.8	25.8	46.8	44.2	0.7	0.6	41.5	40.9
女	71.2	74.2	53.2	55.8	99.3	99.4	58.5	59.1
按年龄分								
25岁以下	7.8	6.1	0.4	0.4	12.3	9.7	3.7	2.2
25~34岁	33.8	32.9	31.6	22.0	36.3	38.0	23.6	23.8
35~44岁	28.8	31.6	32.3	37.8	29.7	30.1	31.5	32.5
45~54岁	19.5	20.8	19.9	25.4	18.7	19.6	31.2	31.8
55~59岁	6.9	3.9	10.1	5.5	2.7	1.9	8.2	6.4
60岁及以上	3.1	4.8	5.6	8.9	0.3	0.8	1.9	3.3
按工作年限分								
5年以下	18.8	18.0	12.3	9.7	19.9	20.1	11.6	12.2
5~9年	12.7	19.8	11.9	16.1	14.5	22.0	7.9	14.1
10~19年	29.7	24.8	33.1	26.1	30.0	25.7	27.0	22.7
20~29年	19.6	23.0	18.7	28.6	23.9	22.3	28.7	29.5
30年及以上	19.1	14.4	24.0	19.6	11.7	10.0	24.9	21.6

表4-7 社区卫生服务中心人员学历及职称构成(%)

	卫生技术人员		执业(助理)医师		注册护士		管理人员	
	2010	2016	2010	2016	2010	2016	2010	2016
按学历分								
研究生	0.6	1.2	1.3	2.5	0.0	0.0	1.1	1.6
大学本科	18.4	26.7	30.8	39.2	5.0	15.2	25.1	34.1
大专	39.9	41.9	41.3	37.6	40.0	46.7	43.0	41.4
中专	35.9	27.2	23.1	18.1	51.7	36.7	20.1	16.1
高中及以下	5.2	3.0	3.5	2.6	3.4	1.3	10.6	6.8
按专业技术资格分								
正高	0.5	0.6	1.1	1.3	0.1	0.1	0.8	1.0
副高	3.8	3.9	7.5	7.9	0.8	1.7	5.8	5.5
中级	25.1	23.7	33.2	33.4	23.0	22.5	23.4	17.6
师级/助理	34.5	32.2	38.5	38.2	32.5	30.1	21.2	15.7
士级	25.1	27.4	12.4	12.2	35.3	36.9	21.5	15.7
不详	11.1	12.3	7.3	7.0	8.4	8.7	27.3	44.6
按聘任技术职务分								
正高	0.4	0.5	1.0	1.1	0.0	0.1	1.4	1.6
副高	3.8	4.0	7.7	8.1	0.8	1.7	6.9	8.3
中级	25.7	24.3	34.0	34.6	23.3	22.4	28.4	28.5
师级/助理	37.9	35.4	43.0	43.1	35.5	33.0	28.2	27.5
士级	26.4	27.5	11.6	11.5	38.4	38.8	25.3	23.4
待聘	5.7	8.3	2.8	1.6	2.1	4.1	9.7	10.7

表4-8　社区卫生服务中心分科执业(助理)医师数及构成（%）

	人数		构成(%)	
	2010	2016	2010	2016
总计	98052	113077	100.0	100.0
预防保健科	10017	12986	10.2	11.5
全科医疗科	22576	29431	23.0	26.0
内科	18868	18713	19.2	16.5
外科	7527	6509	7.7	5.8
儿科	2499	2942	2.5	2.6
妇产科	8781	9744	9.0	8.6
眼科	580	487	0.6	0.4
耳鼻喉科	920	802	0.9	0.7
口腔科	4331	5124	4.4	4.5
皮肤科	473	411	0.5	0.4
医疗美容科	20	14	0.0	0.0
精神科	295	253	0.3	0.2
传染科	60	43	0.1	0.0
结核病科	29	23	0.0	0.0
地方病科	10	22	0.0	0.0
肿瘤科	37	31	0.0	0.0
急诊医学科	348	309	0.4	0.3
康复医学科	1122	1445	1.1	1.3
运动医学科	6	3	0.0	0.0
职业病科	29	31	0.0	0.0
麻醉科	520	434	0.5	0.4
医学检验科	307	344	0.3	0.3
病理科	42	16	0.0	0.0
医学影像科	5190	5862	5.3	5.2
中医科	9351	12186	9.5	10.8
民族医学科	37	39	0.0	0.0
中西医结合科	582	786	0.6	0.7
其他	3495	4087	3.6	3.6

注：部分机构未报卫生人力数据库。

表4-9 各地区社区卫生服务中心(站)人员数

	人员总数		卫生技术人员		执业(助理)医师		注册护士		管理人员	
	2010	2016	2010	2016	2010	2016	2010	2016	2010	2016
总 计	389516	521974	331322	446176	144225	187699	106528	162132	18652	21350
东部地区	220457	294485	186632	251628	80742	108719	57423	85891	9935	10565
北 京	24912	32801	20518	27349	9016	12114	5460	8242	1171	1360
天 津	7167	8516	5778	7062	2272	3077	1527	2135	707	607
河 北	14477	16360	12535	14099	5981	6859	4140	5096	667	781
辽 宁	12476	16558	10386	13982	4399	5834	4122	5803	783	971
上 海	30082	35034	24468	29159	11000	12324	7967	10720	1397	1302
江 苏	37078	44444	30335	37671	12477	16149	9375	12570	2139	1418
浙 江	25250	40060	22573	35022	10118	15494	5000	9904	681	954
福 建	8177	12469	6974	10631	3135	4358	2180	3845	252	349
山 东	23269	34070	20939	29421	8874	12048	6549	10323	756	1216
广 东	36265	51050	31024	44555	13039	19533	10630	15989	1280	1444
海 南	1304	3123	1102	2677	431	929	473	1264	102	163
中部地区	101914	125471	87305	107168	38255	45126	29608	42181	5230	5823
山 西	12096	12314	10561	10605	4964	4763	3710	4356	631	575
吉 林	7457	8673	6431	7001	2437	2894	1356	2697	263	533
黑龙江	17173	14994	14539	12576	6446	4804	4872	4859	959	888
安 徽	16197	18736	14076	16609	6591	7241	4822	6573	781	774
江 西	8865	8636	7645	7504	3150	2894	2911	3086	467	380
河 南	12936	21687	10675	18117	4903	7856	3819	6879	851	1092
湖 北	16692	23774	14266	20369	5774	8228	5324	8586	789	995
湖 南	10498	16657	9112	14387	3990	6446	2794	5145	489	586
西部地区	67145	102018	57385	87380	25228	33854	19497	34060	3487	4962
内蒙古	10646	12502	9322	10847	4424	4578	3005	4095	442	525
广 西	5100	7382	4433	6506	1924	2571	1674	2589	209	200
重 庆	5617	11239	4610	9394	2119	3587	1363	3467	324	564
四 川	14630	21597	12415	18101	5516	7000	3822	7209	753	1156
贵 州	5236	8615	4388	7162	1730	2722	1684	2952	324	579
云 南	4770	7535	4056	6508	1759	2509	1450	2571	212	288
西 藏	15	218	15	170	7	79	4	31	0	12
陕 西	6963	11688	5798	9998	2401	3406	1920	3633	573	906
甘 肃	4705	7797	4215	7011	1928	2874	1557	2930	160	229
青 海	1471	2187	1257	1969	526	749	454	717	84	65
宁 夏	678	1528	638	1411	251	467	248	605	16	30
新 疆	7314	9730	6238	8303	2643	3312	2316	3261	390	408

表4-10 社区卫生服务中心人员地区及年龄构成（%）

| | 按城乡分 | | | | 按东中西部分 | | | | | |
| | 城市 | | 农村 | | 东部 | | 中部 | | 西部 | |
	2010	2016	2010	2016	2010	2016	2010	2016	2010	2016
卫生技术人员	100.0	100.0	100.0	100.0	100.0	100.0	100.0	100.0	100.0	100.0
25岁以下	7.9	6.2	7.3	6.1	8.1	5.9	6.5	5.3	8.2	8.1
25～34岁	34.0	32.9	32.8	26.7	36.1	33.8	28.9	25.1	30.7	32.2
35～44岁	27.9	29.4	33.2	34.0	26.9	30.9	33.4	31.2	30.6	27.9
45～54岁	19.5	19.7	19.2	22.8	18.0	18.1	22.8	26.4	21.6	20.1
55～59岁	7.3	4.2	5.0	4.2	7.5	4.1	5.9	4.6	5.9	4.0
60岁及以上	3.3	7.6	2.4	6.1	3.3	7.1	2.6	7.2	3.1	7.8
执业(助理)医师	100.0	100.0	100.0	100.0	100.0	100.0	100.0	100.0	100.0	100.0
25岁以下	0.4	0.3	0.5	0.3	0.4	0.4	0.4	0.1	0.3	0.2
25～34岁	32.0	21.3	29.6	14.3	34.1	23.1	26.4	13.2	27.3	16.7
35～44岁	31.2	34.7	37.8	39.7	30.5	36.6	37.1	35.3	33.9	33.7
45～54岁	19.8	23.5	20.6	29.3	18.2	21.6	23.0	31.2	23.6	27.4
55～59岁	10.6	5.7	7.4	6.0	10.9	5.6	8.4	6.1	8.8	5.9
60岁及以上	6.0	14.5	4.0	10.4	5.8	12.7	4.7	14.0	6.0	16.2
注册护士	100.0	100.0	100.0	100.0	100.0	100.0	100.0	100.0	100.0	100.0
25岁以下	12.3	10.4	12.2	11.5	12.9	10.4	10.5	11.0	13.2	14.4
25～34岁	36.1	39.4	37.5	36.5	39.3	40.7	36.0	35.5	37.9	42.4
35～44岁	29.3	27.7	32.1	30.7	28.2	28.9	31.9	27.3	28.2	23.9
45～54岁	19.1	18.4	16.5	18.1	16.6	16.5	19.0	22.1	17.6	15.3
55～59岁	2.9	2.5	1.5	1.9	2.5	2.1	2.3	2.4	2.6	2.1
60岁及以上	0.3	1.7	0.2	1.2	0.4	1.4	0.4	1.6	0.6	1.8
管理人员	100.0	100.0	100.0	100.0	100.0	100.0	100.0	100.0	100.0	100.0
25岁以下	3.7	2.2	3.6	2.5	3.6	1.9	4.1	2.3	3.7	3.0
25～34岁	23.5	22.3	23.9	23.5	24.5	24.0	21.7	19.5	22.4	22.4
35～44岁	30.6	32.3	36.9	34.1	29.1	32.9	33.9	31.8	38.5	33.3
45～54岁	31.6	31.4	28.4	31.2	31.4	29.7	31.9	35.2	29.2	31.2
55～59岁	8.6	6.7	5.4	5.0	9.4	7.0	6.9	6.6	4.8	4.8
60岁及以上	1.9	5.0	1.7	3.7	2.1	4.5	1.6	4.6	1.4	5.4

表4-11 社区卫生服务中心人员地区及学历构成（%）

| | 按城乡分 | | | | 按东中西部分 | | | | | |
| | 城市 | | 农村 | | 东部 | | 中部 | | 西部 | |
	2010	2016	2010	2016	2010	2016	2010	2016	2010	2016
卫生技术人员	100.0	100.0	100.0	100.0	100.0	100.0	100.0	100.0	100.0	100.0
研究生	0.7	1.3	0.1	0.1	0.8	1.4	0.3	0.5	0.3	0.6
大学本科	20.4	26.5	8.4	14.8	19.8	28.3	16.3	17.5	15.0	18.2
大专	40.1	41.6	38.7	42.6	38.7	38.8	41.2	45.1	43.3	46.8
中专	34.1	28.1	45.1	37.8	35.5	28.0	38.2	34.8	34.6	31.7
高中及以下	4.6	2.6	7.7	4.7	5.2	3.5	4.0	2.0	6.8	2.8
执业(助理)医师	100.0	100.0	100.0	100.0	100.0	100.0	100.0	100.0	100.0	100.0
研究生	1.5	2.7	0.2	0.3	1.6	2.8	0.6	1.0	0.7	1.3
大学本科	34.3	39.4	13.6	21.4	32.5	40.4	27.9	27.1	27.0	29.8
大专	40.4	38.0	45.5	43.8	39.7	35.2	44.2	45.4	44.5	44.8
中专	20.6	17.8	35.3	30.3	22.5	18.6	25.1	25.0	23.1	21.2
高中及以下	3.1	2.1	5.4	4.2	3.7	2.9	2.1	1.4	4.8	2.9
注册护士	100.0	100.0	100.0	100.0	100.0	100.0	100.0	100.0	100.0	100.0
研究生	0.0	0.0	0.0	0.0	0.0	0.0	0.0	0.0	0.0	0.0
大学本科	5.4	13.9	2.4	8.7	5.0	15.7	5.9	10.0	3.5	7.8
大专	40.8	45.8	34.9	43.5	37.8	43.5	37.6	47.0	41.5	49.5
中专	50.6	39.0	58.2	46.0	54.0	39.6	53.8	41.8	49.9	41.1
高中及以下	3.2	1.2	4.5	1.7	3.1	1.1	2.7	1.2	5.2	1.6
管理人员	100.0	100.0	100.0	100.0	100.0	100.0	100.0	100.0	100.0	100.0
研究生	1.2	1.8	0.5	0.2	0.9	1.7	1.4	1.2	1.5	1.4
大学本科	27.5	33.3	9.7	19.2	28.2	36.1	19.6	21.8	19.7	26.2
大专	42.3	40.8	47.6	46.2	41.5	38.0	46.1	46.0	45.3	46.9
中专	19.2	17.2	26.1	24.5	18.8	16.4	22.3	23.3	22.9	19.3
高中及以下	9.8	6.8	16.1	9.9	10.6	7.8	10.5	7.7	10.6	6.2

表4-12　社区卫生服务中心人员地区及技术职称(聘)别构成（%）

| | 按城乡分 | | | | 按东中西部分 | | | | | |
| | 城市 | | 农村 | | 东部 | | 中部 | | 西部 | |
	2010	2016	2010	2016	2010	2016	2010	2016	2010	2016
卫生技术人员	100.0	100.0	100.0	100.0	100.0	100.0	100.0	100.0	100.0	100.0
正高	0.5	0.6	0.1	0.2	0.4	0.5	0.7	0.8	0.4	0.4
副高	4.2	4.4	2.2	2.7	3.3	3.7	5.5	4.9	3.9	3.9
中级	26.7	24.7	20.8	20.1	24.1	24.1	32.0	26.6	24.0	19.4
师级	37.5	34.7	39.8	34.2	39.0	35.6	34.3	33.3	38.1	33.1
士级	25.7	28.3	29.9	32.4	26.6	27.1	24.1	29.2	28.7	35.3
待聘	5.5	7.3	7.1	10.3	6.6	9.0	3.4	5.2	5.0	7.8
执业(助理)医师	100.0	100.0	100.0	100.0	100.0	100.0	100.0	100.0	100.0	100.0
正高	1.1	1.4	0.3	0.5	0.8	1.1	1.6	1.6	0.8	1.1
副高	8.4	9.0	4.3	5.4	6.7	7.6	10.4	9.3	8.2	8.7
中级	35.1	35.9	28.8	29.5	32.8	34.9	38.4	36.1	32.8	31.5
师级	42.1	42.9	47.7	46.1	44.5	42.6	37.1	42.8	44.6	47.9
士级	10.8	9.2	15.6	15.7	12.1	11.8	10.5	8.9	10.9	9.1
待聘	2.7	1.6	3.2	2.8	3.0	2.0	1.9	1.3	2.8	1.8
注册护士	100.0	100.0	100.0	100.0	100.0	100.0	100.0	100.0	100.0	100.0
正高	0.0	0.1	0.0	0.0	0.0	0.0	0.0	0.1	0.0	0.0
副高	0.8	1.5	0.6	1.3	0.5	1.4	1.5	2.2	0.5	1.3
中级	23.9	20.6	19.4	18.4	21.1	20.8	26.0	21.8	18.0	14.1
师级	35.1	30.3	37.4	28.8	34.9	32.0	30.2	25.7	30.3	25.0
士级	38.3	44.0	39.0	44.3	40.5	40.3	38.8	45.3	46.2	52.9
待聘	1.9	3.6	3.6	7.1	2.9	5.4	3.5	4.9	4.9	6.7
管理人员	100.0	100.0	100.0	100.0	100.0	100.0	100.0	100.0	100.0	100.0
正高	1.5	1.8	0.7	0.9	1.2	1.5	2.6	2.1	0.6	1.4
副高	7.4	8.4	3.8	5.1	6.2	7.5	9.3	7.9	7.2	8.4
中级	29.5	28.6	21.4	22.5	28.7	27.9	29.5	29.2	25.5	24.4
师级	27.8	26.8	31.6	29.1	28.8	27.6	26.6	25.4	27.9	27.9
士级	24.4	22.4	31.8	30.1	24.4	22.5	25.2	26.5	30.0	24.8
待聘	9.5	12.1	10.8	12.3	10.6	12.9	6.7	9.1	8.8	13.2

表4-13 乡镇卫生院人员性别、年龄及工作年限构成(%)

	卫生技术人员		执业(助理)医师		注册护士		管理人员	
	2010	2016	2010	2016	2010	2016	2010	2016
总　　计	100.0	100.0	100.0	100.0	100.0	100.0	100.0	100.0
按性别分								
男	44.3	38.7	63.3	61.2	1.8	1.5	63.4	61.1
女	55.7	61.3	36.7	38.8	98.2	98.5	36.6	38.9
按年龄分								
25岁以下	7.4	8.0	0.5	0.4	12.2	14.3	3.4	2.2
25~34岁	36.9	32.1	33.5	18.7	44.7	40.6	25.0	22.1
35~44岁	33.5	33.9	39.6	43.1	30.3	30.0	38.1	36.3
45~54岁	15.3	19.7	16.8	27.5	11.6	13.8	24.1	30.4
55~59岁	5.0	3.2	7.1	4.7	1.0	0.9	7.2	5.6
60岁及以上	1.9	3.1	2.6	5.6	0.2	0.3	2.2	3.3
按工作年限分								
5年以下	18.2	22.2	11.0	8.9	21.6	29.3	10.0	12.0
5~9年	11.5	18.8	10.5	14.1	13.5	22.9	8.1	13.7
10~19年	39.7	23.7	43.5	27.2	42.1	22.7	36.8	23.5
20~29年	17.8	23.8	18.9	32.6	17.1	19.8	26.5	32.1
30年及以上	12.8	11.5	16.1	17.2	5.7	5.3	18.7	18.7

表4-14 乡镇卫生院人员学历及职称构成(%)

	卫生技术人员		执业(助理)医师		注册护士		管理人员	
	2010	2016	2010	2016	2010	2016	2010	2016
按学历分								
研究生	0.1	0.1	0.1	0.1	0.0	0.0	0.1	0.1
大学本科	5.6	10.0	9.1	14.5	1.8	6.0	7.3	14.2
大专	33.9	41.1	41.4	43.7	30.4	39.9	38.0	42.9
中专	52.2	44.5	43.9	38.0	63.4	52.4	37.1	31.3
高中及以下	8.3	4.3	5.5	3.7	4.5	1.7	17.6	11.5
按专业技术资格分								
正高	0.1	0.1	0.2	0.2	0.0	0.0	0.2	0.2
副高	0.8	1.4	1.8	3.2	0.2	0.7	1.3	1.9
中级	14.0	13.3	20.8	21.3	14.4	14.0	13.4	11.0
师级/助理	35.8	29.9	46.6	45.6	34.0	25.3	26.5	19.7
士级	38.5	42.4	25.8	24.3	44.9	50.8	33.2	27.9
不详	10.8	12.8	4.9	5.3	6.5	9.3	25.4	39.4
按聘任技术职务分								
正高	0.0	0.1	0.1	0.1	0.0	0.0	0.1	0.2
副高	0.8	1.4	1.8	3.1	0.2	0.7	1.6	2.7
中级	14.5	13.6	21.3	22.0	14.5	13.7	16.7	17.2
师级/助理	37.9	32.3	50.0	50.4	35.2	26.7	33.1	30.2
士级	38.6	40.4	23.8	22.2	46.5	50.7	38.8	38.9
待聘	8.2	12.2	3.1	2.2	3.6	8.3	9.6	10.8

表4-15 乡镇卫生院分科执业(助理)医师数及构成（%）

	人数		构成(%)	
	2010	2016	2010	2016
总计	372255	354831	100.0	100.0
预防保健科	28248	28156	7.6	7.9
全科医疗科	46493	40614	12.5	11.4
内科	110353	107694	29.6	30.4
外科	46631	40948	12.5	11.5
儿科	6218	6457	1.7	1.8
妇产科	46330	43268	12.4	12.2
眼科	1391	1221	0.4	0.3
耳鼻喉科	2969	2657	0.8	0.7
口腔科	9219	9456	2.5	2.7
皮肤科	1057	893	0.3	0.3
医疗美容科	45	21	0.0	0.0
精神科	1081	972	0.3	0.3
传染科	115	110	0.0	0.0
结核病科	46	43	0.0	0.0
地方病科	70	59	0.0	0.0
肿瘤科	58	38	0.0	0.0
急诊医学科	1036	893	0.3	0.3
康复医学科	752	1107	0.2	0.3
运动医学科	11	7	0.0	0.0
职业病科	36	20	0.0	0.0
麻醉科	3060	2556	0.8	0.7
医学检验科	2229	2245	0.6	0.6
病理科	138	121	0.0	0.0
医学影像科	16238	16553	4.4	4.7
中医科	31759	31503	8.5	8.9
民族医学科	678	666	0.2	0.2
中西医结合科	4461	5230	1.2	1.5
其他	11533	11323	3.1	3.2

注：部分机构未报卫生人力数据库。

表4-16　各地区乡镇卫生院人员数

	人员总数		卫生技术人员		执业(助理)医师		注册护士		管理人员		平均每千农村人口乡镇卫生院人员数	
	2010	2016	2010	2016	2010	2016	2010	2016	2010	2016	2010	2016
总　　计	1151349	1320841	973059	1115921	422648	454995	217693	318609	43983	42553	1.20	1.36
东部地区	423006	464289	357639	393062	155251	170487	82790	112589	15334	12414	1.32	1.45
北　京												
天　津	4923	4915	4275	4300	2469	2214	708	928	311	261	2.77	2.63
河　北	53966	56227	44902	46480	22336	25892	5173	7430	1756	1456	0.90	0.93
辽　宁	25584	24886	19741	18515	9310	8620	4737	5124	1554	1588	1.08	1.08
上　海												
江　苏	70484	79755	57409	66971	24243	30549	15808	21858	3485	2132	1.43	1.57
浙　江	49219	54245	43206	47534	19659	20890	8615	12274	1377	1172	1.52	1.68
福　建	26656	35649	22348	29698	9138	9856	6488	10423	530	715	1.02	1.37
山　东	102678	109767	93178	96233	38089	39031	21002	27084	2507	2502	1.51	1.61
广　东	80828	88140	66215	74947	27914	30645	18059	24336	3232	2134	1.56	1.77
海　南	8668	10705	6365	8384	2093	2790	2200	3132	582	454	1.28	1.63
中部地区	409121	438085	341883	365796	149406	161202	76052	102442	16738	14757	1.19	1.24
山　西	26678	24762	23233	20125	11610	9624	4043	4880	622	1054	1.07	0.98
吉　林	24804	24257	19486	19031	9103	8349	4807	5070	1586	1599	1.34	1.34
黑龙江	24177	23625	19900	19816	8566	8146	3561	3783	1368	1184	0.98	1.03
安　徽	49893	50646	42483	44162	19158	20710	9618	12347	1800	1471	1.03	1.02
江　西	42585	46432	36323	40434	14522	14573	10103	13321	952	630	1.12	1.14
河　南	99844	104647	79627	81876	34681	35827	16174	19811	4819	3782	1.12	1.12
湖　北	67039	78963	56898	68270	22750	28454	15534	24118	3007	2450	1.60	1.85
湖　南	74101	84753	63933	72082	29016	35519	12212	19112	2584	2587	1.28	1.42
西部地区	319222	418467	273537	357063	117991	123306	58851	103578	11911	15382	1.09	1.41
内蒙古	20109	21043	17847	18084	9395	8838	2466	3978	614	767	1.09	1.21
广　西	51575	70858	43687	59957	15488	17120	12238	19398	1632	1066	1.30	1.74
重　庆	30382	32692	25046	27010	12230	10492	5200	8072	1346	1282	1.74	1.79
四　川	83938	104671	71196	85419	34251	32701	13382	26010	3411	5420	1.27	1.60
贵　州	20893	42420	18676	36253	9038	12243	3425	9818	834	2843	0.57	1.07
云　南	25310	39176	22013	34168	10620	11443	5962	9771	764	677	0.65	0.97
西　藏	2711	3801	2403	3338	620	1237	168	459	41	52	0.98	1.51
陕　西	34480	42108	28962	37581	10054	9783	5625	9385	2309	2179	1.34	1.62
甘　肃	23250	27970	20808	25460	7433	9046	4287	8356	348	468	1.23	1.45
青　海	3508	4700	3247	4316	1433	1689	701	1050	35	89	0.76	0.98
宁　夏	3275	4889	2954	4440	1584	1956	524	990	53	73	0.86	1.36
新　疆	19791	24139	16698	21037	5845	6758	4873	6291	524	466	1.04	1.20

表4-17　乡镇卫生院人员地区及年龄别构成（％）

	东部		中部		西部	
	2010	2016	2010	2016	2010	2016
卫生技术人员	100.0	100.0	100.0	100.0	100.0	100.0
25岁以下	7.2	6.9	6.1	5.6	9.2	11.6
25～34岁	37.9	29.5	33.6	26.4	39.5	40.4
35～44岁	32.1	36.4	37.4	37.1	30.5	28.0
45～54岁	15.3	19.1	16.4	24.4	14.1	15.6
55～59岁	5.1	3.8	4.8	3.3	5.3	2.3
60岁及以上	2.5	4.3	1.7	3.0	1.4	2.0
执业(助理)医师	100.0	100.0	100.0	100.0	100.0	100.0
25岁以下	0.4	0.4	0.5	0.3	0.4	0.4
25～34岁	35.3	19.0	31.1	16.6	34.0	20.9
35～44岁	39.1	44.4	42.3	43.2	37.3	41.0
45～54岁	15.6	24.3	17.1	30.3	17.9	28.5
55～59岁	6.4	4.9	6.7	4.4	8.4	4.8
60岁及以上	3.2	6.9	2.4	5.1	2.0	4.4
注册护士	100.0	100.0	100.0	100.0	100.0	100.0
25岁以下	12.5	13.7	10.8	11.6	14.1	17.8
25～34岁	45.0	38.4	40.1	37.1	48.6	48.0
35～44岁	28.3	32.0	35.1	32.1	26.3	23.2
45～54岁	12.7	14.0	12.8	17.9	9.8	10.1
55～59岁	1.3	1.3	1.0	1.0	1.0	0.6
60岁及以上	0.2	0.6	0.2	0.3	0.2	0.3
管理人员	100.0	100.0	100.0	100.0	100.0	100.0
25岁以下	3.6	2.4	3.0	1.4	3.8	2.9
25～34岁	25.6	22.6	22.8	17.0	27.4	27.3
35～44岁	35.1	35.5	39.7	36.6	40.1	36.9
45～54岁	25.0	28.2	25.0	35.1	21.3	27.3
55～59岁	8.1	6.8	7.3	6.4	5.8	3.5
60岁及以上	2.6	4.5	2.1	3.4	1.5	2.1

表4-18　乡镇卫生院人员地区及学历别构成（%）

	东部		中部		西部	
	2010	2016	2010	2016	2010	2016
卫生技术人员	100.0	100.0	100.0	100.0	100.0	100.0
研究生	0.1	0.1	0.0	0.0	0.0	0.0
大学本科	7.7	13.9	3.4	6.6	5.4	9.3
大专	33.2	37.1	29.7	38.4	40.1	48.1
中专	49.3	43.6	59.5	50.8	47.1	39.2
高中及以下	9.7	5.3	7.4	4.2	7.4	3.3
执业(助理)医师	100.0	100.0	100.0	100.0	100.0	100.0
研究生	0.2	0.1	0.0	0.0	0.0	0.0
大学本科	12.7	13.9	5.9	6.6	8.2	9.3
大专	41.5	37.1	38.8	38.4	44.0	48.1
中专	39.4	48.9	51.3	55.0	41.3	42.6
高中及以下	6.2	100.0	3.9	100.0	6.5	100.0
注册护士	100.0	100.0	100.0	100.0	100.0	100.0
研究生	0.0	0.1	0.0	0.0	0.0	0.0
大学本科	2.8	13.9	1.8	6.6	1.8	9.3
大专	29.8	37.1	26.7	38.4	39.6	48.1
中专	62.3	148.9	67.7	155.0	55.2	142.6
高中及以下	5.1	100.0	3.8	100.0	3.4	100.0
管理人员	100.0	100.0	100.0	100.0	100.0	100.0
研究生	0.1	0.2	0.0	0.1	0.1	0.2
大学本科	9.9	17.2	4.7	9.9	7.4	15.9
大专	38.7	39.4	33.9	39.8	43.1	49.7
中专	32.1	29.4	43.5	38.1	34.5	25.5
高中及以下	19.2	13.8	17.8	12.2	14.9	8.7

表4-19 乡镇卫生院人员地区及技术职务（聘）别构成（%）

	东部		中部		西部	
	2010	2016	2010	2016	2010	2016
卫生技术人员	100.0	100.0	100.0	100.0	100.0	100.0
正高	0.1	0.1	0.0	0.0	0.0	0.0
副高	1.1	1.8	0.8	1.3	0.6	1.1
中级	15.4	16.6	15.9	14.7	11.4	9.3
师级	39.3	34.1	38.1	35.2	35.8	27.5
士级	35.5	35.3	39.0	40.4	42.1	46.0
待聘	8.6	12.1	6.1	8.3	10.1	16.1
执业(助理)医师	100.0	100.0	100.0	100.0	100.0	100.0
正高	0.1	0.2	0.1	0.1	0.0	0.1
副高	2.2	3.6	1.7	2.8	1.2	2.8
中级	23.1	24.7	22.7	21.4	17.6	18.7
师级	50.4	47.4	49.6	51.3	49.8	53.7
士级	21.2	21.4	23.7	22.7	27.0	22.6
待聘	2.8	2.7	2.4	1.8	4.3	2.1
注册护士	100.0	100.0	100.0	100.0	100.0	100.0
正高	0.0	0.0	0.0	0.0	0.0	0.0
副高	0.3	1.1	0.2	0.6	0.2	0.7
中级	15.8	16.8	18.0	16.0	11.3	9.9
师级	36.2	28.2	34.7	28.0	32.5	23.4
士级	44.3	44.8	43.9	49.3	50.9	56.2
待聘	3.4	9.1	3.2	6.2	5.1	9.7
管理人员	100.0	100.0	100.0	100.0	100.0	100.0
正高	0.1	0.2	0.2	0.2	0.1	0.2
副高	2.2	2.6	1.1	2.2	1.4	3.3
中级	17.8	17.8	17.4	18.4	14.1	15.2
师级	33.4	31.6	33.6	30.5	31.9	28.7
士级	34.5	35.0	41.3	40.4	42.0	41.2
待聘	11.9	12.8	6.4	8.3	10.4	11.4

表4-20 各地区村卫生室人员数

	人员总数		执业(助理)医师		注册护士		乡村医生和卫生员		平均每村卫生室人员数		平均每千农村人口村卫生室人员数	
	2010	2016	2010	2016	2010	2016	2010	2016	2010	2016	2010	2016
总 计	1292410	1435766	173275	319797	27272	115645	1091863	1000324	2.17	2.25	1.35	1.49
东部地区	460673	497948	65150	125244	11577	42408	383946	330296	2.05	2.31	1.43	1.57
北 京	4472	4808	597	991	178	453	3697	3364	1.13	1.76	6.32	0.00
天 津	4993	6957	684	1392	43	425	4266	5140	1.30	2.75	2.81	8.06
河 北	101588	117602	15850	30162	1172	5159	84566	82281	2.07	1.95	1.69	2.00
辽 宁	31479	33395	4051	5607	641	2693	26787	25095	2.82	1.66	1.33	1.45
上 海	4975	5272	3657	3810	44	656	1274	806	2.86	4.33	7.22	7.85
江 苏	62903	67098	4229	26684	1231	7894	57443	32520	3.98	4.34	1.28	1.38
浙 江	20686	25260	8685	12680	1006	4580	10995	8000	0.71	2.16	0.64	0.81
福 建	34212	36054	4785	7035	473	2517	28954	26502	2.37	1.90	1.31	1.36
山 东	145949	150393	13544	21278	3292	10835	129113	118280	2.00	2.83	2.15	2.17
广 东	45859	44550	8448	13916	3223	5638	34188	24996	2.35	1.66	0.88	0.88
海 南	3557	6559	620	1689	274	1558	2663	3312	1.39	2.46	0.52	0.98
中部地区	478584	543598	64317	127872	10711	46794	403556	368932	2.46	2.45	1.39	1.74
山 西	51548	51564	5678	9821	725	3150	45145	38593	1.83	1.78	2.06	2.04
吉 林	18017	23277	2497	4512	282	1517	15238	17248	2.00	2.29	0.97	1.30
黑龙江	30363	32372	4835	7193	245	1715	25283	23464	3.35	2.84	1.23	1.41
安 徽	70013	67921	12240	18602	2040	6029	55733	43290	4.50	4.45	1.44	1.37
江 西	49654	61976	4812	11847	1301	5050	43541	45079	2.93	2.04	1.31	1.53
河 南	150142	164907	17283	37391	4079	13712	128780	113804	3.17	2.90	1.69	1.78
湖 北	50182	66668	7214	17020	1456	9252	41512	40396	1.95	2.69	1.20	1.58
湖 南	58665	74913	9758	21486	583	6369	48324	47058	1.37	1.69	1.01	1.26
西部地区	353153	394220	43808	66681	4984	26443	304361	301096	2.01	1.96	1.21	1.19
内蒙古	23414	27407	3172	6717	662	2746	19580	17944	2.08	2.01	1.27	1.56
广 西	41635	41773	4735	5753	514	1039	36386	34981	2.90	1.99	1.05	1.04
重 庆	29593	30372	4755	6653	228	2075	24610	21644	3.44	2.70	1.70	1.72
四 川	91024	83530	16572	16649	489	1431	73963	65450	1.92	1.49	1.38	1.33
贵 州	34047	43841	2133	5647	397	3504	31517	34690	1.93	2.12	0.93	1.12
云 南	38723	42216	1949	3815	580	2363	36194	36038	3.07	3.14	0.99	1.04
西 藏	4428	11412	100	360	3	147	4325	10905	0.84	2.13	1.61	4.34
陕 西	44555	42838	4959	6933	749	3199	38847	32706	1.63	1.69	1.73	1.68
甘 肃	22921	32434	2154	6632	416	4681	20351	21121	1.42	1.94	1.21	1.67
青 海	7132	9181	1134	1971	61	682	5937	6528	1.71	2.03	1.55	1.90
宁 夏	4375	5213	325	1090	52	564	3998	3559	1.89	2.20	1.15	1.40
新 疆	11306	24003	1820	4461	833	4012	8653	15530	1.28	2.30	0.59	1.23

注：本表包括乡镇卫生院在村卫生室工作的执业（助理）医师和注册护士数。

表4-21 各地区乡村医生学历及构成

	人数（人）								构成（%）					
	合计		大专及以上学历		中专学历及中专水平		高中及以下*		大专及以上学历		中专学历及中专水平		高中及以下*	
	2010	2016	2010	2016	2010	2016	2010	2016	2010	2016	2010	2016	2010	2016
总　计	1031828	814058	50616	44041	771165	649519	197935	120498	4.9	5.4	74.7	79.8	19.2	14.8
东部地区	369214	292120	17722	17608	279445	236467	68580	38045	4.8	6.0	75.7	80.9	18.6	13.0
北　京	3580		215		2746		603		6.0		76.7		16.8	
天　津	4217	5098	396	677	3304	3783	474	638	9.4	13.3	78.3	74.2	11.2	12.5
河　北	81660	62828	3113	2033	70834	54397	7080	6398	3.8	3.2	86.7	86.6	8.7	10.2
辽　宁	25720	24290	2174	3086	19968	19524	3451	1680	8.5	12.7	77.6	80.4	13.4	6.9
上　海	1196		91		882		211		7.6		73.7		17.6	
江　苏	55677	28458	1093	229	26674	19347	26903	8882	2.0	0.8	47.9	68.0	48.3	31.2
浙　江	10695	7531	920	346	5902	4503	3856	2682	8.6	4.6	55.2	59.8	36.1	35.6
福　建	28484	18423	1098	400	20688	14650	6514	3373	3.9	2.2	72.6	79.5	22.9	18.3
山　东	124786	116683	6047	8690	106127	98302	11446	9691	4.8	7.4	85.0	84.2	9.2	8.3
广　东	30822	25036	2397	1905	20431	19240	7752	3891	7.8	7.6	66.3	76.8	25.2	15.5
海　南	2377	344	178	42	1889	256	290	46	7.5	12.2	79.5	74.4	12.2	13.4
中部地区	383737	282888	19426	15187	297716	234170	60908	33531	5.1	5.4	77.6	82.8	15.9	11.9
山　西	43011	32514	2611	3034	30611	23068	8499	6412	6.1	9.3	71.2	70.9	19.8	19.7
吉　林	14401	12995	1811	1674	11137	10966	1239	355	12.6	12.9	77.3	84.4	8.6	2.7
黑龙江	24195	20179	2797	2686	20751	16931	557	562	11.6	13.3	85.8	83.9	2.3	2.8
安　徽	53571	31634	1704	902	41283	28313	9433	2419	3.2	2.9	77.1	89.5	17.6	7.6
江　西	42732	41759	2128	1609	36343	35664	3778	4486	5.0	3.9	85.0	85.4	8.8	10.7
河　南	120396	73769	5148	2428	101032	66289	12506	5052	4.3	3.3	83.9	89.9	10.4	6.8
湖　北	40514	29680	1305	968	27639	23941	11125	4771	3.2	3.3	68.2	80.7	27.5	16.1
湖　南	44917	40358	1922	1886	28920	28998	13771	9474	4.3	4.7	64.4	71.9	30.7	23.5
西部地区	278877	239050	13468	11246	194004	178882	68447	48922	4.8	4.7	69.6	74.8	24.5	20.5
内蒙古	18572	15997	1833	1723	13684	12302	2936	1972	9.9	10.8	73.7	76.9	15.8	12.3
广　西	33379	27418	1236	838	25245	23618	6650	2962	3.7	3.1	75.6	86.1	19.9	10.8
重　庆	23361	20217	798	621	17327	15843	4950	3753	3.4	3.1	74.2	78.4	21.2	18.6
四　川	70712	56249	2065	2033	46950	35304	21187	18912	2.9	3.6	66.4	62.8	30.0	33.6
贵　州	24587	23307	1238	1474	19874	20450	3323	1383	5.0	6.3	80.8	87.7	13.5	5.9
云　南	33571	32075	1547	2016	21613	22902	9879	7157	4.6	6.3	64.4	71.4	29.4	22.3
西　藏	3675	4736	8	21	112	758	3508	3957	0.2	0.4	3.0	16.0	95.5	83.6
陕　西	35951	27508	2302	932	27668	24321	5458	2255	6.4	3.4	77.0	88.4	15.2	8.2
甘　肃	18820	17748	941	520	13125	14854	4432	2374	5.0	2.9	69.7	83.7	23.5	13.4
青　海	5127	1903	555	190	2997	954	1439	759	10.8	10.0	58.5	50.1	28.1	39.9
宁　夏	3185	2612	227	403	2188	1593	734	616	7.1	15.4	68.7	61.0	23.0	23.6
新　疆	7937	9280	718	475	3221	5983	3951	2822	9.0	5.1	40.6	64.5	49.8	30.4

注：*：2010年系在职培训合格者。

表4-22 农村三级医疗卫生服务网

	2010	2011	2012	2013	2014	2015	2016
县及县级市数(个)	2003	1996	1992	1981	1786	1929	1897
县级医疗卫生机构合计(个)	804462	819548	812435	824380	825176	818044	810862
卫生人员(人)	4549641	4761839	4991059	5291983	5453652	5556177	5675628
其中：卫生技术人员	2911245	3061446	3294889	3520302	3657337	3777427	3916695
县级医院(个)	9621	10337	11020	11722	12365	13074	13640
人员数(人)	1566834	1697209	1875656	2026935	2164900	2271845	2399906
其中：卫生技术人员	1296270	1411627	1564757	1693019	1807390	1900625	2005802
县级妇幼保健院、所(个)	1983	1994	1992	2048	2002	1958	1918
人员数(人)	126713	135419	147037	157311	164360	172246	189708
其中：卫生技术人员	104850	111642	121441	129675	135819	142505	155964
县级疾病预防控制中心(个)	2243	2212	2240	2247	2211	2170	2136
人员数(人)	108980	107888	107239	106999	105751	103103	100924
其中：卫生技术人员	83510	81828	79201	79511	78631	77036	75359
县卫生监督所(个)	1936	1957	1995	1924	1913	1883	1853
人员数(人)	45158	43633	1995	38890	38648	37539	37734
其中：卫生技术人员	35264	33256	1995	31957	31581	30181	30162
乡镇数(万个)	33981	33270	33162	32929	32683	31830	31755
乡镇卫生院(个)	37836	37295	37097	37015	36902	36817	36795
人员数(人)	1151349	1165996	1204996	1233858	1247299	1277697	1320841
其中：卫生技术人员	973059	981227	1017096	1043441	1053348	1078532	1115921
行政村数	594658	589874	588475	589447	585451	580575	559166
村卫生室数（个）	648424	662894	653419	648619	645470	640536	638763
人员数合计（人）	1292410	1260808	1242860	1238022	1216513	1197160	1435766
执业(助理)医师	173275	118458	131506	138299	139787	145567	319797
注册护士	27272	15907	16935	18660	18544	20068	115645
乡村医生和卫生员	1091863	1126443	1094419	1081063	1058182	1031525	1000324

表4-23　县级医疗卫生机构卫生技术人员年龄、学历及职称构成(%)

	县医院		县妇幼保健院（所、站）		县疾病预防控制中心		县卫生监督所	
	2010	2016	2010	2016	2010	2016	2010	2016
总计	100.0	100.0	100.0	100.0	100.0	100.0	100.0	100.0
按年龄分								
25岁以下	8.4	10.8	6.6	8.6	1.9	1.8	1.9	0.7
25～34	34.6	40.9	35.0	33.7	24.1	19.7	25.1	18.6
35～44	31.3	24.1	34.0	31.9	35.8	32.9	39.7	31.6
45～54	20.0	17.8	20.2	21.8	28.8	34.9	27.6	37.0
55岁及以上	5.6	6.5	4.2	4.0	9.4	10.8	5.6	12.1
按学历分								
研究生	0.6	1.5	0.1	0.3	0.3	0.6	0.3	0.7
本科	21.7	26.6	14.1	20.3	14.2	22.8	17.8	31.1
大专	39.0	42.4	43.7	47.2	41.8	43.2	48.3	45.2
中专	34.8	28.0	39.4	31.0	37.9	29.4	26.4	17.3
高中及以下	3.9	1.6	2.7	1.3	5.8	3.9	7.2	5.7
按技术职务分								
高级	6.6	6.7	3.7	5.1	4.9	6.5	2.6	2.9
中级	28.4	20.5	29.4	23.6	32.9	31.0	30.0	20.9
师级	34.8	29.3	35.8	31.0	38.2	35.2	39.4	22.3
士级及待聘	30.1	43.5	31.0	40.2	24.0	27.3	27.9	53.9

表5-1 全国专业公共卫生机构人员数

	2010	2011	2012	2013	2014	2015	2016	6年增加数	6年增长%
人员总数	624515	640889	667299	826221	875045	866848	870652	246137	39.4
卫生技术人员	486801	498213	528825	608560	631558	629189	646425	159624	32.8
#执业(助理)医师	188590	185542	188960	227415	230173	230880	229484	40894	21.7
注册护士	104247	115233	129360	155700	168782	178255	189435	85188	81.7
卫生监督员	67496	64027	73417	67025	66673	55077	65025	-2471	-3.7
其他技术人员	34655	36072	37385	56360	61727	60127	57315	22660	65.4
管理人员	45059	45701	40850	74493	87749	84375	77235	32176	71.4
工勤技能人员	58000	60903	60239	86808	94011	93157	89677	31677	54.6

注：2006年及以前工勤技能人员数系工勤人员数，不包括药剂员和检验员等技能人员。

表5-2 2016年专业公共卫生机构人员数

医疗机构分类	合计	卫生技术人员	执业(助理)医师	注册护士	药师(士)	技师(士)	其他技术人员	管理人员	工勤技能人员
总 计	870652	646425	229484	189435	20849	63428	57315	77235	89677
按城乡分									
城市	421565	321388	111978	104856	10050	35087	27233	32582	40362
农村	439087	315037	117506	84579	10799	28341	30082	44653	49315
按经济类型分									
公立	853415	631155	228051	186654	20710	62920	56847	76398	89015
非公	7237	5270	1433	2781	139	508	468	837	662
按主办单位分									
政府办	828027	618199	222535	183446	20311	61575	53660	71217	84951
社会办	30602	16588	6451	5021	479	1780	3570	5868	4576
个人办	2023	1638	498	968	59	73	85	150	150

注：人员数合计中包括公务员中卫生监督员1万名。

表5-3 各类专业公共卫生机构人员数

卫生机构分类	机构数（个）	人员数（人）	卫生技术人员	执业（助理）医师	注册护士	其他技术人员	管理人员	工勤技能人员
2010								
合计	11835	624515	486801	188590	104247	34655	45059	58000
疾病预防控制中心	3513	195467	147347	78608	11616	13243	14594	20283
专科疾病防治院所（站）	1274	47680	36015	16144	9328	2957	3642	5066
健康教育所（站、中心）	139	1442	642	297	53	373	281	146
妇幼保健院（所、站）	3025	245102	202365	85932	73195	10334	13622	18781
急救中心（站）	245	11540	6233	3036	2172	1110	988	3209
采供血机构	530	27200	18671	3458	7462	2617	2107	3805
卫生监督所（中心）	2992	93612	73559			3917	9618	6518
计划生育技术服务机构	117	2472	1969	1115	421	104	207	192
2016								
合计	24866	870652	646425	229484	189435	57315	77235	89677
疾病预防控制中心	3481	191627	142492	70734	14488	14741	13978	20416
专科疾病防治院所（站）	1213	50486	38941	16186	12323	3267	3337	4941
健康教育所（站、中心）	163	2070	915	434	118	616	365	174
妇幼保健院（所、站）	3063	388238	320748	116524	138266	18139	18290	31061
急救中心（站）	355	15858	8301	3671	3362	1101	1361	5095
采供血机构	552	34061	24546	3712	11900	3042	2114	4359
卫生监督所（中心）	2986	81522	68165	0	0	2056	6242	5059
计划生育技术服务机构	13053	106790	42317	18223	8978	14353	31548	18572

表5-4 各类专业公共卫生机构人员构成(%)

卫生机构分类	机构数（个）	人员数（人）	卫生技术人员	执业（助理）医师	注册护士	其他技术人员	管理人员	工勤技能人员
2010								
合计	100.0	100.0	100.0	100.0	100.0	100.0	100.0	100.0
疾病预防控制中心	29.7	31.3	30.3	41.7	11.1	38.2	32.4	35.0
专科疾病防治院所（站）	10.8	7.6	7.4	8.6	8.9	8.5	8.1	8.7
健康教育所（站、中心）	1.2	0.2	0.1	0.2	0.1	1.1	0.6	0.3
妇幼保健院（所、站）	25.6	39.2	41.6	45.6	70.2	29.8	30.2	32.4
急救中心（站）	2.1	1.8	1.3	1.6	2.1	3.2	2.2	5.5
采供血机构	4.5	4.4	3.8	1.8	7.2	7.6	4.7	6.6
卫生监督所（中心）	25.3	15.0	15.1	0.0	0.0	11.3	21.3	11.2
计划生育技术服务机构	1.0	0.4	0.4	0.6	0.4	0.3	0.5	0.3
2016								
合计	100.0	100.0	100.0	100.0	100.0	100.0	100.0	100.0
疾病预防控制中心	14.0	22.0	22.0	30.8	7.6	25.7	18.1	22.8
专科疾病防治院所（站）	4.9	5.8	6.0	7.1	6.5	5.7	4.3	5.5
健康教育所（站、中心）	0.7	0.2	0.1	0.2	0.1	1.1	0.5	0.2
妇幼保健院（所、站）	12.3	44.6	49.6	50.8	73.0	31.6	23.7	34.6
急救中心（站）	1.4	1.8	1.3	1.6	1.8	1.9	1.8	5.7
采供血机构	2.2	3.9	3.8	1.6	6.3	5.3	2.7	4.9
卫生监督所（中心）	12.0	9.4	10.5			3.6	8.1	5.6
计划生育技术服务机构	52.5	12.3	6.5	7.9	4.7	25.0	40.8	20.7

表5-5 2016年各地区专业公共卫生机构人员数

	合计	卫生技术人员	执业(助理)医师	注册护士	药师(士)	技师(士)	其他技术人员	管理人员	工勤技能人员
总 计	870652	646425	229484	189435	20849	63428	57315	77235	89677
东部地区	330708	248123	90902	74358	8622	24797	23318	25210	34057
北 京	15291	11754	4227	3379	319	1282	1001	851	1685
天 津	6006	4521	1779	927	125	592	444	629	412
河 北	37979	27154	10441	6619	726	2442	3538	2809	4478
辽 宁	22231	16096	6777	3042	407	2068	1505	2755	1875
上 海	12384	8742	3385	2151	128	971	828	850	1964
江 苏	36528	24801	9978	6473	649	2555	2980	4433	4314
浙 江	30323	24792	9147	7582	860	2682	1885	1074	2572
福 建	22044	17214	6490	5259	652	1861	1180	1016	2634
山 东	65365	48629	17016	15309	1803	4404	5684	5767	5285
广 东	75767	59373	19943	21765	2755	5393	3841	4487	8066
海 南	6790	5047	1719	1852	198	547	432	539	772
中部地区	280459	204125	73754	61713	6556	19620	20686	24223	31425
山 西	20922	15506	5467	3570	390	1409	1405	1882	2129
吉 林	16249	11756	5037	2446	342	1271	1096	2184	1213
黑龙江	24646	18399	6499	4246	566	1948	1667	2269	2311
安 徽	22457	18014	7000	4571	477	2085	1324	1439	1680
江 西	28859	23304	7969	8687	1102	2425	1132	1558	2865
河 南	79161	48822	16046	14917	1504	4227	8477	8693	13169
湖 北	38532	31572	10854	11963	1000	2850	2619	1913	2428
湖 南	49633	36752	14882	11313	1175	3405	2966	4285	5630
西部地区	249485	184177	64828	53364	5671	19011	13311	27802	24195
内蒙古	19122	15266	6142	3100	438	1448	1233	1449	1174
广 西	51590	33809	10834	12760	1406	3378	3252	7434	7095
重 庆	12705	9952	3172	3401	285	1180	580	950	1223
四 川	41483	32621	11105	10625	968	3777	1881	2626	4355
贵 州	17641	14654	5964	3714	347	1471	680	1370	937
云 南	25049	20263	8407	5180	416	2023	1333	1155	2298
西 藏	1645	1373	744	178	24	86	36	83	153
陕 西	32505	24111	5929	6705	912	2267	938	4407	3049
甘 肃	24344	13501	5208	3592	392	1032	1884	6658	2301
青 海	3259	2521	981	548	78	367	256	227	255
宁 夏	4699	3865	1482	1022	119	440	221	276	337
新 疆	15443	12241	4860	2539	286	1542	1017	1167	1018

注：人员数合计中包括公务员中卫生监督员1万名。

表5-6 各地区疾病预防控制中心人员数

	人员总数		卫生技术人员		执业(助理)医师		管理人员	
	2010	2016	2010	2016	2010	2016	2010	2016
总　计	195467	191627	147347	142492	78608	70734	14594	13978
东部地区	70202	67639	53074	50873	27982	26403	5180	4607
北　京	3755	3837	2838	2958	1179	1383	350	248
天　津	1925	1795	1366	1327	684	750	277	162
河　北	9604	8472	6892	5767	3397	2577	596	538
辽　宁	8609	7586	6512	5650	3690	2930	868	895
上　海	3141	3127	2218	2272	1202	1251	269	275
江　苏	8233	7956	6184	6135	3608	3734	739	453
浙　江	5507	5641	4269	4429	2287	2459	403	269
福　建	4403	4573	3478	3677	2045	2081	203	170
山　东	13017	11743	10563	9134	5539	4291	632	787
广　东	10542	11358	7653	8432	3767	4393	745	676
海　南	1466	1551	1101	1092	584	554	98	134
中部地区	66114	61425	48776	42983	24646	20263	4911	4850
山　西	6073	5033	4601	3443	2512	1799	451	527
吉　林	6237	4934	4755	3734	2783	1869	594	477
黑龙江	7148	6082	5467	4405	2537	1858	541	576
安　徽	5506	4901	4211	3838	2410	1966	310	293
江　西	4971	5172	3786	4014	2074	1836	267	287
河　南	18099	17255	12593	10103	5673	4584	1400	1608
湖　北	8247	8515	6346	6701	3082	3049	512	415
湖　南	9833	9533	7017	6745	3575	3302	836	667
西部地区	59151	62563	45497	48636	25980	24068	4503	4521
内蒙古	6118	5482	4972	4416	3255	2374	428	364
广　西	6408	7781	4852	6004	2527	2841	431	384
重　庆	2446	2809	1799	2018	885	1015	272	269
四　川	10382	12307	7723	9048	4625	4222	862	937
贵　州	4561	5233	3689	4288	2334	2347	396	513
云　南	7929	8301	6413	6767	4076	3742	341	342
西　藏	1083	1061	866	883	430	545	53	47
陕　西	5868	6331	4191	4875	1716	1632	714	688
甘　肃	4989	4671	3652	3418	2052	1748	393	477
青　海	1826	1289	1464	997	785	506	80	55
宁　夏	1123	1092	909	907	562	535	68	52
新　疆	6418	6206	4967	5015	2733	2561	465	393

表5-7 疾病预防控制中心人员性别、年龄及工作年限构成(%)

	卫生技术人员		执业(助理)医师		管理人员	
	2010	2016	2010	2016	2010	2016
总 计	100.0	100.0	100.0	100.0	100.0	100.0
按性别分						
男	48.2	44.3	58.3	54.5	58.4	54.8
女	51.8	55.7	41.7	45.5	41.6	45.2
按年龄分						
25岁以下	1.8	1.6	0.1	0.1	2.0	0.8
25~34岁	25.5	22.8	20.5	15.5	18.2	18.3
35~44岁	33.6	31.8	34.3	30.9	31.2	28.3
45~54岁	29.4	33.8	31.9	39.5	36.8	39.2
55~59岁	8.4	6.9	11.4	9.1	10.3	9.7
60岁及以上	1.3	3.1	1.8	4.8	1.6	3.6
按工作年限分						
5年以下	8.6	10.0	6.2	5.4	6.4	5.5
5~9年	9.3	11.7	7.9	9.5	6.3	9.7
10~19年	29.7	21.8	28.3	19.5	23.5	19.6
20~29年	29.6	31.6	30.6	34.9	34.4	32.3
30年及以上	22.9	24.9	27.0	30.7	29.5	32.9

表5-8 疾病预防控制中心人员学历及职称构成(%)

	卫生技术人员		执业(助理)医师		管理人员	
	2010	2016	2010	2016	2010	2016
按学历分						
研究生	3.0	5.7	3.3	6.4	2.3	3.2
大学本科	23.6	33.1	27.4	36.8	27.1	36.4
大专	38.1	36.3	37.0	34.1	43.2	40.9
中专	30.6	22.1	28.9	20.4	18.7	13.3
高中及以下	4.6	2.9	3.3	2.3	8.7	6.2
按专业技术资格分						
正高	1.9	2.5	2.5	3.7	2.3	2.3
副高	7.5	8.6	10.3	12.0	8.5	7.1
中级	33.7	31.1	39.8	38.1	24.8	17.8
师级/助理	33.7	31.6	35.8	34.1	19.2	14.3
士级	14.2	15.3	7.5	6.8	11.6	10.5
不详	9.0	10.9	4.2	5.2	33.5	48.0
按聘任技术职务分						
正高	1.6	2.3	2.2	3.4	2.8	3.6
副高	7.4	8.5	10.0	12.0	11.1	11.5
中级	34.9	32.5	40.5	39.7	33.4	30.6
师级/助理	35.9	33.9	37.7	36.6	26.8	26.0
士级	15.1	15.5	7.3	6.7	14.7	16.9
待聘	5.1	7.3	2.4	1.7	11.2	11.5

表5-9 疾病预防控制中心人员地区及年龄别构成（%）

	按城乡分				按东中西部分					
	城市		农村		东部		中部		西部	
	2010	2016	2010	2016	2010	2016	2010	2016	2010	2016
卫生技术人员	100.0	100.0	100.0	100.0	100.0	100.0	100.0	100.0	100.0	100.0
25岁以下	1.6	1.4	1.9	1.8	1.9	1.3	1.9	1.2	1.5	2.2
25～34岁	27.5	26.5	24.1	19.7	28.9	24.9	23.8	18.0	23.0	24.4
35～44岁	30.5	30.4	35.8	32.9	31.6	31.6	35.1	32.4	34.6	31.4
45～54岁	30.3	32.5	28.8	34.9	28.2	31.4	29.6	37.4	30.8	33.5
55～59岁	8.9	6.6	8.1	7.2	7.9	7.2	8.3	7.8	9.1	6.0
60岁及以上	1.2	2.6	1.4	3.5	1.4	3.7	1.3	3.2	1.1	2.4
执业(助理)医师	100.0	100.0	100.0	100.0	100.0	100.0	100.0	100.0	100.0	100.0
25岁以下	0.2	0.1	0.1	0.1	0.2	0.0	0.1	0.1	0.1	0.2
25～34岁	25.7	21.6	16.6	10.2	25.5	19.8	17.1	10.8	17.2	14.5
35～44岁	31.0	31.2	36.7	30.6	32.9	31.0	35.2	30.0	35.3	31.5
45～54岁	30.4	35.6	33.1	43.0	29.2	34.9	34.0	43.7	33.5	41.4
55～59岁	11.0	7.8	11.7	10.2	10.2	8.6	11.7	10.3	12.5	8.7
60岁及以上	1.7	3.6	1.9	5.8	2.0	5.6	2.0	5.0	1.5	3.7
管理人员	100.0	100.0	100.0	100.0	100.0	100.0	100.0	100.0	100.0	100.0
25岁以下	1.9	0.7	2.1	0.9	2.5	0.4	2.2	1.2	1.0	0.7
25～34岁	19.0	18.9	17.5	17.9	20.3	19.6	17.3	18.2	16.5	17.1
35～44岁	29.4	27.8	32.7	28.8	29.1	27.5	31.7	27.9	33.4	29.6
45～54岁	36.2	38.7	37.2	39.7	34.8	37.1	37.8	39.7	38.1	41.0
55～59岁	11.7	10.1	9.0	9.4	11.2	10.9	9.7	9.7	9.7	8.6
60岁及以上	1.8	3.8	1.4	3.4	2.1	4.5	1.3	3.2	1.3	3.0

表5-10 疾病预防控制中心人员地区及学历别构成（%）

| | 按城乡分 | | | | 按东中西部分 | | | | | |
| | 城市 | | 农村 | | 东部 | | 中部 | | 西部 | |
	2010	2016	2010	2016	2010	2016	2010	2016	2010	2016
卫生技术人员	100.0	100.0	100.0	100.0	100.0	100.0	100.0	100.0	100.0	100.0
研究生	6.8	11.7	0.3	0.6	5.8	9.6	1.2	2.8	1.3	4.0
大学本科	36.3	45.3	14.2	22.8	30.5	40.2	18.5	25.7	19.7	31.7
大专	33.1	28.2	41.8	43.2	32.8	28.2	40.4	39.8	42.7	41.9
中专	20.7	13.3	37.9	29.4	25.9	19.0	35.0	28.4	32.4	20.1
高中及以下	3.0	1.6	5.8	3.9	5.0	3.1	4.9	3.4	3.9	2.2
执业(助理)医师	100.0	100.0	100.0	100.0	100.0	100.0	100.0	100.0	100.0	100.0
研究生	7.4	12.8	0.3	0.7	5.9	10.1	1.6	3.4	1.7	4.7
大学本科	40.4	49.6	17.7	25.3	34.9	44.1	22.8	29.9	22.2	33.9
大专	30.4	24.5	41.9	42.6	31.4	25.7	41.1	39.1	40.6	39.5
中专	19.3	11.7	36.0	28.2	23.9	17.4	32.2	25.6	32.3	19.8
高中及以下	2.4	1.4	4.0	3.2	4.0	2.6	2.3	2.0	3.2	2.2

表5-11 疾病预防控制中心人员地区及技术职称(聘)职称别构成（%）

| | 按城乡分 | | | | 按东中西部分 | | | | | |
| | 城市 | | 农村 | | 东部 | | 中部 | | 西部 | |
	2010	2016	2010	2016	2010	2016	2010	2016	2010	2016
卫生技术人员	100.0	100.0	100.0	100.0	100.0	100.0	100.0	100.0	100.0	100.0
正高	3.3	4.2	0.4	0.7	2.5	3.3	1.2	1.9	0.9	1.5
副高	11.4	11.8	4.5	5.8	8.8	9.8	6.5	7.4	6.6	8.1
中级	37.5	34.3	32.9	31.0	34.3	34.2	36.7	34.6	33.8	29.1
师级	32.9	32.3	38.2	35.2	35.5	33.1	33.4	32.1	38.9	36.1
士级	9.4	9.7	19.2	20.4	12.9	11.8	17.6	18.3	15.3	17.1
待聘	5.4	7.8	4.8	6.9	5.9	7.8	4.5	5.7	4.5	8.2
执业(助理)医师	100.0	100.0	100.0	100.0	100.0	100.0	100.0	100.0	100.0	100.0
正高	4.1	5.8	0.7	1.3	3.2	4.4	1.9	3.3	1.2	2.4
副高	13.8	15.0	7.2	9.3	11.4	12.8	9.5	11.0	8.8	11.8
中级	39.7	38.6	41.1	40.6	38.1	39.6	45.3	42.8	39.7	37.4
师级	34.3	33.8	40.2	39.1	37.1	35.0	34.3	33.8	40.8	40.4
士级	5.0	4.3	9.0	8.8	7.2	6.0	7.5	7.8	7.2	6.6
待聘	3.1	2.5	1.9	1.0	3.0	2.2	1.5	1.4	2.3	1.4

表5-12 各地区专科疾病防治院(所、站)人员数

	人员总数		卫生技术人员		执业(助理)医师		注册护士		管理人员	
	2010	2016	2010	2016	2010	2016	2010	2016	2010	2016
总　　计	47680	50486	36015	38941	16144	16186	9328	12323	3642	3337
东部地区	21832	25064	16586	19406	7374	7936	4357	6340	1677	1620
北　京	743	932	482	632	192	213	156	260	67	96
天　津	617	1106	424	884	180	312	129	374	101	121
河　北	248	1307	186	1061	92	386	25	527	15	113
辽　宁	3200	2834	2263	2070	1078	943	554	590	349	309
上　海	1308	1514	1042	1225	525	620	316	396	68	58
江　苏	1225	1507	955	1141	432	509	231	366	98	110
浙　江	781	439	629	354	269	139	174	121	55	27
福　建	1016	1107	769	844	349	354	177	200	49	38
山　东	4304	4742	3506	3891	1585	1494	859	1272	256	237
广　东	7685	8769	5822	6761	2476	2742	1593	2062	557	425
海　南	705	807	508	543	196	224	143	172	62	86
中部地区	20386	20147	15313	15448	6485	6519	4082	4789	1571	1296
山　西	952	403	715	287	290	154	252	59	92	42
吉　林	1763	1653	1259	1183	660	575	302	294	239	169
黑龙江	4359	4015	3222	3103	1175	1086	908	1078	447	247
安　徽	2643	2159	1934	1566	914	696	502	419	154	153
江　西	2676	3116	2106	2554	909	990	510	855	123	118
河　南	1340	1631	929	1107	357	417	165	295	109	126
湖　北	3056	2968	2371	2344	1019	936	689	838	192	183
湖　南	3597	4202	2777	3304	1161	1665	754	951	215	258
西部地区	5462	5275	4116	4087	2285	1731	889	1194	394	421
内蒙古	1265	1111	998	908	594	452	138	165	88	72
广　西	1276	1263	926	950	415	342	261	328	89	77
重　庆	320	381	228	264	141	132	36	56	31	45
四　川	955	581	726	449	410	216	199	153	51	37
贵　州	186	177	144	139	99	82	21	36	13	18
云　南	764	881	600	734	374	311	130	199	28	33
西　藏										
陕　西	425	678	311	513	128	126	83	230	41	83
甘　肃	151	74	120	55	88	37	4	9	6	9
青　海	35	38	26	29	11	11	10	9	4	6
宁　夏										
新　疆	85	91	37	46	25	22	7	9	43	41

表5-13　专科疾病防治院(所、站)人员性别、年龄及工作年限构成(%)

	卫生技术人员		执业(助理)医师		注册护士		管理人员	
	2010	2016	2010	2016	2010	2016	2010	2016
总　　计	100.0	100.0	100.0	100.0	100.0	100.0	100.0	100.0
按性别分								
男	41.9	36.7	62.8	58.7	1.7	2.6	53.8	55.5
女	58.1	63.3	37.2	41.3	98.3	97.4	46.2	44.5
按年龄分								
25岁以下	3.4	4.3	0.1	0.1	5.7	9.2	1.1	1.5
25~34岁	26.1	25.6	22.1	15.5	30.1	31.9	16.6	16.1
35~44岁	32.8	30.6	35.0	32.6	34.4	29.9	31.1	25.9
45~54岁	28.3	29.6	28.7	36.2	27.2	25.8	37.2	40.4
55~59岁	7.8	6.2	11.5	8.6	2.5	2.4	12.3	11.2
60岁及以上	1.5	3.7	2.6	7.0	0.1	0.8	1.7	5.0
按工作年限分								
5年以下	9.9	13.2	6.8	5.2	10.1	18.7	4.9	7.4
5~9年	8.8	14.2	8.1	11.0	9.7	17.1	5.1	7.9
10~19年	30.9	21.2	31.1	21.1	33.7	22.2	23.8	16.8
20~29年	27.5	28.9	27.5	33.9	30.7	26.9	32.6	31.9
30年及以上	22.9	22.5	26.4	28.8	15.8	15.2	33.6	35.9

表5-14　专科疾病防治院(所、站)人员学历及职称构成(%)

	卫生技术人员		执业(助理)医师		注册护士		管理人员	
	2010	2016	2010	2016	2010	2016	2010	2016
按学历分								
研究生	1.7	3.0	3.1	5.6	0.0	0.1	1.4	2.6
大学本科	18.6	25.8	28.4	35.9	7.0	13.7	21.7	31.4
大专	35.8	37.5	37.0	33.8	37.5	44.1	40.8	38.3
中专	38.1	30.4	28.4	22.3	51.5	40.4	23.2	18.3
高中及以下	5.8	3.4	3.1	2.4	4.0	1.6	12.9	9.4
按专业技术资格分								
正高	1.3	1.5	2.6	3.2	0.1	0.2	2.1	2.1
副高	6.0	6.4	10.6	11.8	2.1	3.0	7.0	7.7
中级	31.2	27.3	37.3	36.2	33.8	26.6	22.0	18.8
师级/助理	35.6	33.5	36.6	38.1	34.5	28.8	22.1	16.2
士级	19.9	23.7	9.5	7.9	25.8	35.0	19.0	13.6
不详	6.1	7.7	3.5	2.7	3.8	6.3	27.8	41.6
按聘任技术职务分								
正高	1.1	1.4	2.2	2.9	0.0	0.2	2.9	3.6
副高	5.9	6.2	10.5	11.5	1.8	2.7	7.7	10.5
中级	31.9	27.7	38.0	36.9	34.3	26.4	28.2	28.8
师级/助理	36.9	35.0	38.1	39.9	35.5	30.8	28.8	26.7
士级	20.0	23.5	8.9	7.7	26.0	35.7	22.9	19.4
待聘	4.2	6.2	2.3	1.0	2.4	4.2	9.5	11.1

表5-15　专科疾病防治院(所、站)人员地区及年龄别构成（%）

| | 按城乡分 | | | | 按东中西部分 | | | | | |
| | 城市 | | 农村 | | 东部 | | 中部 | | 西部 | |
	2010	2016	2010	2016	2010	2016	2010	2016	2010	2016
卫生技术人员	100.0	100.0	100.0	100.0	100.0	100.0	100.0	100.0	100.0	100.0
25岁以下	4.2	5.0	2.5	3.3	4.1	4.0	2.9	4.3	2.2	5.6
25～34岁	29.2	31.8	22.7	17.4	29.4	27.9	23.2	21.9	22.9	27.2
35～44岁	30.5	28.7	35.5	33.2	31.8	31.9	34.1	30.1	32.8	26.9
45～54岁	26.8	26.1	29.9	34.1	25.2	26.3	31.0	33.8	30.9	30.7
55～59岁	7.9	5.3	7.8	7.4	7.7	5.6	7.5	7.1	9.7	6.2
60岁及以上	1.4	3.1	1.7	4.5	1.8	4.4	1.2	2.9	1.5	3.4
执业(助理)医师	100.0	100.0	100.0	100.0	100.0	100.0	100.0	100.0	100.0	100.0
25岁以下	0.1	0.0	0.1	0.3	0.1	0.1	0.0	0.2	0.1	0.0
25～34岁	27.4	21.3	16.5	8.4	25.1	18.4	19.3	11.9	18.8	13.1
35～44岁	32.8	33.6	37.4	31.4	34.8	33.4	36.3	32.4	32.4	29.8
45～54岁	26.5	31.9	31.2	41.4	25.2	31.6	31.6	41.2	33.5	41.5
55～59岁	10.9	7.4	12.0	10.0	11.5	7.8	10.7	9.3	13.3	9.6
60岁及以上	2.4	5.8	2.8	8.5	3.3	8.7	1.9	5.0	1.9	6.1

表5-16　专科疾病防治院(所、站)人员地区及学历别构成（%）

| | 按城乡分 | | | | 按东中西部分 | | | | | |
| | 城市 | | 农村 | | 东部 | | 中部 | | 西部 | |
	2010	2016	2010	2016	2010	2016	2010	2016	2010	2016
卫生技术人员	100.0	100.0	100.0	100.0	100.0	100.0	100.0	100.0	100.0	100.0
研究生	3.0	5.0	0.3	0.2	2.8	4.6	0.6	1.1	1.0	1.7
大学本科	26.9	34.6	9.3	14.3	21.4	29.6	16.0	21.0	16.2	24.7
大专	36.6	36.4	34.8	38.8	34.7	35.2	35.3	38.2	41.7	45.2
中专	29.7	22.2	47.7	41.2	35.1	27.5	42.6	36.0	35.1	24.8
高中及以下	3.8	1.8	8.0	5.4	6.1	3.0	5.4	3.7	6.0	3.6
执业(助理)医师	100.0	100.0	100.0	100.0	100.0	100.0	100.0	100.0	100.0	100.0
研究生	5.6	10.0	0.4	0.4	5.2	8.7	1.0	2.1	1.5	2.5
大学本科	42.1	49.6	13.8	19.3	32.6	40.3	25.5	30.9	21.3	31.4
大专	32.9	27.1	41.4	41.9	34.2	30.2	39.8	36.9	39.4	40.7
中专	17.7	12.0	39.8	34.7	24.7	18.6	31.3	28.0	33.8	21.1
高中及以下	1.8	1.3	4.5	3.7	3.4	2.3	2.4	2.1	4.0	4.3

表5-17　专科疾病防治院(所、站)人员地区及技术职称(聘)别构成（%）

| | 按城乡分 | | | | 按东中西部分 | | | | | |
| | 城市 | | 农村 | | 东部 | | 中部 | | 西部 | |
	2010	2016	2010	2016	2010	2016	2010	2016	2010	2016
卫生技术人员	100.0	100.0	100.0	100.0	100.0	100.0	100.0	100.0	100.0	100.0
正高	1.9	2.1	0.3	0.3	1.2	1.3	1.2	1.5	0.7	1.0
副高	8.1	8.2	3.3	3.5	5.9	6.4	5.9	5.7	5.6	6.5
中级	33.9	28.1	29.6	27.2	28.8	28.0	35.2	28.0	32.9	25.5
师级	33.9	33.4	40.3	37.2	37.2	35.2	35.9	35.1	39.4	34.1
士级	17.7	21.9	22.5	25.6	21.1	21.9	19.1	24.9	18.3	26.0
待聘	4.5	6.3	3.9	6.2	5.8	7.1	2.7	4.9	3.0	6.9
执业(助理)医师	100.0	100.0	100.0	100.0	100.0	100.0	100.0	100.0	100.0	100.0
正高	3.9	4.7	0.5	0.7	2.4	2.8	2.4	3.4	1.1	1.8
副高	14.2	15.3	6.6	7.0	11.1	12.3	10.5	10.6	8.3	11.0
中级	37.5	36.6	38.6	37.3	35.4	36.9	41.1	37.3	39.2	35.8
师级	34.5	36.6	41.9	43.9	38.8	39.2	36.7	40.1	39.4	42.5
士级	6.8	5.6	11.1	10.1	9.3	7.5	8.1	7.6	9.5	8.3
待聘	3.2	1.1	1.3	0.9	3.0	1.2	1.2	0.9	2.5	0.6

表5-18 各地区妇幼保健院(所、站)人员数

	人员总数		卫生技术人员		执业(助理)医师		注册护士		管理人员	
	2010	2016	2010	2016	2010	2016	2010	2016	2010	2016
总 计	245102	388238	202365	320748	85932	116524	73195	138266	13622	18290
东部地区	97270	153786	80560	127240	33567	46233	29592	54246	4877	6287
北 京	4772	6597	3861	5482	1518	2160	1538	2321	297	309
天 津	1927	1453	1523	1144	671	551	523	298	209	172
河 北	14871	18542	11877	14767	5782	6670	3386	5052	659	759
辽 宁	5014	4838	3950	3768	2236	1959	933	1036	500	505
上 海	2757	3201	2303	2705	897	1033	1059	1313	121	126
江 苏	6470	13096	5307	10640	2360	4412	1822	4457	443	624
浙 江	11294	18373	9668	15590	3874	5722	3780	6652	359	424
福 建	5808	10525	4918	8813	1993	3146	1940	3906	202	271
山 东	16352	31899	13947	26395	6172	8984	4824	11646	591	1346
广 东	26120	42173	21719	35507	7591	10868	9054	16409	1357	1587
海 南	1885	3089	1487	2429	473	728	733	1156	139	164
中部地区	80048	121830	65961	100606	28512	37833	23511	44420	4883	6068
山 西	6855	9274	5715	7082	2908	3115	1717	2670	389	694
吉 林	5162	5894	4162	4585	2298	2258	1108	1450	485	629
黑龙江	6496	7995	5331	6428	2691	2713	1333	2244	484	635
安 徽	6533	8633	5387	7219	2248	2913	1967	2907	386	466
江 西	9305	15163	7943	12952	3043	4229	3282	6228	359	459
河 南	20642	29597	16636	23823	6862	8034	6140	11175	1140	1297
湖 北	11209	21384	9481	18436	3847	6411	3633	9108	645	736
湖 南	13846	23890	11306	20081	4615	8160	4331	8638	995	1152
西部地区	67784	112622	55844	92902	23853	32458	20092	39600	3862	5935
内蒙古	5617	7773	4827	6411	2645	2885	1309	2281	278	455
广 西	15740	25264	12763	20790	4124	6060	5569	9986	748	748
重 庆	3810	7696	3111	6131	1235	1926	1259	2957	299	533
四 川	13288	22440	10862	18368	4359	6055	4328	8582	707	1166
贵 州	3692	8839	3151	7615	1694	3226	927	2750	265	549
云 南	6152	11745	5135	9686	2773	3867	1611	3724	273	412
西 藏	471	511	372	432	208	194	86	115	30	25
陕 西	9238	13560	7480	11316	2828	3038	2561	4671	767	1102
甘 肃	4066	6395	3363	5295	1704	2399	982	2046	205	369
青 海	565	1078	473	865	247	373	126	297	43	74
宁 夏	1532	2758	1303	2272	611	889	417	847	60	171
新 疆	3613	4563	3004	3721	1425	1546	917	1344	187	331

表5-19 妇幼保健院(所、站)人员性别、年龄及工作年限构成(%)

	卫生技术人员		执业(助理)医师		注册护士		管理人员	
	2010	2016	2010	2016	2010	2016	2010	2016
总　　计	100.0	100.0	100.0	100.0	100.0	100.0	100.0	100.0
按性别分								
男	16.8	15.3	25.5	25.9	0.8	0.7	40.6	40.5
女	83.2	84.7	74.5	74.1	99.2	99.3	59.4	59.5
按年龄分								
25岁以下	7.8	8.6	0.2	0.1	13.3	13.8	2.5	1.9
25~34岁	37.4	38.6	31.5	21.9	43.2	46.5	21.2	22.9
35~44岁	30.6	29.1	36.1	38.9	26.6	24.2	33.3	30.4
45~54岁	19.9	19.8	25.0	31.2	15.4	14.0	34.7	35.6
55~59岁	3.6	2.3	5.8	4.0	1.4	1.0	7.5	6.7
60岁及以上	0.8	1.7	1.4	3.9	0.1	0.3	0.9	2.6
按工作年限分								
5年以下	18.1	22.4	10.6	7.8	21.4	27.1	8.0	10.7
5~9年	14.2	20.4	11.7	14.3	18.1	24.7	7.3	12.4
10~19年	32.3	23.7	34.7	26.6	31.6	23.8	25.8	19.7
20~29年	23.7	21.9	27.5	32.3	21.7	16.9	34.6	31.1
30年及以上	11.7	11.6	15.6	19.1	7.2	7.4	24.4	26.1

表5-20 妇幼保健院(所、站)人员学历及职称构成(%)

	卫生技术人员		执业(助理)医师		注册护士		管理人员	
	2010	2016	2010	2016	2010	2016	2010	2016
按学历分								
研究生	1.7	2.5	3.4	5.0	0.0	0.1	1.7	2.7
大学本科	22.3	29.4	35.9	44.9	7.7	15.1	25.5	35.5
大专	41.2	43.2	38.3	35.2	45.6	51.2	43.6	41.6
中专	32.8	24.1	21.5	14.3	44.9	33.1	19.2	13.6
高中及以下	2.0	0.9	0.8	0.5	1.7	0.6	10.0	6.6
按专业技术资格分								
正高	1.1	1.2	2.3	3.1	0.1	0.2	2.1	2.2
副高	5.8	6.3	11.1	14.1	1.7	2.4	9.2	8.0
中级	29.0	23.1	39.1	36.8	23.9	18.0	24.3	17.1
师级/助理	32.7	29.8	35.2	36.1	30.4	26.4	20.9	15.1
士级	24.3	29.8	8.4	6.0	38.6	45.5	16.5	13.8
不详	7.2	9.9	3.9	3.9	5.3	7.5	27.1	43.7
按聘任技术职务分								
正高	0.9	1.1	2.1	2.9	0.0	0.1	2.6	3.3
副高	5.7	6.1	11.1	13.8	1.7	2.3	10.8	11.7
中级	29.1	23.0	39.3	37.1	23.7	17.6	30.3	27.4
师级/助理	34.0	31.1	36.7	39.0	31.7	27.3	27.2	25.8
士级	24.4	28.5	7.8	5.7	39.4	45.1	19.6	20.2
待聘	5.9	10.1	3.1	1.6	3.5	7.6	9.6	11.6

表5-21 妇幼保健院(所、站)人员地区及年龄别构成（%）

	按城乡分				按东中西部分					
	城市		农村		东部		中部		西部	
	2010	2016	2010	2016	2010	2016	2010	2016	2010	2016
卫生技术人员	100.0	100.0	100.0	100.0	100.0	100.0	100.0	100.0	100.0	100.0
25岁以下	9.1	8.6	6.6	8.6	8.2	8.6	7.9	7.1	7.0	9.9
25～34岁	40.0	43.3	35.0	33.7	40.4	40.0	35.9	36.1	34.8	39.0
35～44岁	26.9	26.4	34.0	31.9	29.2	29.6	31.3	30.1	31.6	27.6
45～54岁	19.6	17.8	20.2	21.8	17.9	17.4	20.5	22.6	22.1	20.2
55～59岁	3.6	2.3	3.6	2.3	3.4	2.4	3.6	2.5	3.8	1.9
60岁及以上	0.9	1.7	0.7	1.7	0.9	2.0	0.7	1.6	0.7	1.4
执业(助理)医师	100.0	100.0	100.0	100.0	100.0	100.0	100.0	100.0	100.0	100.0
25岁以下	0.1	0.1	0.2	0.1	0.1	0.1	0.2	0.1	0.1	0.1
25～34岁	35.1	27.1	28.5	17.0	35.1	24.3	30.7	19.5	27.6	21.0
35～44岁	32.9	36.8	38.8	40.8	35.5	39.8	35.9	38.4	37.1	38.0
45～54岁	24.2	28.1	25.7	34.2	21.9	27.2	26.1	34.1	28.0	34.1
55～59岁	5.8	4.0	5.8	4.0	5.6	4.1	5.8	4.3	6.0	3.6
60岁及以上	1.9	3.9	1.1	3.8	1.7	4.5	1.3	3.6	1.2	3.2
注册护士	100.0	100.0	100.0	100.0	100.0	100.0	100.0	100.0	100.0	100.0
25岁以下	14.3	13.1	12.1	14.7	13.1	13.6	13.3	12.0	12.3	15.2
25～34岁	44.6	49.8	41.6	42.7	43.4	45.1	41.8	44.4	42.6	46.7
35～44岁	23.4	22.0	30.3	26.8	26.5	25.4	28.3	25.1	26.6	22.9
45～54岁	16.0	13.5	14.8	14.6	15.2	13.7	14.9	16.7	16.3	13.7
55～59岁	1.6	1.2	1.2	0.9	1.6	1.4	1.6	1.2	1.9	0.9
60岁及以上	0.1	0.4	0.1	0.3	0.3	0.8	0.3	0.6	0.3	0.6

表5-22 妇幼保健院(所、站)人员地区及学历别构成（%）

| | 按城乡分 | | | | 按东中西部分 | | | | | |
| | 城市 | | 农村 | | 东部 | | 中部 | | 西部 | |
	2010	2016	2010	2016	2010	2016	2010	2016	2010	2016
卫生技术人员	100.0	100.0	100.0	100.0	100.0	100.0	100.0	100.0	100.0	100.0
研究生	3.3	4.7	0.1	0.3	2.3	3.8	1.4	1.7	1.0	1.6
大学本科	30.9	38.2	14.1	20.3	26.5	35.0	19.6	24.7	19.1	26.1
大专	38.6	39.2	43.7	47.2	36.7	36.6	43.1	46.9	45.8	48.6
中专	25.8	17.4	39.4	31.0	32.7	23.8	33.6	25.6	32.2	22.9
高中及以下	1.3	0.5	2.7	1.3	1.8	0.8	2.2	1.1	2.0	0.8
执业(助理)医师	100.0	100.0	100.0	100.0	100.0	100.0	100.0	100.0	100.0	100.0
研究生	7.1	9.7	0.2	0.6	4.8	7.3	3.0	3.7	1.9	3.1
大学本科	51.9	59.1	22.4	31.5	43.0	52.9	31.5	37.8	31.0	40.8
大专	28.7	23.6	46.5	46.2	32.7	26.9	41.0	40.3	43.3	41.8
中专	11.8	7.4	29.8	21.0	18.7	12.4	23.6	17.4	23.1	13.9
高中及以下	0.5	0.2	1.1	0.8	0.8	0.5	0.8	0.7	0.8	0.4
注册护士	100.0	100.0	100.0	100.0	100.0	100.0	100.0	100.0	100.0	100.0
研究生	0.1	0.1	0.0	0.0	0.0	0.1	0.0	0.0	0.0	0.1
大学本科	10.6	20.1	4.4	9.2	7.7	17.1	7.5	12.7	4.9	10.8
大专	48.5	53.3	42.3	48.7	38.9	45.1	43.1	52.0	47.6	54.7
中专	39.7	26.0	51.0	41.3	51.3	37.1	47.2	34.5	45.0	33.6
高中及以下	1.2	0.4	2.3	0.8	2.1	0.6	2.2	0.8	2.6	0.7

表5-23　妇幼保健院(所、站)人员地区及技术职称(聘)别构成（%）

| | 按城乡分 | | | | 按东中西部分 | | | | | |
| | 城市 | | 农村 | | 东部 | | 中部 | | 西部 | |
	2010	2016	2010	2016	2010	2016	2010	2016	2010	2016
卫生技术人员	100.0	100.0	100.0	100.0	100.0	100.0	100.0	100.0	100.0	100.0
正高	1.7	1.7	0.2	0.4	1.1	1.5	1.0	1.0	0.6	0.6
副高	8.1	7.5	3.5	4.7	6.7	6.9	5.4	5.8	4.7	5.4
中级	28.7	22.5	29.4	23.6	27.2	23.1	31.5	25.1	29.0	21.1
师级	32.0	31.2	35.8	31.0	34.5	31.5	32.1	30.2	35.5	31.5
士级	22.9	25.9	25.8	31.2	23.3	24.6	25.2	30.8	25.1	31.7
待聘	6.5	11.2	5.2	9.0	7.3	12.4	4.8	7.2	5.0	9.8
执业(助理)医师	100.0	100.0	100.0	100.0	100.0	100.0	100.0	100.0	100.0	100.0
正高	4.0	4.8	0.5	1.0	2.5	4.0	2.3	2.5	1.4	1.6
副高	16.3	17.3	6.7	10.4	13.2	15.5	10.2	12.2	9.1	13.0
中级	36.8	35.1	41.4	39.0	36.6	35.7	42.1	38.9	40.0	37.2
师级	34.1	37.2	38.9	40.6	37.2	37.6	34.7	38.7	38.1	41.1
士级	5.1	3.3	10.0	7.9	6.7	5.0	8.4	6.5	8.5	5.8
待聘	3.7	2.2	2.5	1.0	3.7	2.1	2.4	1.2	2.9	1.3
注册护士	100.0	100.0	100.0	100.0	100.0	100.0	100.0	100.0	100.0	100.0
正高	0.1	0.2	0.0	0.1	0.0	0.2	0.0	0.1	0.0	0.0
副高	2.3	2.7	1.0	1.7	1.5	2.3	1.7	2.3	0.9	1.8
中级	24.4	17.5	22.9	17.7	22.4	19.1	23.7	18.9	20.7	14.6
师级	30.1	28.6	33.6	25.8	32.2	28.4	28.3	24.7	31.0	26.7
士级	39.8	42.9	39.0	47.7	39.4	40.3	42.5	48.0	43.2	49.5
待聘	3.5	8.1	3.6	7.1	4.5	9.8	3.8	6.0	4.1	7.4

表5-24 各地区卫生监督所(中心)人员数

	人员总数		卫生技术人员		内：卫生监督员		其他技术人员		管理人员	
	2010	2016	2010	2016	2010	2016	2010	2016	2010	2016
总 计	93612	81522	73559	68165	67496	65025	3917	2056	9618	6242
东部地区	31336	25406	23420	20874	20751	19626	1553	828	3957	2064
北 京	1755	1262	1506	1185	1497	1137	38	22	150	13
天 津	960	770	708	673	692	660	7	2	201	61
河 北	5666	4487	4048	3316	3157	2861	499	261	502	386
辽 宁	3214	2577	2268	2135	1995	2015	137	71	621	242
上 海	1266	1182	1001	1027	985	997	46	27	152	94
江 苏	4129	3447	3297	3064	3047	2948	142	97	460	187
浙 江	3746	2822	2810	2464	2693	2414	184	94	567	134
福 建	1557	1711	1083	1347	982	1215	46	48	225	184
山 东	3808	3362	2979	2723	2775	2552	143	103	457	329
广 东	5001	3437	3570	2674	2793	2574	306	99	564	384
海 南	234	349	150	266	135	253	5	4	58	50
中部地区	28782	26055	22088	20626	19690	19211	1664	879	2798	2513
山 西	4551	4341	3685	3389	3370	3208	260	115	332	475
吉 林	2125	1538	1595	1220	1317	1085	82	44	271	194
黑龙江	3316	2834	2643	2410	2433	2263	144	107	396	207
安 徽	2548	2405	2050	2040	1959	1874	89	46	207	201
江 西	2338	1948	1680	1548	1547	1464	64	25	308	167
河 南	6898	6591	4691	4767	3833	4403	727	303	688	733
湖 北	3308	2987	2672	2345	2327	2125	165	152	295	293
湖 南	3698	3411	3072	2907	2904	2789	133	87	301	243
西部地区	23494	20061	18051	16665	17055	16188	700	349	2863	1665
内蒙古	3481	2681	2877	2311	2738	2197	147	58	336	235
广 西	2334	2089	1726	1702	1683	1603	87	135	281	149
重 庆	1236	1077	991	1027	990	1018	9	2	206	29
四 川	4191	2928	3375	2497	3286	2443	44	38	422	141
贵 州	1668	1739	1271	1460	1218	1452	24	9	257	138
云 南	2237	1955	1729	1577	1691	1563	56	15	233	192
西 藏	44	25	32	21	32	21	7	0	2	2
陕 西	3093	2977	2150	2261	1643	2184	152	40	498	379
甘 肃	2029	1832	1429	1494	1345	1457	35	20	331	150
青 海	647	465	521	348	510	333	20	16	30	74
宁 夏	628	508	460	462	443	439	34	9	80	10
新 疆	1906	1785	1490	1505	1476	1478	85	7	187	166

注：①2010年疾病预防控制中心(防疫站)卫生监督员2249人；②2015年人员总计中包括1万名公务员中取得卫生监督员证书的人员。

表5-25 卫生监督所(中心)人员性别、年龄及工作年限构成(%)

	卫生技术人员		内：卫生监督员		其他技术人员		管理人员	
	2010	2016	2010	2016	2010	2016	2010	2016
总　计	100.0	100.0	100.0	100.0	100.0	100.0	100.0	100.0
按性别分								
男	61.2	59.3	61.8	46.9	50.9	46.9	64.5	66.8
女	38.8	40.7	38.2	53.1	49.1	53.1	35.6	33.2
按年龄分								
25岁以下	1.7	1.0	1.5	4.5	5.9	4.5	2.5	1.1
25～34	25.2	21.0	24.6	36.6	35.8	36.6	22.1	20.1
35～44	37.7	31.9	38.4	30.4	32.3	30.4	34.4	30.0
45～54	29.1	34.8	29.4	23.0	21.0	23.0	33.2	38.7
55～59	5.8	7.2	5.6	3.8	4.0	3.8	7.0	8.0
60岁及以上	0.6	4.1	0.5	1.7	0.9	1.7	0.9	2.1
按工作年限分								
5年以下	6.5	6.4	5.8	21.0	14.2	21.0	8.0	7.6
5～9年	8.7	10.9	8.7	17.2	13.3	17.2	7.5	10.3
10～19年	32.1	22.1	32.5	21.7	31.1	21.7	26.7	19.2
20～29年	33.9	32.9	34.4	23.3	25.9	23.3	35.7	35.2
30年及以上	18.8	27.7	18.6	16.8	15.6	16.8	22.1	27.8

表5-26 卫生监督所(中心)人员学历及职称构成(%)

	卫生技术人员		内：卫生监督员		其他技术人员		管理人员	
	2010	2016	2010	2016	2010	2016	2010	2016
按学历分								
研究生	1.4	3.1	1.4	2.1	0.7	3.0	2.2	4.4
大学本科	30.0	42.9	31.4	37.7	25.3	39.9	36.7	53.9
大专	42.4	36.3	42.6	39.4	39.9	40.3	42.9	34.7
中专	20.9	13.8	19.5	15.9	21.8	9.7	13.6	5.4
高中及以下	5.2	3.9	5.1	4.9	12.3	7.0	4.6	1.7
按专业技术资格分								
正高	1.0	1.9	1.0	0.9	0.2	0.0	1.5	2.6
副高	4.6	3.8	4.8	4.1	1.4	0.6	7.5	4.8
中级	26.6	18.1	26.7	22.4	15.1	4.1	24.8	11.0
助理/师级	27.9	18.3	26.8	22.8	25.4	5.5	19.0	9.2
员/士	12.8	4.9	11.7	10.4	24.1	1.8	12.0	1.8
不详	27.1	52.9	29.0	39.3	33.8	87.9	35.1	70.7
按聘任技术职务分								
正高	0.9	0.9	1.0	1.0	0.2	0.1	2.0	2.0
副高	5.2	4.3	5.5	5.6	1.7	1.4	10.0	6.3
中级	33.4	22.6	34.4	33.4	17.4	14.1	34.4	18.0
助理/师级	35.8	20.4	35.4	34.5	31.8	12.5	26.9	11.0
员/士	16.3	6.9	15.5	15.9	29.0	7.9	16.4	3.2
待聘	8.4	44.8	8.3	9.6	19.9	63.9	10.4	59.5

表5-27　卫生监督所(中心)人员地区及年龄别构成（%）

| | 按城乡分 | | | | 按东中西部分 | | | | | |
| | 城市 | | 农村 | | 东部 | | 中部 | | 西部 | |
	2010	2016	2010	2016	2010	2016	2010	2016	2010	2016
卫生技术人员	100.0	100.0	100.0	100.0	100.0	100.0	100.0	100.0	100.0	100.0
25岁以下	1.5	0.4	1.9	0.7	1.8	0.4	2.2	0.5	1.1	0.8
25～34岁	25.2	19.4	25.1	18.6	28.5	20.8	23.7	16.1	22.3	20.1
35～44岁	35.4	30.4	39.7	31.6	35.1	31.7	39.1	31.5	39.6	29.6
45～54岁	30.7	34.6	27.6	37.0	27.4	32.9	28.9	38.4	31.4	36.6
55～59岁	6.6	9.5	5.1	7.8	6.5	8.3	5.5	9.0	5.1	8.6
60岁及以上	0.6	5.7	0.6	4.2	0.7	5.8	0.5	4.5	0.5	4.2
卫生监督员	100.0	100.0	100.0	100.0	100.0	100.0	100.0	100.0	100.0	100.0
25岁以下	1.0	0.6	1.8	0.8	1.3	0.6	2.1	0.6	1.0	1.1
25～34岁	24.0	21.3	25.0	19.0	27.1	24.1	24.0	19.8	22.2	23.4
35～44岁	36.3	31.8	39.6	35.3	36.1	32.0	39.7	32.8	39.8	30.1
45～54岁	31.2	35.4	28.3	35.7	28.3	32.5	28.6	37.1	31.6	35.8
55～59岁	6.9	7.9	4.9	6.9	6.5	7.2	5.1	7.1	5.1	7.1
60岁及以上	0.6	3.0	0.4	2.3	0.6	3.6	0.4	2.6	0.4	2.5

表5-28　卫生监督所(中心)人员地区及学历别构成（%）

| | 按城乡分 | | | | 按东中西部分 | | | | | |
| | 城市 | | 农村 | | 东部 | | 中部 | | 西部 | |
	2010	2016	2010	2016	2010	2016	2010	2016	2010	2016
卫生技术人员	100.0	100.0	100.0	100.0	100.0	100.0	100.0	100.0	100.0	100.0
研究生	2.7	5.5	0.3	0.7	2.4	4.9	0.7	1.7	0.8	2.0
大学本科	44.2	56.7	17.8	31.1	39.7	54.2	20.8	31.5	27.5	43.6
大专	35.6	27.4	48.3	45.2	35.5	26.8	45.5	43.3	48.3	41.4
中专	14.6	8.2	26.4	17.3	17.9	11.0	26.0	17.5	19.3	10.0
高中及以下	2.9	2.2	7.2	5.7	4.4	3.1	7.1	6.0	4.1	2.9
卫生监督员	100.0	100.0	100.0	100.0	100.0	100.0	100.0	100.0	100.0	100.0
研究生	3.0	3.9	0.5	0.4	2.5	5.5	0.7	2.1	0.9	2.0
大学本科	46.1	51.4	22.4	25.1	41.8	58.6	21.8	35.0	28.7	47.0
大专	34.6	31.9	47.4	46.3	35.3	25.1	45.8	42.4	48.0	40.4
中专	13.5	10.2	23.2	21.1	16.3	8.8	24.5	14.8	18.3	8.3
高中及以下	2.8	2.5	6.5	7.1	4.2	2.1	7.2	5.7	4.1	2.3

表6-1　普通高等学校医学专业招生及毕业人数

	2010	2011	2012	2013	2014	2015	2016
高校招生数（人）	7280599	7294190	7478009	7609711	7835310	7984249	8122494
#医学专业	533618	589559	591683	630203	667367	706088	772408
所占比例(%)	7.3	8.1	7.9	8.3	8.5	8.8	9.5
招生数增长%	3.7	0.2	2.5	1.8	3	1.9	1.7
#医学专业	6.8	10.5	0.4	6.5	5.9	5.8	9.4
高校毕业人数（人）	6137845	6511559	6733793	6900836	7129534	7321808	7569429
#医学专业	483611	493860	513676	559060	597998	626861	671910
所占比例(%)	7.9	7.6	7.6	8.1	8.4	8.6	8.9
毕业人数增长%	8.0	6.1	3.4	2.5	3.3	2.7	3.4
#医学专业	13.7	2.1	4.0	8.8	7.0	4.8	7.2

注：高校毕业人数包括博士和硕士研究生(含研究机构)、本科生及大专生，不含成人本专科生。

表6-2　普通高等学校医学专业招生数及构成

		2010	2011	2012	2013	2014	2015	2016
总计(人)		544439	589559	591683	630203	668485	706088	772408
	博士	7884	8110	8798	9090	9575	9600	10321
	硕士	50551	52721	56070	57435	52735	65056	68322
	本科	219549	217290	228294	238919	240758	247158	270173
	大专	266455	311438	298521	324759	365417	384274	423592
构成(%)		100.0	100.0	100.0	100.0	100.0	100.0	100.0
	博士	1.4	1.4	1.5	1.4	1.4	1.4	1.3
	硕士	9.3	8.9	9.5	9.1	7.9	9.2	8.8
	本科	40.3	36.9	38.6	37.9	36.0	35.0	35.0
	大专	48.9	52.8	50.5	51.5	54.7	54.4	54.8
增长%		8.3	8.3	0.4	6.5	6.1	5.6	9.4
	博士	2.6	2.9	8.5	3.3	5.3	0.3	7.5
	硕士	5.7	4.3	6.4	2.4	-8.2	23.4	5.0
	本科	8.2	-1	5.1	4.7	0.8	2.7	9.3
	大专	9.1	16.9	-4.1	8.8	12.5	5.6	10.2

表6-3　普通高等学校医学专业毕业人数及构成

		2010	2011	2012	2013	2014	2015	2016
总计(人)		484319	493860	513376	559000	597998	626861	671910
	博士	6886	6991	7813	8228	8457	8586	9093
	硕士	37833	42048	48188	50322	60891	53391	56087
	本科	162401	168582	178085	192344	209748	223917	234751
	大专	277199	276239	279290	308106	317784	340967	371979
构成(%)		100.0	100.0	100.0	100.0	100.0	100.0	100.0
	博士	1.4	1.4	1.5	1.5	1.4	1.4	1.4
	硕士	7.8	8.5	9.4	9.0	10.2	8.5	8.3
	本科	33.5	34.1	34.7	34.4	35.1	35.7	34.9
	大专	57.2	55.9	54.4	55.1	53.1	54.4	55.4
增长%		–	2.0	4.0	8.9	6.8	5.0	7.2
	博士	–	1.5	11.8	5.3	2.8	1.5	5.9
	硕士	–	11.1	14.6	4.4	21.0	-12.3	5.0
	本科	–	3.8	5.6	8.0	9.0	6.8	4.8
	大专	–	-0.3	1.1	10.3	3.1	7.3	9.1

表6-4 高等院校各类医学专业毕业生及招生总数

	2010	2011	2012	2013	2014	2015	2016
毕业生数(人)	484319	493860	513376	559000	597998	626861	671910
基础医学	2973	3068	3405	3258	3924	3299	3233
临床医学	155396	156202	166395	179489	193646	199629	208749
医学技术	43487	46499	49661	51659	55779	63622	60713
口腔医学	6159	6351	7078	7817	8593	8531	9083
公共卫生	7385	9171	9343	10161	10513	9474	11969
中医学	28350	29744	28584	30656	32903	34265	34679
药学	56801	58418	61627	64797	70208	71462	75176
护理学	181191	183476	186218	210186	219831	234000	252836
其他	2577	931	1065	977	2601	2579	15472
招生数(人)	544439	589559	591683	630203	667367	706088	772408
基础医学	3723	4097	4052	4218	3633	4176	4581
临床医学	179945	184462	190557	197412	201145	209026	221255
医学技术	56793	60670	65834	72275	86078	96925	91489
口腔医学	7991				9543	10537	11432
公共卫生	10660	12472	13250	13884	12256	12892	16301
中医学	36695				36412	35201	36470
药学	66098	68063	71165	77186	80861	87525	95806
护理学	179500	214625	200120	216352	234219	246435	269213
其他	3034				3220	3371	25861

注：①包括博士生、研究生、本科生和大专生。②在其他中2007年为医学专业，2009年为兽医专业。

表6-5 高等院校各类医学专业博士毕业生、招生数

	2010	2011	2012	2013	2014	2015	2016
毕业人数（人）	6886	6991	7813	8228	8457	8586	9093
基础医学	664	692	829	711	811	721	772
临床医学	3605	3629	4402	4854	4942	5217	5617
医学技术	145	169	0	0	0	17	13
口腔医学	208	217	228	253	259	281	278
公共卫生	248	297	268	273	310	277	312
中医学	1016	990	974	911	997	911	888
药学	982	987	1100	1169	1128	1142	1183
护理学	18	10	12	57	10	20	28
其他	0	0	0	0	0	0	2
招生数（人）	7884	8110	8798	9090	9575	9600	10321
基础医学	836	822	999	970	991	997	1008
临床医学	4141	4218	4645	4978	5311	5432	5973
医学技术	193	203	0	5	3	3	9
口腔医学	218	214	340	238	272	280	301
公共卫生	307	336	358	379	401	374	430
中医学	1063	1039	1023	1038	1041	942	955
药学	1108	1254	1392	1430	1489	1521	1582
护理学	17	24	38	46	62	43	49
其他	1	0	3	6	5	8	8

表6-6 高等院校各类医学专业硕士毕业生、招生数

	2010	2011	2012	2013	2014	2015	2016
毕业生数（人）	37833	42048	48188	50322	60891	53391	56087
基础医学	2044	2175	2290	2225	2637	2302	2156
临床医学	20038	23020	29489	31280	38248	35043	36377
医学技术	1025	1343	0	0	4	0	5
口腔医学	1228	1388	1540	1781	2134	1716	2130
公共卫生	1448	1549	1896	1954	2669	1984	2318
中医学	6093	5773	5082	4190	3845	3034	2827
药学	5652	6363	7182	8101	10042	8375	9117
护理学	305	437	694	776	1282	905	1122
其他	0	0	15	15	30	32	35
招生数（人）	50551	52721	56070	57435	52735	65056	68322
基础医学	2519	2602	2756	2493	2265	2685	2953
临床医学	28432	30859	34967	35793	33862	42701	43822
医学技术	1298	1249	1	5	0	7	11
口腔医学	1653	1705	2130	1959	1804	2168	2308
公共卫生	2123	2318	2261	2478	2077	2649	2948
中医学	4968	4394	3756	3789	3979	2969	2881
药学	8442	8815	9189	9749	7972	10181	11509
护理学	746	779	975	1134	760	1658	1848
其他	370	0	35	35	16	38	42

注：本表未包括研究机构数字。在其他中2007年为医学专业，2009年为兽医专业。本表包括研究机构数据，2010～2011年医学技术为影像医学与核医学、临床检验诊断学。2013～2015年其他为特种医学学科。

表6-7 高等院校各类医学专业本科生毕业生、招生数

	2010	2011	2012	2013	2014	2015	2016
毕业生数(人)	162401	168582	178085	192344	209748	223917	234751
基础医学	265	201	286	322	296	276	305
临床医学	65777	66517	69257	76486	83245	90964	92702
医学技术	11998	11989	13626	11091	12759	14038	16947
口腔医学	4723	4746	5310	5783	6187	6534	6675
公共卫生	5689	6010	5848	6557	7443	7213	7626
中医学	21241	22981	22528	25555	28017	30320	30964
药学	28214	29383	30919	31278	33281	33967	35642
护理学	23660	25824	29261	34310	37364	39504	42847
其他	834	931	1050	962	1156	1101	1043
招生数(人)	219549	217290	228294	238919	240758	247158	270173
基础医学	368	673	297	755	557	494	620
临床医学	84059	82531	85171	85500	83204	84270	90255
医学技术	17096	16522	18473	19912	23172	26331	30877
口腔医学	6120	6509	6791	7635	7480	8089	8823
公共卫生	8230	8307	9122	9333	9869	9869	10567
中医学	30664	30199	31458	32962	31436	31290	32634
药学	34020	33551	35732	38791	39772	38801	42628
护理学	37845	37888	40081	42817	44043	46803	52561
其他	1147	1110	1169	1214	1225	1211	1208

表6-8 高等院校各类医学专业大专生毕业生、招生数

	2010	2011	2012	2013	2014	2015	2016
毕业生数(人)	282185	276239	279290	308106	317784	340967	371979
基础医学	–	–	–	–	–	–	–
临床医学	65976	63036	63247	66869	66842	68405	74053
医学技术	30319	32998	36035	40568	43013	49567	43748
口腔医学	–	–	–	–	–	–	–
公共卫生	1743	1315	1331	1377	–	–	1713
中医学	–	–	–	–	–	–	–
药学	21953	21685	22426	24249	25396	27978	29234
护理学	157208	157205	156251	175043	181123	193571	208839
其他	4986	–	–	–	1410	1446	14392
招生数(人)	272845	311438	298521	324759	365417	384274	423592
基础医学					–	–	–
临床医学	63313	66854	65774	71141	79137	76623	81205
医学技术	38206	42696	47360	52353	62906	70584	60592
口腔医学	–	–	–	–	–	–	–
公共卫生	1516	1511	1509	1694	–	–	2356
中医学	–	–	–	–	–	–	–
药学	22528	24443	24852	27216	31989	37022	40081
护理学	140892	175934	159026	172355	189406	197931	214755
其他	6390	–	–	–	1979	2114	24603

表6-9　中等职业学校医学专业招生及毕业人数

	2010	2011	2012	2013	2014	2015	2016
中专招生数（人）	4327210	4035364	3831753	3577307	3338195	3246214	3147092
#医学专业	582799	530467	513420	519612	488066	414322	248178
所占比例（%）	13.5	13.1	13.4	14.5	14.6	12.8	7.9
招生增长%	–	-6.7	-5	-6.6	-6.7	-2.8	-2.8
#医学专业	–	-9.0	-3.2	1.2	-6.1	-15.1	-15.1
中专毕业人数（人）	3134495	3233244	3369442	3530405	3377791	3172560	2986864
#医学专业	435870	504644	534092	500063	452132	421711	259817
所占比例（%）	13.9	15.6	15.9	14.2	13.4	13.3	8.7
毕业人数增长%	–	3.2	4.2	4.8	-4.3	6.1	-6.1
#医学专业	–	15.8	5.8	-6.4	-9.6	-6.7	-38.4

注：中等职业学校包括普通中专和成人中专，不含职业高中和技工学校学生。

表6-10　中等职业学校各类医学专业招生人数及构成

	2010	2011	2012	2013	2014	2015	2016
总计（人）	582799	530467	513420	519612	488066	468240	403283
医药卫生类	1505	0	–	–	0	4617	–
护理及助产	396266	366239	359346	358011	333841	319591	271977
农村医学	29946	28664	31216	28171	25500	19840	16746
卫生保健	4810	3494	1110	2135	1149	7988	673
医学技术	35500	31341	31216	33985	36510	28398	35648
#医学影像技术	6414	6509	7277	8089	8646	8887	7021
医学检验技术	11117	11345	10989	11779	12050	11856	10232
口腔工艺技术	8973	7401	6377	6824	7562	7419	5186
药剂及中药	71126	68187	62107	63735	65958	52069	54978
中医及民族医	22308	14608	12921	14097	15046	9916	16836
人口与计划生育管理	4897	5885	6156	9106	494	0	116
卫生信息管理	283	576	156	410	382	877	293
医药卫生财会	378	329	1537	44	131	108	149
其他	15780	11144	7655	9918	9055	24836	5867
构成（%）	100.0	100.0	100.0	100.0	100.0	100.0	100.0
医药卫生类	0.3	0.0	–	–	0.0	1.0	–
护理及助产	68.0	69.0	70.0	68.9	68.4	68.3	67.4
农村医学	5.1	5.4	6.1	5.4	5.2	4.2	4.2
卫生保健	0.8	0.7	0.2	0.4	0.2	1.7	0.2
医学技术	6.1	5.9	6.1	6.5	7.5	6.1	8.8
#医学影像技术	1.1	1.2	1.4	1.6	1.8	1.9	1.7
医学检验技术	1.9	2.1	2.1	2.3	2.5	2.5	2.5
口腔工艺技术	1.5	1.4	1.2	1.3	1.5	1.6	1.3
药剂及中药	12.2	12.9	12.1	12.3	13.5	11.1	13.6
中医及民族医	3.8	2.8	2.5	2.7	3.1	2.1	4.2
人口与计划生育管理	0.8	1.1	1.2	1.8	0.1	0.0	0.0
卫生信息管理	0.0	0.1	0.0	0.1	0.1	0.2	0.1
医药卫生财会	0.1	0.1	0.3	0.0	0.0	0.0	0.0
其他	2.7	2.1	1.5	1.9	1.9	5.3	1.5

表6-11　中等职业学校各类医学专业毕业人数及构成

	2010	2011	2012	2013	2014	2015	2016
总计(人)	435870	504644	534092	500063	452132	460809	404121
医药卫生类	4846	60	–	–	0	4372	–
护理及助产	281651	307763	366730	350827	314892	316018	281661
农村医学	14702	59205	29449	29166	22923	28483	21820
卫生保健	2586	4296	2681	1739	973	4615	1129
医学技术	28651	35377	36594	31155	26772	22565	27790
#医学影像技术	3893	6500	5268	5047	6098	6627	7021
医学检验技术	9135	10752	11175	10442	9303	9818	10232
口腔工艺技术	10524	11519	12806	8852	6078	5398	5186
药剂及中药	53963	58852	59182	55806	58391	44213	51739
中医及民族医	19548	17077	20258	16268	12686	8410	13185
人口与计划生育管理	5939	5047	4624	5760	6096	8096	455
卫生信息管理	702	1362	1229	339	608	236	400
医药卫生财会	487	333	1100	106	69	65	0
其他	22795	15272	12245	8897	8722	23736	5942
构成(%)	100.0	100.0	100.0	100.0	100.0	100.0	100.0
医药卫生类	1.1	0.0	–	–	0.0	0.9	–
护理及助产	64.6	61.0	68.7	70.2	69.6	68.6	69.7
农村医学	3.4	11.7	5.5	5.8	5.1	6.2	5.4
卫生保健	0.6	0.9	0.5	0.3	0.2	1.0	0.3
医学技术	6.6	7.0	6.9	6.2	5.9	4.9	6.9
#医学影像技术	0.9	1.3	1.0	1.0	1.3	1.4	1.7
医学检验技术	2.1	2.1	2.1	2.1	2.1	2.1	2.5
口腔工艺技术	2.4	2.3	2.4	1.8	1.3	1.2	1.3
药剂及中药	12.4	11.7	11.1	11.2	12.9	9.6	12.8
中医及民族医	4.5	3.4	3.8	3.3	2.8	1.8	3.3
人口与计划生育管理	1.4	1.0	0.9	1.2	1.3	1.8	0.1
卫生信息管理	0.2	0.3	0.2	0.1	0.1	0.1	0.1
医药卫生财会	0.1	0.1	0.2	0.0	0.0	0.0	0.0
其他	5.2	3.0	2.3	1.8	1.9	5.2	1.5

表7-1 医疗卫生机构诊疗人次及入院人数

	2010	2011	2012	2013	2014	2015	2016
总诊疗人次(万人次)	583761.6	627122.6	688832.9	731401.0	760186.6	769342.5	793170.0
医院	203963.3	225883.7	254161.6	274177.7	297207.0	308364.1	326955.9
基层医疗卫生机构	361155.6	380559.8	410920.6	432431.0	436394.9	434192.7	436663.3
其他机构	18642.6	20679.1	23750.7	24792.2	26584.8	26785.7	29550.8
入院人数(万人)	14174	15298	17857	19215	20441	21053	22728
医院	9524	10755	12727	14007	15375	16087	17528
基层医疗卫生机构	3950	3775	4254	4300	4094	4036	4165
其他机构	700	768	876	907	972	930	1035

表7-2 医院医疗服务量及服务效率

	2010	2011	2012	2013	2014	2015	2016
诊疗人次(万人次)	203963.3	225883.7	254161.6	274177.7	297207.0	308364.1	326955.9
其中：三级医院	76046.3	89807.8	108670.6	123821.9	139804.4	149764.6	162784.8
二级医院	93120.4	99198.5	105476.7	109169.1	114708.6	117233.1	121666.5
一级医院	14573.6	15336.5	16766.5	17617.9	18478.1	20567.9	21790.9
医院中：公立医院	187381.1	205254.4	228866.3	245510.6	264741.6	271243.6	284771.6
入院人数(万人)	9524	10755	12727	14007	15375	16087	17528
其中：三级医院	3097	3717	4726	5450	6291	6829	7686
二级医院	5116	5567	6242	6621	7006	7121	7570
一级医院	464	536	649	729	798	965	1039
医院中：公立医院	8724	9707	11331	12315	13415	13721	14750
医师日均担负诊疗人次	6.4	6.9	7.2	7.3	7.5	7.3	7.3
其中：三级医院	7.4	7.9	8.2	8.3	8.4	8.1	8.1
二级医院	6.1	6.5	6.9	6.9	7.2	7.0	6.9
一级医院	6.3	6.4	6.6	6.5	6.5	6.1	6.1
医院中：公立医院	6.6	7.1	7.5	7.6	7.8	7.6	7.6
医师日均担负住院床日	2.2	2.4	2.6	2.6	2.6	2.6	2.6
其中：三级医院	2.6	2.7	2.8	2.8	2.8	2.7	2.7
二级医院	2.2	2.4	2.6	2.7	2.7	2.6	2.7
一级医院	1.5	1.6	1.7	1.8	1.9	1.9	1.9
医院中：公立医院	2.3	2.5	2.7	2.7	2.7	2.6	2.7
病床使用率(%)	86.7	88.5	90.1	89.0	88.0	85.4	85.3
其中：三级医院	102.9	104.2	104.5	102.9	101.8	98.8	98.8
二级医院	87.3	88.7	90.7	89.5	87.9	84.1	84.2
一级医院	56.6	58.9	60.4	60.9	60.1	58.8	58.0
医院中：公立医院	90.0	92.0	94.2	93.5	92.8	90.4	91.0

表7-3 基层医疗卫生机构医疗服务量及服务效率

	2010	2011	2012	2013	2014	2015	2016
诊疗人次(万人次)	361155.6	380559.8	410920.6	432431.0	436394.9	769342.5	436663.3
#社区卫生服务中心(站)	48451.6	54653.7	59868.7	65709.8	68530.8	70645.0	71888.9
#政府办	36466.6	41743.0	44330.0	46219.3	47776.9	49707.7	50499.1
乡镇卫生院	87420.1	86649.8	96757.8	100712.7	102865.9	26785.7	108233.0
#政府办	86208.6	85622.3	95975.6	99985.7	102099.0	21053.0	107467.5
村卫生室	165702.3	179206.5	192707.6	201218.4	198628.7	189406.9	185263.6
入院人数(万人)	3949.9	3774.7	4253.9	4300.7	4094.2	4036.0	4164.8
#社区卫生服务中心(站)	261.6	289.5	308.5	322.2	321.0	322.1	328.7
#政府办	194.6	214.2	225.1	238.9	241.5	246.1	255.4
乡镇卫生院	3630.4	3448.8	3907.5	3937.2	3732.6	3676.1	3799.9
#政府办	3595.4	3416.8	3879.3	3911.6	3705.3	3647.0	3772.7
医师日均担负诊疗人次							
#社区卫生服务中心	13.6	14.0	14.8	15.7	16.1	16.3	15.9
#政府办	14.4	14.7	15.4	15.9	16.4	16.6	16.2
乡镇卫生院	8.2	8.5	9.1	9.3	9.5	9.6	9.5
#政府办	8.2	8.4	9.1	9.3	9.5	9.6	9.5
医师日均担负住院床日							
#社区卫生服务中心	0.7	0.7	0.7	0.7	0.7	0.7	0.7
#政府办	0.7	0.6	0.6	0.7	0.6	0.6	0.6
乡镇卫生院	1.3	1.4	1.5	1.6	1.6	1.6	1.6
#政府办	1.3	1.4	1.5	1.6	1.6	1.6	1.6
病床使用率(%)							
#社区卫生服务中心	56.1	54.4	55.5	57.0	55.6	54.7	54.6
#政府办	56.6	54.6	55.2	56.5	55.4	54.7	55.1
乡镇卫生院	59.0	58.1	62.1	62.8	60.5	59.9	60.6
#政府办	59.2	58.2	62.2	62.9	60.6	60.0	60.7

表7-4 政府办医疗卫生机构人员编制情况

	2010			2016		
	在编职工	在岗职工	在编职工占在岗职工的%	在编职工	在岗职工	在编职工占在岗职工的%
医院	278.9	332.8	83.8	346.0	492.6	70.2
其中:三级医院	108.3	131.6	82.3	186.2	289.9	66.8
二级医院	146	173.5	84.2	153.9	209.8	73.3
一级医院	8.6	10	85.7	8.7	10.6	82.1
社区卫生服务中心	21.2	24.8	85.6	29.4	33.2	88.5
乡镇卫生院	108.9	113.5	95.9	122.3	131.0	93.3
疾病预防控制中心	18.5	19.1	96.7	18.5	18.7	98.7
卫生监督机构	8.2	8.3	98.5	8.6	8.2	105.2

表7-5 政府办医疗卫生机构在岗职工平均工资（万元）

	2010	2014	2015	2016	增加	年均上涨%
医院	4.7	7.8	8.9	9.9	5.2	13.2
其中：城市医院	5.7	9.1	10.2	11.2	5.5	11.9
县级医院	3.6	5.8	6.7	7.3	3.7	12.5
社区卫生服务中心	3.8	5.9	6.9	7.6	3.8	12.2
乡镇卫生院	2.5	4.4	5.2	5.7	3.2	14.7
疾病预防控制中心	3.5	5.6	7.1	7.5	4	13.5
卫生监督机构	3.8	5.7	6.8	7.5	3.7	12.0

注：①本表按当年价格计算；②数据来源：卫生财务年报资料；③统计范围：卫生部门所属医疗卫生机构。

表8-1　2013年不同机构医务人员工作强度

项目	总计	城市三级医院	城市二级医院	社区卫生服务机构	县医院	乡镇卫生院
平均每周工作时间(小时)	51.2	51.3	50.3	44.6	53.0	54.0
每月值夜班次数(次)	4.5	4.5	4.7	2.3	5	5.4

注：本表数字摘自第五次国家卫生服务调查结果。

表8-2　2013年不同机构医务人员工作压力

项目	总计	城市三级医院	城市二级医院	社区卫生服务机构	县医院	乡镇卫生院
高	54.5	58.9	57.8	37.6	48.8	44.3
中	42.7	37.1	37.4	52.7	46.6	48.2
低	2.8	4.0	4.8	9.7	4.6	7.5

注：本表数字摘自第五次国家卫生服务调查结果。

表8-3　2013年不同机构医务人员对社会地位变化的认知（%）

项目	总计	城市三级医院	城市二级医院	社区卫生服务机构	县医院	乡镇卫生院
患者尊重						
尊重	49.5	44.2	43.3	56.9	45.9	54.7
一般	41.0	43.4	44.8	37.1	42.9	38.3
不尊重	9.5	12.4	11.9	6.0	11.2	7.0
社会尊重						
尊重	26.6	21.2	21.5	32.3	24.1	31.4
一般	47.0	43.3	46.7	48.9	47	48.9
不尊重	26.4	35.5	31.8	18.8	28.9	19.7

注：本表数字摘自第五次国家卫生服务调查结果。

表8-4　2013年医务人员对患者满意、信任程度、医患关系的评价（%）

项目	总计	城市三级医院	城市二级医院	社区卫生服务机构	县医院	乡镇卫生院
患者满意程度						
满意	85.3	81.0	84.5	89.3	84.0	87.4
一般	12.1	15.9	13.2	9.3	12.4	10.3
不满意	2.6	3.1	2.3	1.4	3.6	2.3
患者信任程度						
信任	48.2	42.2	43.5	54.1	45.2	53.8
一般	42.2	43.3	44.5	40.0	42.5	41.4
不信任	9.6	14.5	12.0	5.9	12.3	4.8
医患关系						
好	19.3	12.1	14.8	25.1	15.3	26.4
中	37.6	32.8	37.0	42.7	34.3	41.1
差	43.1	55.1	48.2	32.2	50.4	32.5

注：本表数字摘自第五次国家卫生服务调查结果。

表8-5　2013年医务人员对工作满意度、稳定性评价（%）

项目	总计	城市三级医院	城市二级医院	社区卫生服务机构	县医院	乡镇卫生院
工作满意度						
高	54.5	50.0	46.8	59.5	54.8	58.1
中	42.7	46.1	49.2	38.9	42.5	39.6
低	2.8	3.9	4.0	1.6	2.7	2.3
离职意向						
高	14.6	16.2	18.4	8.8	16.4	13.9
中	43.0	42.5	45.2	44.1	41.2	43.4
低	42.4	41.3	36.4	47.1	42.4	42.7

注：本表数字摘自第五次国家卫生服务调查结果。

表9-1 城市和农村地区每千人口卫生技术人员

	2010	2011	2012	2013	2014	2015	2016	6年增加
卫生技术人员	4.39	4.61	4.94	5.31	5.56	5.84	6.12	1.73
城市	7.62	6.68	8.54	9.21	9.70	10.21	10.42	2.80
农村	3.04	2.66	3.41	3.63	3.77	3.90	4.08	1.04
执业(助理)医师	1.80	1.83	1.94	2.06	2.12	2.22	2.31	0.51
城市	2.97	2.62	3.19	3.40	3.54	3.72	3.79	0.82
农村	1.32	1.10	1.40	1.48	1.51	1.55	1.61	0.29
注册护士	1.53	1.67	1.85	2.05	2.20	2.37	2.54	1.01
城市	3.09	2.62	3.65	4.01	4.30	4.58	4.75	1.66
农村	0.89	0.79	1.09	1.21	1.31	1.39	1.50	0.61

注：本表人口数系常住人口数。

表9-2 东、中、西部地区每千人口卫生技术人员

	2010	2011	2012	2013	2014	2015	2016	6年增加
卫生技术人员	4.39	4.58	4.94	5.27	5.56	5.83	6.12	1.73
东部	5.22	5.49	5.33	6.31	5.92	6.19	6.47	1.25
中部	3.93	4.04	4.65	4.56	5.17	5.43	5.67	1.74
西部	3.76	4.00	4.71	4.76	5.48	5.76	6.10	2.34
执业(助理)医师	1.80	1.82	1.94	2.04	2.12	2.21	2.31	0.51
东部	2.13	2.18	2.10	2.48	2.30	2.40	2.51	0.38
中部	1.63	1.61	1.83	1.79	2.01	2.11	2.19	0.56
西部	1.56	1.60	1.82	1.79	1.99	2.06	2.15	0.59
注册护士	1.53	1.66	1.85	2.04	2.20	2.36	2.54	1.01
东部	1.88	2.03	2.02	2.48	2.37	2.52	2.70	0.82
中部	1.35	1.46	1.75	1.76	2.06	2.22	2.37	1.02
西部	1.26	1.40	1.71	1.78	2.12	2.30	2.51	1.25

注：本表人口数系常住人口数。

表9-3 各地区每千人口卫生技术人员数

地区	卫生技术人员		执业(助理)医师		注册护士	
	2010	2016	2010	2016	2010	2016
总　计	4.37	6.12	1.79	2.31	1.52	2.54
东部地区	5.22	6.47	2.13	2.51	1.88	2.70
北　京	13.58	10.77	5.24	4.11	5.34	4.51
天　津	7.12	6.08	2.92	2.42	2.45	2.31
河　北	4.00	5.26	1.84	2.37	1.20	1.92
辽　宁	5.46	6.34	2.28	2.51	2.09	2.72
上　海	9.71	7.36	3.75	2.70	3.96	3.28
江　苏	4.40	6.46	1.73	2.56	1.64	2.77
浙　江	6.08	7.74	2.54	3.01	2.10	3.12
福　建	4.05	5.67	1.66	2.06	1.52	2.47
山　东	4.71	6.45	1.94	2.46	1.64	2.70
广　东	5.34	6.05	2.05	2.21	1.97	2.58
海　南	4.41	6.27	1.61	2.17	1.82	2.89
中部地区	3.93	5.67	1.63	2.19	1.35	2.37
山　西	5.58	6.13	2.53	2.49	1.80	2.50
吉　林	5.08	6.10	2.28	2.55	1.68	2.41
黑龙江	5.00	5.83	2.09	2.22	1.63	2.25
安　徽	3.10	4.74	1.27	1.82	1.13	2.04
江　西	3.37	4.81	1.32	1.72	1.24	2.08
河　南	3.45	5.74	1.43	2.17	1.12	2.33
湖　北	4.16	6.53	1.62	2.41	1.53	2.97
湖　南	3.81	5.75	1.56	2.35	1.31	2.37
西部地区	3.76	6.10	1.56	2.15	1.26	2.51
内蒙古	5.13	6.76	2.29	2.63	1.56	2.64
广　西	3.56	5.99	1.33	2.00	1.32	2.53
重　庆	3.36	5.88	1.45	2.12	1.14	2.54
四　川	3.62	6.00	1.61	2.24	1.17	2.51
贵　州	2.48	5.76	1.04	1.94	0.86	2.42
云　南	3.16	5.23	1.40	1.80	1.09	2.22
西　藏	3.43	4.49	1.52	1.98	0.68	1.16
陕　西	4.68	7.57	1.70	2.25	1.60	3.06
甘　肃	3.65	5.16	1.45	2.02	1.10	1.94
青　海	4.53	6.24	1.92	2.30	1.52	2.42
宁　夏	4.66	6.62	1.91	2.53	1.61	2.68
新　疆	5.73	7.13	2.27	2.51	2.06	2.82

表9-4 各地区医务人员配置比例

	医师与护士之比		医师与床位之比		护士与床位之比	
	2010	2016	2010	2016	2010	2016
总 计	0.85	1.10	1.98	2.32	2.34	2.11
东部地区	0.89	1.08	1.86	2.02	2.10	1.88
北 京	1.02	1.10	1.40	1.31	1.38	1.19
天 津	0.84	0.95	1.69	1.74	2.02	1.82
河 北	0.65	0.81	1.86	2.04	2.86	2.51
辽 宁	0.92	1.09	2.11	2.59	2.30	2.39
上 海	1.05	1.21	1.98	1.98	1.88	1.63
江 苏	0.95	1.08	2.09	2.16	2.20	2.00
浙 江	0.83	1.04	1.53	1.72	1.85	1.66
福 建	0.91	1.20	1.93	2.19	2.11	1.83
山 东	0.85	1.10	2.06	2.21	2.44	2.02
广 东	0.96	1.17	1.72	1.91	1.79	1.64
海 南	1.13	1.33	1.80	2.03	1.59	1.52
中部地区	0.83	1.08	2.02	2.49	2.45	2.30
山 西	0.71	1.00	1.77	2.07	2.49	2.06
吉 林	0.74	0.94	1.85	2.17	2.51	2.30
黑龙江	0.78	1.01	1.99	2.61	2.55	2.58
安 徽	0.89	1.12	2.17	2.50	2.43	2.23
江 西	0.94	1.21	2.01	2.64	2.13	2.19
河 南	0.78	1.07	2.12	2.52	2.70	2.35
湖 北	0.94	1.23	2.01	2.54	2.14	2.06
湖 南	0.84	1.01	2.11	2.65	2.53	2.64
西部地区	0.81	1.17	2.15	2.66	2.65	2.28
内蒙古	0.68	1.00	1.66	2.10	2.44	2.10
广 西	0.99	1.27	2.03	2.32	2.05	1.83
重 庆	0.78	1.20	2.16	2.95	2.76	2.46
四 川	0.72	1.12	2.07	2.80	2.87	2.50
贵 州	0.83	1.25	2.43	3.05	2.91	2.45
云 南	0.78	1.23	2.48	2.95	3.18	2.39
西 藏	0.44	0.59	1.98	2.21	4.45	3.77
陕 西	0.94	1.36	2.16	2.63	2.30	1.93
甘 肃	0.76	0.96	2.30	2.54	3.03	2.66
青 海	0.79	1.05	1.94	2.54	2.45	2.42
宁 夏	0.84	1.06	1.93	2.13	2.29	2.01
新 疆	0.91	1.12	2.37	2.60	2.61	2.32

表9-5 各地区医院医务人员配置比例

	医师与护士之比		医师与床位之比		护士与床位之比	
	2010	2016	2010	2016	2010	2016
总 计	1.16	1.45	2.69	3.15	2.31	2.18
东部地区	1.18	1.40	2.53	2.82	2.14	2.02
北 京	1.25	1.32	1.98	1.85	1.58	1.40
天 津	1.05	1.17	2.10	2.25	2.00	1.92
河 北	0.95	1.15	2.41	2.68	2.54	2.33
辽 宁	1.18	1.35	2.82	3.39	2.38	2.50
上 海	1.37	1.51	2.68	2.74	1.95	1.81
江 苏	1.27	1.48	2.84	3.18	2.23	2.15
浙 江	1.21	1.43	2.44	2.79	2.01	1.96
福 建	1.25	1.58	2.73	3.08	2.18	1.94
山 东	1.11	1.39	2.59	2.83	2.32	2.04
广 东	1.25	1.49	2.49	2.80	1.99	1.87
海 南	1.34	1.57	2.40	2.81	1.79	1.79
中部地区	1.13	1.46	2.68	3.34	2.37	2.29
山 西	0.98	1.35	2.29	2.75	2.34	2.03
吉 林	0.95	1.24	2.56	3.07	2.69	2.48
黑龙江	1.01	1.28	2.61	3.36	2.57	2.63
安 徽	1.26	1.54	2.77	3.40	2.20	2.21
江 西	1.24	1.60	2.53	3.38	2.04	2.12
河 南	1.07	1.46	2.73	3.35	2.56	2.29
湖 北	1.24	1.61	2.76	3.42	2.22	2.13
湖 南	1.34	1.48	3.11	3.70	2.31	2.50
西部地区	1.17	1.54	2.99	3.56	2.55	2.32
内蒙古	1.01	1.40	2.48	3.01	2.47	2.14
广 西	1.39	1.67	2.80	3.12	2.01	1.87
重 庆	1.30	1.66	3.12	3.93	2.40	2.36
四 川	1.21	1.55	2.98	3.80	2.45	2.45
贵 州	1.18	1.61	3.12	3.93	2.63	2.44
云 南	1.06	1.62	3.48	3.89	3.30	2.40
西 藏	0.61	0.78	2.18	2.75	3.54	3.53
陕 西	1.26	1.71	2.84	3.43	2.26	2.01
甘 肃	1.01	1.15	3.24	3.56	3.21	3.09
青 海	1.05	1.34	2.67	3.37	2.54	2.50
宁 夏	1.11	1.32	2.73	2.96	2.46	2.25
新 疆	1.11	1.36	3.14	3.31	2.82	2.43

表9-6 各地区社区卫生服务中心医务人员配置比例

	医师与护士之比		医师与床位之比		护士与床位之比	
	2010	2016	2010	2016	2010	2016
总　计	0.73	0.86	1.34	1.27	1.83	1.48
东部地区	0.70	0.78	1.14	0.97	1.62	1.24
北　京	0.60	0.69	0.52	0.40	0.87	0.58
天　津	0.68	0.67	1.37	1.06	2.02	1.60
河　北	0.71	0.73	1.95	1.85	2.76	2.53
辽　宁	0.94	1.01	1.41	1.47	1.49	1.46
上　海	0.73	0.87	1.70	1.35	2.34	1.56
江　苏	0.76	0.80	1.47	1.36	1.94	1.70
浙　江	0.54	0.64	0.75	0.49	1.40	0.76
福　建	0.69	0.92	1.13	0.98	1.64	1.06
山　东	0.68	0.84	1.34	1.67	1.97	1.99
广　东	0.80	0.81	0.55	0.51	0.69	0.64
海　南	1.27	1.17	1.57	2.33	1.24	1.99
中部地区	0.77	0.95	1.68	1.78	2.17	1.87
山　西	0.71	0.92	1.53	1.30	2.14	1.41
吉　林	0.67	0.94	1.21	1.10	1.80	1.17
黑龙江	0.76	1.04	1.45	1.48	1.90	1.42
安　徽	0.72	0.91	1.84	1.81	2.57	1.98
江　西	0.93	1.06	1.65	1.71	1.77	1.61
河　南	0.76	0.87	2.03	1.92	2.68	2.22
湖　北	0.92	1.06	1.88	2.17	2.04	2.06
湖　南	0.70	0.85	1.63	1.97	2.33	2.32
西部地区	0.77	1.01	1.59	1.74	2.08	1.72
内蒙古	0.63	0.91	1.37	1.53	2.16	1.67
广　西	0.87	0.98	0.44	0.76	0.51	0.78
重　庆	0.64	0.99	1.98	2.72	3.10	2.75
四　川	0.71	1.07	1.60	1.70	2.25	1.58
贵　州	1.03	1.05	2.38	2.06	2.30	1.95
云　南	0.90	1.01	2.54	2.53	2.84	2.49
西　藏		0.36		0.81		2.28
陕　西	0.77	1.02	1.25	1.30	1.63	1.27
甘　肃	0.75	1.00	1.40	1.51	1.87	1.52
青　海	0.93	0.80	2.43	1.39	2.61	1.75
宁　夏	1.14	1.25	0.84	1.31	0.73	1.05
新　疆	0.95	1.08	1.79	1.52	1.89	1.40

表9-7　各地区乡镇卫生院医务人员配置比例

	医师与护士之比		医师与床位之比		护士与床位之比	
	2010	2016	2010	2016	2010	2016
总　　计	0.52	0.70	2.35	2.69	4.57	3.84
东部地区	0.53	0.66	2.10	2.15	3.94	3.25
北　　京						
天　　津	0.29	0.42	1.50	1.85	5.22	4.41
河　　北	0.23	0.29	2.56	2.57	11.04	8.97
辽　　宁	0.51	0.59	2.84	3.53	5.58	5.94
上　　海						
江　　苏	0.65	0.72	2.14	1.92	3.27	2.69
浙　　江	0.44	0.59	0.92	0.82	2.09	1.39
福　　建	0.71	1.06	2.56	2.99	3.61	2.83
山　　东	0.55	0.69	2.40	2.51	4.35	3.61
广　　东	0.65	0.79	1.74	1.83	2.69	2.30
海　　南	1.05	1.12	2.62	1.95	2.49	1.73
中部地区	0.51	0.64	2.28	2.71	4.47	4.26
山　　西	0.35	0.51	2.49	3.12	7.15	6.16
吉　　林	0.53	0.61	1.87	2.09	3.55	3.44
黑龙江	0.42	0.46	2.15	2.76	5.17	5.94
安　　徽	0.50	0.60	2.55	2.48	5.09	4.16
江　　西	0.70	0.91	2.20	3.27	3.16	3.58
河　　南	0.47	0.55	2.40	2.79	5.15	5.05
湖　　北	0.68	0.85	2.04	2.51	2.99	2.97
湖　　南	0.42	0.54	2.25	2.71	5.34	5.03
西部地区	0.50	0.84	2.78	3.42	5.58	4.07
内蒙古	0.26	0.45	1.75	2.26	6.66	5.03
广　　西	0.79	1.13	2.90	3.54	3.67	3.12
重　　庆	0.43	0.77	2.52	3.82	5.92	4.96
四　　川	0.39	0.80	2.85	3.68	7.31	4.62
贵　　州	0.38	0.80	3.11	3.26	8.21	4.06
云　　南	0.56	0.85	3.24	4.04	5.77	4.73
西　　藏	0.27	0.37	4.83	2.66	17.83	7.16
陕　　西	0.56	0.96	2.64	3.34	4.72	3.49
甘　　肃	0.58	0.92	2.87	2.72	4.98	2.94
青　　海	0.49	0.62	2.06	2.40	4.22	3.87
宁　　夏	0.33	0.51	1.41	1.49	4.26	2.94
新　　疆	0.83	0.93	3.40	3.97	4.08	4.27

表9-8 主要国家卫生人力资源

国家	人数（2007～2013年）			每万人口（2007～2013年）		
	医师	口腔医师	护士和助产士	医师	口腔医师	护士和助产士
澳大利亚	81639	14500	201300	33	5	107
奥地利	40105	4743	65698	48	6	79
巴西	341849	227141	1243804	19	12	76
加拿大	69699	41798	2554	21	13	93
哥伦比亚	71980	44858	30119	15	9	6
古巴	76506	18575	103014	67	11	91
丹麦	…	…	…	35	8	168
埃及	225565	33476	280561	28	4	35
芬兰	…	…	…	29	7	109
法国	213442	40599	587099	32	7	93
德国	305093	64972	941000	39	8	115
印度	757377	93332	1146915	7	1	17
印尼	49853	24147	338501	2	1	14
伊朗	61870	13210	98020	…	…	…
伊拉克	19738	4799	43850	6	2	
爱尔兰	…	…	…	27		
以色列	23500	6600	37600	33	7	50
意大利	221235	…	…	38		…
日本	274992	94882	531210	23	8	115
肯尼亚	7549	930	32941	2	0	9
马来西亚	32979	9995	90199	12	4	33
墨西哥	219560	…	…	21	1	25
蒙古	7584	513	9605	28	2	36
荷兰	…	…	2522	…	…	84
新西兰	11412	1877	44491	27	5	109
尼日利亚	55376	3781	224943	4	0	16
菲律宾	…	…	…	…	…	…
波兰	79337	12326	206941	22	3	62
葡萄牙	…	…	…	41	8	61
韩国	98293	23912	255402	21	5	50
罗马尼亚	50778	12959	116145	25	6	56
俄罗斯	614183	45628	1214292	…	…	…
新加坡	8819	1506	29340	20	4	58
南非	38236	9667	…	8	2	51
西班牙	184000	…	245100	50	8	57
瑞典	35357	7457	6875	39	8	111
瑞士	29803	4109	127659	41	5	174
泰国	…	…	…	4	3	21
土耳其	126029	21099	176887	17	3	24
英国	172553	33088	591188	28	5	88
美国	749566	…	2927000	25	…	…

注：本表数据摘自世界卫生组织《2016世界卫生统计》。